重订古今名医临证金鉴

小儿腹泻疳疾厌食卷

单书健 ◎ 编著

中国健康传媒集团

中国医药科技出版社

内 容 提 要

古今名医之临床实践经验，乃中医学术精华之最重要部分。本书主要选取了古今名医对小儿腹泻疳疾厌食的临床经验、医案、医论之精华，旨在为临床中医诊治以上疾病提供借鉴。全书内容丰富，资料翔实，具有极高的临床应用价值和文献参考价值，以帮助读者开阔视野，增进学识。

图书在版编目（CIP）数据

重订古今名医临证金鉴. 小儿腹泻疳疾厌食卷 / 单书健编著 . — 北京：中国医药科技出版社，2017.8

ISBN 978-7-5067-9175-5

Ⅰ. ①重… Ⅱ. ①单… Ⅲ. ①小儿疾病—腹泻—中医临床—经验—中国②小儿疾病—疳—中医临床—经验—中国 ③小儿厌食症—中医临床—经验—中国 Ⅳ. ① R249.1

中国版本图书馆 CIP 数据核字（2017）第 056953 号

美术编辑 陈君杞
版式设计 也 在

出版 **中国健康传媒集团** | **中国医药科技出版社**
地址 北京市海淀区文慧园北路甲 22 号
邮编 100082
电话 发行：010—62227427　邮购：010—62236938
网址 www.cmstp.com
规格 710×1000mm $\frac{1}{16}$
印张 21 $\frac{3}{4}$
字数 249 千字
版次 2017 年 8 月第 1 版
印次 2023 年 3 月第 2 次印刷
印刷 三河市航远印刷有限公司
经销 全国各地新华书店
书号 ISBN 978-7-5067-9175-5
定价 **45.00 元**

获取新书信息、投稿、为图书纠错，请扫码联系我们。

困惑与抉择

——代前言

单书健

从 1979 年当编辑起，我就开始并一直在思考中医学术该如何发展？总是处于被证明、被廓清、被拷问的中医学，在现代科学如此昌明的境遇下，还能不能独立发展？该以什么形态发展？

一、科学主义——中医西化百年之困

（一）浑沌之死

百年中医的历史，就是一部中医西化的历史……

百年来西医快速崛起，中医快速萎缩，临床范围窄化，临床阵地缩小，信仰人群迁移，有真才实学、经验丰富的中医寥若晨星……

科研指导思想的偏差。全部采用西医的思路、方法、评价标准。科研成果大部分脱离了中医药学的最基本特点，以药为主，医药背离，皮之不存，毛将焉附？

中医教育亦不尽人意。学生无法建立起中医的思维方式，不能掌握中医学的精髓，不能用中医的思维方式去认识疾病，这是中医教育亟待解决的问题。中医学术后继乏人，绝非危言耸听，而是严酷的现实。

傅景华先生认为，科学主义首先将科学等同于绝对真理，把近代以来形成的科学体系奉为不可动摇的真理，那么一切理论与实践都要符合"科学"，并必须接受"科学"的验证。一个明显错误的观念，却变成不可抗衡的共识。事实上，这种认识一旦确立，中医已是死路一条。再用笼罩在现代科学光环之下的西医来检验中医则是顺理成章。"用现代科学方法研究中医，实现中医现代化"的方针应运而生，并通过行政手段，使之成为中医事业发展的惟一途径。中医走上了科学化、现代化、实证化、实验化、分析化、还原化、客观化、标准化、规范化、定量化的艰巨而漫长的征程，中医被验证、被曲解、被改造、被消化的命运已经注定。在"现代化"的迷途上，历尽艰辛而长途跋涉，费尽心机地寻找中医概念范畴和理论的"物质基础"与"科学内涵"，最高奢望不过是为了求人承认自己也有符合西医的"科学"成分。努力去其与西医学不相容的"糟粕"，取其西医学能够接受的"精华"，直至完全化入西医，以彻底消亡而告终。

中国科学院自然科学史研究所研究员宋正海先生认为科学是人类社会结构中的一个基本要素。从古至今，任何民族和国家，均存在科学这个要素，所不同的只是体系有类型不同、水平有高低之分。并非如科学主义者所认为的，只有西方体系的近代科学才算是"科学"。[1]

近代科学为西方科学体系所独霸，它的科学观、方法论所形成的科学主义，无限度发展，逐渐在全球形成强势文化，取得了话语权，致使各国民族的科学和文化越来越被扼杀乃至被完全取代。近百年来以科学主义评价中医科学性、以西医规范中医，正促使中医走上一条消亡之路。要真正振兴中医，首先要彻底批判科学主义，让中医先从束缚中走出来。

《庄子·应帝王》中浑沌之死十分深刻，发人深省……

南海之帝为倏，北海之帝为忽，中央之帝为浑沌。倏与忽时相与遇于浑沌之地，浑沌待之甚善。倏与忽谋报浑沌之德，曰："人皆有七

---

[1] 宋正海. 要振兴中医首先要彻底批判科学主义. 中国中医药报社. 哲眼看中医. 北京科学技术出版社, 2005, 71-78.

窍以视听食息，此独无有，尝试凿之。"日凿一窍，七日浑沌死。

《经典释文》："倏忽取神速之名，浑沌以合和为貌。"成玄英疏："夫运四肢以滞境，凿七窍以染尘，乖浑沌之至淳，顺有无之取舍，是以不终天年，中途夭折。""浑沌"象征本真的生命世界，他的一切原本如此，自然而然，无假安排，无须人为地给定它以任何秩序条理。道的根源性在于浑沌。在浩渺的时空中按人的模式去凿破天然，以分析去破毁混融，在自然主义的宇宙观看来，乃是对道的整体性和生命的整体性的斫丧。把自己的价值观强加给中医学，加给多样性的生命世界，中医西化无疑是重演"浑沌"的悲剧！

（二）中医是不为狭义科学见容的复杂性科学

2015 年 10 月 5 日，中国科学家屠呦呦凭发现青蒿素的治疟作用而获得 2015 年诺贝尔生理学与医学奖，这是中国科学家获得的第一个科学类诺贝尔奖。2011 年，屠呦呦获得拉斯克奖（Lasker Award）时曾表示，青蒿素的发现，是团队共同努力的成果，这也是中医走向世界的荣誉。

围绕屠呦呦的获奖，关于中医科学性的争论再次喧嚣一时。然而不管如何争议，中医跨越几千年历史为中华民族乃至全世界的生存做出了不可磨灭的贡献。

朱清时院士认为中医药是科学，是复杂性科学。只是当前流行的狭义的"科学"还不接受。

发源于西方的现代主流科学总是把复杂事物分解为基本组成单元来研究（即以还原论为基础）；以中医为代表的中国传统科学总是把复杂事物看作整体来研究，他们认为，若把事件简化成最基本的单元，就要把许多重要信息都去除掉，如单元之间的连接和组合方式等等，这样做就把复杂事物变样了。

朱清时院士指出，解剖学发现不了经络和气，气实际上是大量细胞和器官相互配合和集体组装形成的一种态势。这种态势正如战争中兵家的部署，士兵组织好了，战斗力就会大增，这种增量就是气。或者像放在山顶上蓄势待下的石头。总之，是一个复杂系统各个部分之间的关系、组装方式决定了它能产生巨大的作用。

英国《自然》杂志主编坎贝尔博士就世界科技发展趋势发表看法说：目前对生命科学的研究仍然局限在局部细节上，尚没有从整个生命系统角度去研究，未来对生命科学的研究应当上升到一个整体的、系统的高度，因为生命是一个整体。

著有《东方科学文化的复兴》的姜岩博士曾著文指出：混沌理论推动了复杂科学的诞生。而复杂科学的问世彻底动摇了还原论——能用还原论近似描述的仅仅是我们世界的很小的一部分。哥德尔不完备性定理断言，不仅仅是数学的全部，甚至任何一个系统，都不可能用类似哥德尔使用的能算术化的数学和逻辑公理系统加以概括。哥德尔的结果是对内涵公理化一个致命的打击。

著名生物学家、生命科学哲学家迈尔强调科学的多元性。他认为，由于近代物理学的进步，"仿佛世界上并没有活生生的有机世界。因此，必须建立一种新的哲学，这种哲学主要的任务是摆脱物理主义的影响"。他指出生物学中还原是徒劳的、没有意义的……生物学领域重要的不是本质而是个体。

诺贝尔奖获得者、杰出现代科学家普利高津说过："物理学正处于结束现实世界简单性信念的阶段，人们应当在各个单元的相互作用中了解整体，要了解在相当长的时间内，在宏观的尺度上组成整体的小单元怎样表现出一致的运动。"而这些观念与中医的学术思想更为接近。美国物理学家卡普拉把现代物理学与中国传统思想作了对比，认为两者在许多地方极其一致。哈肯提出"协同学和中国古代思想在整体性观念上有深刻的联系"，他创立协同学是受到中医等东方思维的启发。以中国古代整体论思想为基础的中医将大大促进医学和科学的发展。

（三）哲学家的洞见

曾深入研究过中医的哲学家刘长林先生指出，当前困扰中医学的不是中医药学术本身，而是哲学。一些流行的认识论观念必须突破、更新，这样才能树立正确的科学观，破除对西方和现代科学的迷信，正确理解中医学的科学价值，划清中医与西医的界限，此乃发展中医学的关键。

刘先生认为：科学多元的客观依据是宇宙的无限性，宇宙和任一具体事物都具有无限多的方面和层面……任何认识方法都是对世界的一种选择，都是主客体的一种特殊的耦合关系。你的方法选择认识这一方面，就不能同时认识那一方面；你建立的耦合关系进入这一层面，就不能同时进入那一层面，因为世界是由各种对立互补的方面、层面所组成的。这就形成了不同的认识方法，而认识方法的不同，导致了认识的结果也就不同，所获规律的形态也不一样，从而形成不同的科学模型，但却都是对这一事物的正确认识。于是形成形态各异的科学体系，这就是科学的多元性。[1]

恩格斯说：一切存在的基本形式是空间和时间。孟庆云先生认为，《内经》的思想主旨是从时间结构的不同内容阐发有机论人体观，提出了关于阴阳始终、藏象经络、四时气化、诊法治则等学说中时间要素的生命特征，具有独特的科学价值。

刘先生指出：西方科学体系以空间为主。空间性实，其特性在于广延和并列。空间可以分割，可以占有。空间关系的特点是相互排斥，突显差别。对空间的深入认识以分解为条件。在空间中，人与物

---

[1] 刘长林. 关于中国象科学的思考——兼谈中医学的认识论实质. 杭州师范大学学报（社会科学版），2009，31（2）：4-11.

是不平等的，人居主位，对物持征服和主宰的态度。因此，主体与客体采取对立的形式……以空间为本位，就会着重研究事物的有形实体和物质构成，这与主客对立的认识方式是统一的。认识空间性质主要靠分析、抽象和有控制条件的实验。抽象的前提是在思维中将对象定格、与周围环境分割开，然后找出具有本质意义的共性。在控制的条件下做实验研究，是在有限的空间范围内（如实验室），在实际中将对象与周围环境分割开，然后寻找被分离出来的不同要素之间的规律性联系。

刘先生还认为：东方科学体系以时间为主。时间性虚，其特性在于持续和变异。时间不能分割，不能占有，只能共享。在时间里，人与人、人与万物是平等、共进的关系。主体与客体采取相融的方式……从时间的角度认识事物，着眼在自然的原本的整体，表现为现象和自然的流行。向宇宙彻底开放的状态，在"因""顺"对象的自然存在和流行中，寻找其本质和规律。用老子的话说，就是"道法自然"，这是总的原则。

"现象联系的本质是'气'，气是万物自然生化的根源。现象层面的规律体现为气的运动，通过气来实现。中医学研究的是现象层面的规律，在认识过程中，严格保持人和万物的自然整体状态，坚持整体决定和产生部分，部分受整体统摄，因而要从整体看部分，而不是从部分看整体。西医学研究的是现象背后的实体层面，把对象看作是合成的整体，因而认为部分决定整体，整体可以用部分来说明，故主要采取还原论的方法。"

"现象表达的是事物的波动性，是各种功能、信息的联系。现象论强调的是事物的运动变易，即时间方面。庄子说：'与物委蛇，而同其波。'（《庄子·庚桑楚》）'同其波'，就是因顺现象的自然流变，去发现并遵循其时间规律。所以中医学研究的是整体。而西医学以实体为支撑事物存在的本质，将生命活动归结为静态的物质形体元素，故西医学研究的是'粒子'的整体。"

"中医学认为：'器者，生化之宇。'（《素问·六微旨大论篇》）而生化之道，以气为本。'气始而生化，气散而有形，气布而蕃育，气终而象变，其致一也。'（《素问·五常政大论篇》）可见，中医学以无形的人体为主要对象，着意关注的是气化，把人看作是气的整体。而西医学则以有形的人体为对象，研究器官、细胞和分子对生命的意义，把人看作是实体的整体。"

刘先生进而指出：时间与空间是共存关系，不是因果关系。人无论依靠何种手段都不可能将时空两个方面同时准确测定，也不可能从其中的一个方面过渡到另一方面。量子力学的不确定性原理告诉我们，微观粒子的波动特性的关系也是这样。它们既相互补充，又相互排斥。

部分决定整体和整体决定部分，这两个反向的关系和过程同时存在。但是，观测前者时就看不清后者，观测后者时又看不清前者，所以我们只能肯定二者必定相互衔接，畅然联通，但却永远不能弄清其如何衔接，如何联通。这是认识的盲区，是认识不可逾越的局限。要承认这类盲区的存在，因为世界上有些不可分割的事物只是共存关系，而没有因果联系。

刘先生从哲学的高度对中西医把握客观事物认识论原理，燃犀烛微，深刻剖析，充满了哲学家的洞见，觉闻清钟，发人深省。

李约瑟曾经指出：中西医结合在技术层面是可以探讨的，理论层面是不可能的。刘长林先生也认为：人的自然整体（中医）与合成的整体（西医），这两个层面之间尽管没有因果联系，但却有某种程度的概率性的对应关系。寻求这种对应关系，有利于临床。我们永远做不到将两者真正沟通，就是说，无论用中医研究西医，还是用西医研究中医，永远不可能从一方走到另一方。

早在 20 世纪 80 年代，傅景华先生就形成了中医过程论思想。傅先生认为：中医不仅包括对有形世界的认识，而且具有对自然和生命本源以及发生演化过程的认识。中医的认识领域主要在生命过程与枢机，而不仅是人体结构与功能，中医是"天地人和通、神气形和通"的大道。傅先生认为中医五脏属于五行序列，分别代表五类最基本的生命活动方式。《素问·灵兰秘典论篇》喻以君主、相傅、将军、仓廪、作强之官，形象地反映出五类生命运动方式的特征。在生命信息的运行机制中，心、肺、肝、脾、肾恰似驱动、传递、反馈、演化、发生机制一样，立足于生命的动态过程，而非实体器官。针对实体层面探求中医脏腑经络实质已走入死胡同，傅景华先生以"中医过程论"诠释中医实质，空谷足音，振聋发聩，惜了无唱和。笔者曾多次和傅景华讨论，好像那时他并不知道怀特海的过程哲学，只是基于对《周易》等典籍中过程思想的理解，能提出如此深刻的见解，笔者十分敬佩他深邃的洞见。十几年后，怀特海的过程哲学已在中国传播，渐至大行其道了。

怀特海明确地说过，他的过程哲学与东方思想更加接近！而不是更接近于西方哲学。杨富斌教授指出，怀特海过程哲学的"生成"和"过程"思想，与中国哲学关于生成和变易的思想相接近。

怀特海的有机体概念，通常是指无限"绵延"（持续）的宇宙运动过程的某一点上包含了与其他点上的事物的相互关系，因而获得自身的具体现实规定性的事物。意在取代以牛顿物理学绝对时空观为基础的机械唯物论宇宙观中的"物质"或"实在"观，即宇宙观问题。在他看来，传统的机械论宇宙观中所说的"物质"或"实在"实际上都是处于过程之中的存在物或实有（entity），都是与其他存在物相互作用、相互影响、相互依赖的，并在此过程中获得自身的规定性，不是单纯的、永恒的、具有绝对意义的东西，而是具有过程性、可变性和相对性的复杂有机体；认识过程中的主体和客体也是同一运动（认识）过程中彼此相关、相互渗透和相互依赖的两个有机体，因而并没有完全自主、自足的"主体"，也没有绝对不受主体影响的、具有绝对意义的客体，因此对于主体与客体的关系，也应当从二者的相互作用、相互影响和相互渗透及其与周围的关系等方面来考察。而中国古代哲学追求超现象的本质、超感觉的概念、超个体性的普遍性（同一性）为哲学的最高任务。在中国哲学家看来，天地人相通，自然与社会相通，阴阳相通相合。《黄帝内经》通过揭示自然变化对人体生理的影响，自然变化与疾病、自然环境与治疗的关系，认为"人与天地相参也，与日月相应也。"（《灵枢·岁露论》）怀特海的有机体思想与中国哲学的天人合一确有相通之处。

（四）医学不是纯粹的科学

除了极少数的哲学家、科学家认为中医是科学，而中医不是科学几乎成为世人之共识。但医学哲学家同样拷问：西医学是科学吗？

西医学之父威廉姆·奥斯勒说，"医疗行为是植根于科学的一种艺术"，进而他解释道，"如果人和人都一样，那医学或许能成为一门科学，而不是艺术。"

1981年6月密苏里大学哲学系的罗纳尔德·穆森在《医学与哲学》（The Journal of Medicine and Philosophy）发表了25页的长文"为什么医学不可能是一门科学"，医学圈里为之哗然，因为文章发表在暑月，因此常常被称为"暑月暴动"。依照穆森的观点，"医学是科学"缺乏有说服力的论证；从历史和哲学上可以论证医学"不是""不应该是"也"不可能是"（单一的、纯粹的）科学。在愿景、职业价值、终极关怀、职业目的与职业精神上，医学与科学之间是有冲突的；医学一旦成为科学，就会必然遮蔽偏离医学的职业愿景、价值、终极关怀、目的与精神。科学的基本目的是获得新知，以便理解这个世界和这个世界中的事物，医学的目的是通过预防或治疗疾病来增进人们的健康；科学的标准是获得真理，医学的标准是获得健康和疗效；科学的价值旨向为有知、有理（客观、实验、实证、还原）、有用、有利（效益最大化）；医学的价值旨向为有用、有理、有德、有情、有根、有灵，寻求科学性、人文性、社会性的统一。针对人的医学诉求和服务，科学存在严重的"缺损配置"。

穆森的结论是：尽管医学（知识）大部分是科学的，但它并不是、也不可能成为一门科学。

范瑞平先生指出，不能完全按照当代科学性与科学化的指标、方法与价值来衡量医学，裁判中西医之争，在当代科学万能和科学至上的意识形态中，技术乌托邦的期盼遮蔽了医学的独立价值，穆森的文章力矫时弊。

医学的原本是人学，这是众所周知的事实，其性质必须遵循人的属性而定。穆森和拥护者所做的，其实是站在我们所处的时代——医学有离科技更近、离人性更远，离具体更近、离整体更远的趋势——发出的"重拾医学人性"的呼吁。

我们还用为中医是不是科学而捶胸顿足地大声疾呼吗？

二、理论-实践脱节与"文字之医"

理论-实践脱节，即书本上的知识（包括教科书知识），并不能完全指导临床实践，这是中医学术发展未能解决的首要问题。形成理论-实践脱节的因素比较复杂，笔者认为欲分析解决这一问题，必须研究中医学术发展的历史，尤其是正确剖析文人治医对中医学术的影响。

迨医巫分野后，随着文人治医的不断增多，中医人员的素质不断提高，因为大量儒医的出现，极大地提高了医生的基础文化水平。文人治医，繁荣了中医学，增进了学术争鸣，促进了学术发展。通医文人增加，对医学发展的直接作用是形成了以整理编次医学文献为主的学派。由于儒家济世利天下的人生观，促使各阶层高度重视医籍的校勘整理、编撰刊行，使之广为流传。

文人治医对中医学术的消极影响约有以下诸端：

（一）尊经崇古阻碍了中医学的创新发展

两汉后，在儒生墨客中逐渐形成以研究经学、弘扬经书和从经探讨古代圣贤思想规范的风气，后人称之为"经学风气"。

儒家"信而好古""述而不作"一直成为医学写作的指导思想，这种牢固的趋同心理，削磨、遏制了医家的进取和创新。尊经泥古带给医坛的是万马齐喑，见解深邃的医家亦不敢自标新见，极大地禁锢了人们的思想，导致了医学新思想的难以产生及产生后易受抑压，也导致了人们沿用陈旧的形式来容纳与之并不相称的新内容，从而限制了新内容的进一步发展，极大地延缓了中医学的发展。

（二）侈谈玄理，无谓争辩

一些医学家受理学方法影响，以思辨为主要方法，过分强调理性作用，心外无物，盲目夸大了尽心明性在医学研究中的地位，对医学事实进行随意的演绎推理，以至于在各家学说中掺杂了大量的主观臆测、似是而非的内容（宋代以前文献尚重实效，宋代以后则多矜夸偏颇、侈谈玄理、思辨攻讦之作）。

无谓争辩中的医家，所运用的思辨玄学的方法，使某些医学概念外延无限拓宽，无限循环，反而使内涵减少和贫乏，事实上思辨只是把人引入凝固的空洞理论之中。这种理论似乎能解释一切，实际上却一切都解释不清。它以自然哲学的普遍性和涵容性左右逢源，一切临床经验都可以成为它的诠注和衍化，阻碍和束缚了人们对问题继续深入的研究。理论僵化，学术惰于创新，通过思辨玄学方法构建的某些理论，不但没有激起后来医家的创新心理，反而把人们拉离临床实践的土壤。命门之争，玄而又玄，六味、八味何以包治百病？

（三）无病呻吟，附庸风雅的因袭之作

"立言"的观念在文人中根深蒂固，一些稍涉医籍的文人，也常附庸风雅，编撰方书，有的仅是零星经验，有的只是道听途说，因袭之作，俯拾皆是。

（四）重文献，轻实践

受经学的影响，中医学的研究方法大抵停留在医书的重新修订、编次、整理、汇纂，呈现出"滚雪球"的势态。文献虽多，而少科学含量。从传统意义上看，尚有可取之处，但在时间上付出的代价是沉重的，因为这样的思想延缓了中医学的发展。

伤寒系统，有人统计注释《伤寒》不下千余家，主要是编次、注释，但大都停留在理论上的发挥和争鸣，甚或在如何恢复仲景全书原貌等问题上大做文章，进而争论诋毁不休，站在临床角度上深入研究者太少了。马继兴先生对《伤寒论》版本的研究，证明"重订错简"几百年形成的流派竟属子虚乌有。

整个中医研究体系中重经典文献，轻临床实践是十分明显的。

一些医家先儒而后医，或弃仕途而业医，他们系统研究中医时多已年逾不惑，还要从事著述，真正从事临床的时间并不多，其著作之实践价值仍需推敲。

苏东坡曾荐圣散子方。某年大疫，苏轼用圣散子方而获效，逾时永嘉又逢大疫，又告知民众用圣散子方，而贻误病情者甚伙。陈无择《三因方》云：此药实治寒疫，因东坡作序，天下通行。辛未年，永嘉瘟疫，被害者不可胜数。盖当东坡时寒疫流行，其药偶中而便谓与三建散同类。一切不问，似太不近人情。夫寒疫亦自能发狂，盖阴能发燥，阳能发厥，物极则反，理之常然，不可不知。今录以备寒疫治疗用者，宜审究寒温二疫，无使偏奏也。

　　《冷庐医话》记载了苏东坡孟浪服药自误：士大夫不知医，遇疾每为庸工所误。又有喜谈医事，孟浪服药以自误。如苏文忠公事可惋叹焉……

　　文人治医，其写作素养，在其学问成就上起到举足轻重的作用。而不是其在临床上有多少真知灼见。在中医学发展史上占有重要地位的医学著作并非都是经验丰富的临床大家所为。

　　《温病条辨》全面总结了叶天士的卫气营血理论，成为温病学术发展的里程碑，至今仍有人奉为必读之经典著作。其实吴鞠通著《温病条辨》时，从事临床只有六年，还不能说是经验宏富的临床家。《温病条辨》确系演绎《临证指南》之作，对其纰谬，前哲今贤之驳辨批评，多为灼见。研究吴鞠通学术思想，必须研究其晚年之作《医医病书》及其晚年医案。因《温病条辨》成书于1798年，吴氏40岁，而《医医病书》成于道光辛卯（1831）年，吴氏时已73岁。仔细研究即可发现风格为之大变，如倡三元气候不同医要随时变化，斥用药轻描淡写，倡治温重用石膏，从主张扶正祛邪，到主张祛除邪气，从重养阴到重扶阳……

　　《证治准绳》全书总结了明代以前中医临床成就，临床医生多奉为圭臬，至今仍有十分重要的学术价值。但是王肯堂并不是职业医生、临床家。肯堂少因母病而读岐黄家言，曾起其妹于垂死，并为邻里治病。后为其父严戒，乃不复究。万历十七年进士，选翰林院庶吉士，三年后受翰林院检讨，后引疾归。家居十四年，僻居读书。丙午补南行人司副，迁南膳部郎，壬子转福建参政……独好著书，于经传多所发明，凡阴阳五行、历象……术数，无不造其精微。著《尚书要旨》《论语义府》《律例笺释》《郁冈斋笔尘》，雅工书法，又为藏书大家。曾辑《郁冈斋帖》数十卷，手自钩拓，为一时刻石冠。

　　林珮琴之《类证治裁》于叶天士内科心法多有总结，实为内科之集大成者，为不可不读之书，但林氏在自序中讲得清清楚楚：本不业医。

目尽数千年，学识渊博，两次应诏入京的徐灵胎，亦非以医为业，如《洄溪医案》多次提及：非行道之人。

王三尊曾提出"文字之医"的概念（《医权初编》上卷论石室秘录第二十八）：

夫《石室秘录》一书，乃从《医贯》中化出。观其专于补肾、补脾、疏肝，即《医贯》之好用地黄汤、补中益气汤、枳术丸、逍遥散之意也。彼则补脾肾而不杂，此又好脾肾兼补者也……此乃读书多而临证少，所谓文字之医是也。惟恐世人不信，枉以神道设教。吾惧其十中必杀人之二三也。何则？病之虚者，虽十中七八，而实者岂无二三，彼只有补无泻，虚者自可取效，实者即可立毙……医贵切中病情，最忌迂远牵扯。凡病毕竟直取者多，隔治者少，彼皆用隔治而弃直取，是以伐卫致楚为奇策，而仗义执言为无谋也……何舍近而求远，尚奇而弃正哉。予业医之初，亦执补正则邪去之理，与隔治玄妙之法，每多不应。后改为直治病本，但使无虚虚实实之误，标本缓急之差，则效如桴鼓矣……是书论理甚微，辨症辨脉则甚疏，是又不及《医贯》矣……终为纸上谈兵。

"文字之医"实际的临床实践比较少，偶而幸中，不足为凭。某些疾病属于自限性疾病，即使不治疗也会向愈康复。偶然取效，即以偏概全，实不足为法。

"文字之医"为数不少，他们的著作影响并左右着中医学术。

笔者认为理论与实践脱节，正是文人治医对中医学术负性影响的集中体现。

必须指出，古代医学文献临床实用价值的研究是十分艰巨的工作。笔者虽引用王三尊之论，却认为《石室秘录》《辨证录》诸书，独到之处颇多，同样对非以医为业的医家，如王肯堂、徐灵胎、林珮琴等之著作，亦推崇备至，以为不可不读。

三、辨病下的辨证论治

笔者师从洪哲明先生临诊时，先生已近八旬。尝见其恒用某方治某一病，而非分型辨治。小儿腹泻概以"治中散"（理中丸方以苍术易白术）治之，其效甚捷；产后缺乳概用双解散送服马钱子；疝气每用《金匮》蜘蛛散。辨病还是辨证？

中医是先辨病再辨证，即辨证居于第二层次。《伤寒论》"辨太阳病脉证并治""辨阳明病脉症论治"……已甚明了。后世注家妄以己意，曲加发挥，才演绎出林林总总的"六经辨证"，已背离仲师原旨。

1985年，有一次拜谒张琪先生，以中医是辨病下的辨证论治为题就教，张老十分高兴地给我讲了一个多小时：同为中焦湿热，淋病、黄疸、湿温有何不同，先生毫分缕析，剀切详明。张老十分肯定中医是辨病下的辨证论治。

徐灵胎《兰台轨范》序：欲治病者，必先识病之名，能识病名，而后求其病之由生，知其所由生，又当辨其生之因各不同，而病状所由异，然后考其治之之法。一病必有主方，一方必有主药。或病名同而病因异，或病因同而病症异，则又各有主方，各有主药，千变万化之中，实有一定不移之法。

中医临床流派以经典杂病派为主流，张石顽、徐灵胎、尤在泾为其代表人物，《张氏医通》为其代表作。张石顽倡"一病有一病之祖方"，显系以辨病为纲领。细读《金匮要略》，自可发现仲景是努力建立辨病体系的，一如《伤寒论》。

外感热病中温病学派，临证每抓住疫疠之气外犯，热毒鸱盛这一基本病因病机，以祛邪为不易大法，一治到底，同样是以辨病为主导的。

《伤寒论》是由"三阴三阳"辨"病"与"八纲"辨"证"的两级构成诊断的。如"太阳病，桂枝证"（34条）、"太阳病……表证仍在"（128条）。首先是通过辨病，从整体上获得对该病的病性、病势、病位、发展变化规律以及转归预后等方面的全面了解，从而把握贯穿该病过程的始终，并明确其发生、发展的基本矛盾，然后才有可能对各个发展阶段和不同条件（如治疗、宿疾等）影响下所表现出来的症候现象做出正确的分析和估价，得出符合该阶段病理变化性质（即该阶段的主要矛盾）的"证"诊断，从而防止和克服单纯辨证的盲目性。只有首先明确"少阴病"的诊断，了解贯穿于少阴病整个发展过程中的主要矛盾是"心肾功能低下，水火阴阳俱不足"，才有可能在其"得之两三日"仅仅出现口燥咽干的情况下判断为"邪热亢盛，真阴被灼"，果断地用大承气汤急下存阴。正确的辨证分析，必须以明确的"病"诊断为前提，没有这个前提就难以对证候的表现意义做出应有的估价，势必影响辨证的准确性。

辨"病"诊断的意义在于揭示不同疾病的本质，掌握各病总体矛盾的特殊性；辨"证"诊断的意义在于认识每一疾病在不同阶段、不同条件下矛盾的个性和各病在一定时期内的共性矛盾，做到因时、因地、因人制宜。首先，辨病是准确诊断的基础和前提；结合辨证，则是对疾病认识的深入和补充。二者相辅相成，缺一不可。

"六经辨证"的说法之所以是错误的，就在于把仲景当时已经区分出的六个不同外感病种，看成了一种病的六个阶段，即所谓的太阳病是表证阶段，阳明病是里证阶段，少阳病是半表半里阶段等。这种认识混淆和抹杀了"病"与"证"概念区别，既与原文事实相违背，又与临床实际不相符合。按照这种说法去解释原文，就难免捉襟见肘，矛盾百出。"六经辨证"说认为太阳病即是表证，全不顾太阳病还有蓄血、蓄水的里证；认为阳明病是里证，却无视阳明病还有麻黄汤证和桂枝汤证。既为阳明病下了"里证"定义，却又有"阳明病兼表证"之说。试问阳明病既为里证，何以又能兼表证，则阳明病为里证之说又何以成立？

张正昭先生指出："六经辨证"说无端地给三阴三阳的名称加上一个"经"字，无形中把"三阴三阳"这六个抽象概念所包括的诸多含义变成了单一的经络含义，使人误认为"三阴三阳"病就是六条经络之病，违背了《伤寒论》以"三阴三阳"病名的原义。可见，把"三阴三阳"病说成"六经病"固属不妥，而称其为"六经证"就更是错误的了。

李心机先生鉴于《伤寒论》研究史上"注不破经，疏不破注"的顽固"误读传统"，就鲜明地指出"让伤寒论自己诠释自己"。

四、亚健康不是"未病"是"已病"

近年来，较多的中医学者把亚健康与中医治未病、欲病等同起来，亚健康不是中医的未病，机械的对应、简单的比附，不仅仅犯了逻辑上的错误，于全面继承中医学术精华并发扬光大十分不利。

（一）中医"未病"不能等同于亚健康

《素问·四气调神大论篇》："圣人不治已病，治未病，不治已乱，治未乱，此之谓也。夫病已成而后药之，乱已成而后治之，譬犹渴而穿井，斗而铸锥，不亦晚乎。"体现了治未病是中医对摄生保健的指导思想，强壮身体，防于未病之先。

"未病"是个体尚未患病，应注意未病先防。中医的"未病"和"已病"，是相对概念，健康属于未病，疾病属于已病。

《难经·七十七难》："上工治未病，中工治已病者，何谓也？然所谓治未病者，见肝之病，则知肝当传之与脾，故先实其脾气，无令得受肝之邪，故曰治未病焉。"此时，未病是以已病之脏腑为前提，以已病脏腑之转变趋向为依据，务先安未受邪之地。

《灵枢·官能》中有"正邪之中人也微，先见于色，不知于其身。"指出病邪初袭机体，首先见体表某部位颜色的变化，而身体并未感到任何不适，然机体的气血阴阳已出现失衡，仅表现一些细微病前征象的状态便为未病状态。由健康到出现机体症状，发生疾病，并非是卒然出现的，而是逐渐形成，由量变到质变的过程。

《灵枢·顺逆》也指出，"上工刺其未生者也；其次，刺其未盛者也……上工治未病，不治已病，此之谓也"。

《素问·八正神明论篇》："上工救其萌芽，必先见三部九候之气，尽调不败而救之，故曰上工。下工救其已成，救其已败。"显示早期诊断，把握时机，早期治疗，既病防变之意。

唐孙思邈的《千金方》中有"古之医者，上医治未病之病，中医治欲病之病，下医治已病之病"的论述，明确地将疾病分为"未病""欲病""已病"三个层次。未病指机体已有或无病理信息，未有任何临床表现的状态或不能明确诊断的一种状态，是病象未充分显露的隐潜阶段。

中医的治未病是一种原则和指导思想，既包涵未病先防的养生防病、预防保健思想，也包涵既病防变、早期治疗、控制病情的临床治疗原则。

亚健康无论如何都是有明显身体不适而又不能符合（西医的）某种疾病诊断标准的状态，把未病和亚健康等同起来，是毫无道理的。

（二）亚健康是中医的已病

作为"中间状态"的亚健康，应包括三条：首先，没有生物学意义上的疾病（尚未发现躯体构造方面的异常）及明确的精神心理障碍（属"疾病"）；其次，它涉及躯体上的不适（如虚弱、疲劳等非特异性的，尚无可明确躯体异常、却偏离健康的症状或体验，但还够不上西医的"疾病"）；再次，还可涉及精神心理上的不适（够不上精神医学诊断上的"障碍"），以及社会生存上的适应不良。以亚健康状态常见的头痛、头晕、失眠等为例，均已构成中医"病"的诊断。多数亚健康个体，其体内的病机已启动，已经出现了阴阳偏盛偏衰，或气血亏损，或气血瘀滞，或有某些病理性产物积聚等病机变化。

"亚健康状态"指机体正气不足或邪气侵犯时机体已具备疾病的一些病理条件或过程，已有一些或部分病症（证）存在，但是未具备西医学疾病的诊断标准。我们不能采取把中医的"病"的概念与西医"疾病"的概念等同起来的思考和研究方式。

笔者认为全部中医的"病"只要还不具备西医学疾病诊断的证据，均属亚健康范畴。

中医生存和发展有一最关键的因素，就是临床范围日益窄化，中医文化基础日渐式微，信仰人群的迁移，观念的转变，后继乏人。很多研究都表明，人群中健康状态占10%，疾病状态占15%，75%属于亚健康状态。西医还没有明确的方法和药物治疗亚健康。中医学在亚健康状态方面的潜在优势，不仅可拓展中医学术新的生存空间，而且必将促进整个世界医学的进化与发展，从而为全人类的健康做出新的贡献。

闫希军先生所著《大健康观》中提出了大健康医学模式。在大健康医学模式中，中医被赋予十分重要的地位，而拥有了更加广阔的空间。中医理论与系统生物学及大数据方法契合，并将与系统生物学和生态医学等领域取得的成果相互交通，水乳交融，这是未来西方医学和中医学发展必然的走向。

五、正本清源，重建中医范式

范式是某一科学共同体在某一专业或学科中所具有的共同信念，这种信念规定了它们的共同的基本观点、基本理论和基本方法，为它们提供了共同的理论模式和解决问题的框架，从而成为该学科的一种共同的传统，并为该学科的发展规定了共同的方向。

库恩认为"范式"是成熟科学的标志，由于"范式"的存在，科学家们一方面可以在特定领域里进行更有效率的研究，从而使他们的研究更加深入；而另一方面，"范式"也意味着该领域里"更严格的规定"，"如果有谁不肯或不能同它协调起来，就会陷于孤立，或者依附到别的集团那里去"。因此，同一范式内部，研究者拥有相同的世界观、研究方法、理论、仪器和交流方法，但在不同"范式"之间却是不可通约的。不同"范式"下的研究者对同一领域的看法就像是两个世界那样完全不同。这也是造成"一条定律对一组科学家甚至不能说明，而对另一组科学家有时好像直观那样显而易见"的原因。

李致重等学者从具体研究对象、研究方法及基础理论等方面论述了中西医范式的不可通约性。而且，中、西医关系的特殊之处还在于，它们不只是同一领域的两个不同"学派"，更是基于两种完全不同的文化而发展起来的，这也使得二者之间的不可通约性表现得尤其明显和强烈。正是由于这种不可通约性导致了中西医之争。屈于特定历史条件下"科学主义"的强势地位，中医最终被迫部分接受了西医"范式"。"范式丢失"是近现代中医举步维艰、发展停滞、甚至后退的根本原因。

任何一门科学的重大发展，都表现在基本概念的更新和范式的变革上……变革范式，是现时代中医理论发展的必经之路。

如何正本清源，重建范式？

正本清源是中医范式或重建的基础，这是一项十分艰巨浩大的工程。正本首先是建立传统范式。必须从经典著作入手，梳理还原，删汰芜杂，尽呈精华。

（一）解释学·语言能力与重建

东汉许慎在《说文解字·叙》中说："盖文字者，经艺之本，王政之始，前人所以垂后，后人所以识古。故曰：本立而道生。"给予中国古典解释学以崇高的地位。

解释学把生命哲学、现象学、存在主义分析哲学、语言哲学、心理学、符号学等理论融合在一起，强调语言的本体论地位，认为我们所能认识的世界只能是语言的世界，人与世界的关系的本质是语言的关系，不仅把解释当作人文科学的方法论基础，而且是哲学的普遍方法。

狭义解释学特指现代西方哲学领域中的解释学理论，它经过狄尔泰、海德格尔、伽达默尔、利科、哈贝马斯等思想巨匠在理论上的构建和推动，形成了哲学释义学；广义解释学则不限于西方哲学领域，一切关于文本的说明、注解、解读、校勘、训诂、修订、引申及阐释的工作都属于解释活动，都要依靠相应的解释方法和解释理论来完成，因而都可以称作解释学。中医书籍中只有少部分是经典原著，而其余大部分都属于关于经典原著的解释性著作。

从当代解释学观点看，任何现代理论或现代文化都发轫于传统，传统文化的生命力则在于不断的解释和再解释之中。传统文化和现代文化并不是对立的，而是统一的，确切地说，是对立统一。人类文化是一条河流，它从传统走来，向未来走去，亦如黑格尔所说，离开其源头愈远，它就膨胀得愈大。

拉法格相信：《老子》在其产生之初，在它的著者与当时的读者之间存在着一种共识，这种共识便是《老子》的初始意义，《老子》著者传达的是它，当时的读者从中读懂的也是它。那么，这种共识又是从何而来的呢？拉法格认为：处于同一时代同一环境中的人可能会在词义的联想、语言结构的使用、社会问题的关注上具有共同之处，所以他们之间能够彼此理解。拉法格采用语言学家乔姆斯基的"语言能力"一词来指代这种基于共有的语言与社会背景的理解能力。在他看来，这种"语言能力"是历史解释学的关键，是发现历史文本原始意义的途径。他建议读者利用多种传统方法增强自己理解《老子》的语言能力，如古汉语字词含义的研究、历史事件与古代社会结构的分析，其他古代思想家思想的讨论等。也就是说，旨在发现《老子》原始意义的现代读者应尽可能地将自己置于《老子》所处的时代，将当时的社会背景、语言现象等历史的事物内化为自己的"语言能力"。

历史的解释者的任务是利用历史的证据重新将《道德经》与它产生的背景联结起来，在该背景下对其进行分析研究。解释者首先必须去掉成见，不可以将我们现代的思想强加于古人，或用现代思想批判古人。

历史解释学方法是中医经典著作、传统理论研究的基本方法。其要旨在于忠实细密地根据经典话语资料和现代方法对原典重新解读。旧有的词语和概念通过词语组合方式和语境组件方式的特殊安排，突显出原典文本固有的基本意义结构。通过意义结构分析，探询其原始涵义、历史作用和现代意义。

（二）解构与重建

理解分析就是"解构"，而"解构"旨在重建，使新的理论概念或理论结构因此建立。自然科学家就是依循这一程序不断地改弦更张，发展其理论系统的……解构和重建与科恩所说的"范式变革"有所类同。何裕民先生认为：对原有理论概念或规则的重新理解和分析，对传统中医理论体系进行解构和重建，是现阶段中医理论发展的切实可行的最佳选择。

事实的确认和概念的重建是重建的途径与环节。

严肃的科学研究应以经验事实为基础，而不仅仅是古书古人的描述，古人的认识充其量只是帮助人们寻找经验事实，并在研究中给予一定的启示。

概念的重建与事实的确认可以说是互为因果的两大环节。梳理每个名词术语的历史演变和沿革情况、分析它们眼下使用情况及混乱原因，这两者有助于旧术语的解构；组织专家集体研讨以期相对清晰、合理地约定每一概念（名词术语）的特征和实质。

阴阳五行学说对传统中医理论之建构，具有决定性的作用。它们作为主导性观念和认识方法渗入中医学，有的又与具体的学术内容融合成一体，衍生出众多层次低得多的理论概念。藏象、经络、气血津液等可视作中医理论体系的第二层次，第三层次的是众多较为具体的概念或术语，其大多与病因病机、治法及"证"相关联。最低层次的是一些带有经验陈述性质的论述。形成这些概念，司外揣内、援物比类等起着主要作用，不少是从表象信息直接跳跃到理论概念的，许多概念与实体并不存在明确的对应关系，其内涵和外延有时也颇难作出清晰的界定。

一些学者主张：与学术内容融合在一起的阴阳五行术语，应通过概念的清晰化、实体化和可经验化而清理出去。亦即使哲学的阴阳五行与具体（中医）的科学理论分离……愚意以为不可，以其广泛渗透而不可剥离，阴阳五行已成为不可或缺的纲领框架，当以中医学理视之，而不仅仅视为居于指导地位的古典哲学思想。

（三）方法

正本清源，重建范式，必须有良好的方法。我们反对科学主义，但我们崇尚科学精神，我们必须学习运用科学方法，尤其是科学思维方法，科学观察方法，科学实证方法（不仅仅是实验室方法）。

"医林改错，越改越错"，《医林改错》中提出的"心无血，脉藏气"之说，显然是错误的。为什么导致错误的结论？主要是他不知道，观察是有其一定条件，一定范围的。离开原来的条件、时间、地点，观察结果会有很大差异。运用观察结论做超出原条件、原范围的外推时，必须十分审慎。他所观察的都是尸体，由于动脉弹力大，把血驱入静脉系统。这是尸体的条件，不可外推到活着的人体。对观察结果进行理解和处理时，必须注意其条件性、相对性和可变性。

在广泛占有资料的基础上，还必须要有正确的思维方法。对于马王堆汉墓出土的缣帛及竹木简医书成书年代的推定和对该批资料的运用，我国的有关专家认为："如果从《黄帝内经》成书于战国时期来推定，那么两部灸经的成书年代至少可以上溯到春秋战国之际甚至更早。"而日本山田庆儿先生认为，这种"推论的方法是错误的。不管我们最后会达到什么样的结论，我都不应该根据所谓《黄帝内经》是战国时期的著作这个还没有确证的假定，去推断帛书医书的成书年代，而必须相反地从关于后者已经确证了的事实出发，来推断前者成书的过程和年代"。山田庆儿先生基于"借助马王堆医书之光，可以逐渐看清中国医学的起源及其形成过程"。

吴坤安认为：喻嘉言、吴又可、张景岳辈，治疫可谓论切治详，发前人所未发。但景岳宜于汗，又可宜于下，嘉言又宜于芳香逐秽，三子皆名家，其治法之所以悬绝若此，以其所治之疫各有不同。景岳所论之疫，即六淫之邪，非时之气，其感同于伤寒，故每以伤寒并提，而以汗为主，欲尽汗法之妙，景岳书精切无遗。又可所论之疫，是热淫之气，从口鼻吸入，伏于募原，募原为半表半里之界，其邪非汗所能达，故有不可强汗、峻汗之戒；附胃最近，入里尤速，故有急下、屡下之法。欲究疫邪传变之情，惟又可之论最为详尽，然又可所论之疫，即四时之常疫，即俗名时气症也。若嘉言所论之疫，乃由于兵荒之后，因病致病，病气、尸气混合天地不正之气，更兼春夏温热暑湿之邪交结互蒸，人在气交中，无隙可避，由是沿门阖境，传染无休，而为两间之大疫，其秽恶之气，都从口鼻吸入，直行中道，流布三焦，非表非里，汗之不解，下之仍留，故以芳香逐秽为主，而以解毒兼之。是三子之治，各合其宜，不得执此而议彼。

学术研究中，所设置的讨论的问题必须同一，必须是一个总体，这是比较研究的基本原则。执此而议彼，古代医家多有此弊，六经辨证与卫气营血辨证、三焦辨证之争论，概源于方法之偏颇。

六、提高疗效是中医学术发展的关键

中医药学历数千年而不衰，并不断发展，主要依靠历代医学家临床经验的积累、整理提高。历代名医辈出，多得自家传师授。《周礼》有"医不三世，不服其药"，可见在很早人们即已重视了老中医经验。

以文献形式保留在中医典籍之中的中医学术精华仅仅是中医学术精华的一部分。为什么这样说？这是因为中医学术精华更为宝贵的部分是以经验的形式保留在老中医手中的。这是必须予以充分肯定、高度重视的问题。临床家，尤其是临床经验丰富、疗效卓著者，每每忙于诊务，无暇著述，其临床宝贵经验，留下来甚少。叶天士是临床大家，《外感温热篇》乃于舟中口述，弟子记录整理而成。《临证指南医案》，亦弟子侍诊笔录而成，真正是叶天士自己写的东西又有什么？

老中医经验，或禀家学，或承师传，通过几代人，或十几代或数百年的长期临床实践，反复验证，不断发展补充，这种经验比一般书本中所记述的知识要宝贵得多。老中医经验是中医学术精华的重要组成部分，舍全面继承，无法提高疗效。

书中的知识要通过自己的实践，不断摸索不断体会，有了一些感受，才能真正为自己所利用。真正达到积累一些经验，不消说对某些疾病能形成一些真知灼见，就是能准确地把握一些疾病的转归，亦属相当困难，没有十年二十年的长期摸索，是不可能的。很显然，通过看书把老中医经验学到手，等于间接地积累了经验，很快增加了几十

年的临床功力，这是中青年医生提高临床能力的必由之路。全面提高中医队伍的临床水平，必将对中医学术发展产生极大的推动作用。

老中医经验中不乏个人的真知灼见，尤其是独具特色的理论见解、自成体系的治疗规律都将为中医理论体系的发展提供重要的素材。尤其是传统的临床理论并不能完全满足临床需要时，理论与临床脱节时，老中医的自成规律的独特经验理论价值更大。

在强大的西医学冲击下，中医仍然能在某些领域卓然自立，是因为其临床实效，西医学尚不能取而代之。这是中医学赖以存在的基础，中医学的发展亦系之于此。无论如何，提高临床疗效都是中医学术发展的战略起点和关键所在。

中医以其疗效，被全世界越来越多的人认可，仅在英国就有3000多家中医诊所（这已是多年前的数字）。在美国有超过30%的人群，崇尚包括中医在内的替代医学自然疗法。在医学界也认为有一些疾病，西医学是束手无策的，应从中医学中寻求解决的办法。美国医学会在1997年出版的通用医疗程序编码中特别增加两个针灸专用编码，对没有解剖结构，没有物质基础的中医针灸学予以承认；在2015年实施的"国际疾病分类"ICD-11，辟专章将中医纳入其中。我们应客观地对待百年中医西化历史，襟怀大度地包容对中医的批评，矜平躁释，心态平和，目标清晰，化压力为动力，寓继承于创新，与时俱进。展望未来，我们对中医事业发展充满了信心。

单书健

2016 年 12 月

序

十年前出版之《当代名医临证精华》丛书，由于素材搜罗之宏富，编辑剪裁之精当，一经问世，即纸贵洛阳，一版再版，被医林同仁赞为当代中医临床学最切实用、最为新颖之百科全书。一卷在手，得益匪浅，如名师之亲炙，若醍醐之灌顶，沁人心脾，开慧迪智，予人以钥，深入堂奥，提高辨治之水平，顿获解难之捷径，乃近世不可多得之巨著，振兴中医之辉煌乐章也，厥功伟矣，令人颂赞！

名老中医之实践经验，乃中医学术精华之最重要部分，系砺炼卓识，心传秘诀，可谓珍贵至极。今杏林耆宿贤达，破除"传子不传女，传内不传外"之旧规，以仁者之心，和盘托出；又经书健同志广为征集，精心编选，画龙点睛，引人入胜。熟谙某一专辑，即可成为某病专家，此绝非虚夸。愚在各地讲学，曾多次向同道推荐，读者咸谓得益极大。

由于本丛书问世迄已十载，近年来各地之新经验、新创获，如雨后春笋，需加补充；而各省市名老中医珍贵之实践经验，未能整理入编者，亦复不少，更应广搜博采，而有重订《当代名医临证精华》之议，以期进一步充实提高，为振兴中医学术，继承当代临床大家之实践经验，提高中青年中医辨治之水平，促进新一代名医更多涌现，发展中医学术，作出卓越贡献。

与书健同志神交多年，常有鱼雁往还，愚对其长期埋首发掘整理老中医学术经验，采撷精华，指点迷津，详析底蕴，精心编辑，一心为振兴中医事业而勤奋笔耕，其淡泊之心志，崇高之精神，实令人钦佩。所写《继承老中医经验是中医学术发展的关键》一文，可谓切中时弊，力挽狂澜，为抢救老中医经验而呼吁，为振兴中医事业而献策，愚完全赞同，愿有识之士，共襄盛举。

顷接书健来函，出版社嘱加古代医家经验，颜曰：古今名医临证金鉴。愚以为熔冶古今，荟为一帙，览一编于某病即无遗蕴，学术发展之脉络了然于胸，如此巨构，实令人兴奋不已。

书健为人谦诚，善读书，且有悟性，编辑工作之余，能选择系之于中医学术如何发展之研究方向，足证其识见与功力，治学已臻成熟，远非浅尝浮躁者可比。欣慰之余，聊弁数语以为序。

八二叟朱良春谨识
时在一九九八年夏月

凡 例

1. 明清之季中医临床体系方臻于成熟，故古代文献之选辑，以明清文献为主。

2. 文献来源及整理者，均列入文后。未列整理者，多为老先生自撰。或所寄资料未列，或转抄遗漏，间亦有之，于兹恳请见谅。

3. 古代文献，间有体例欠明晰者，则略作条理，少数文献乃原著之删节摘录，皆着眼实用，意在避免重复，简而有要。

4. 古代文献中计量单位，悉遵古制，当代医家文献则改为法定计量单位。一书两制，实有所因。药名多遵原貌，不予划一。

5. 曾请一些老先生对文章进行修改或重新整理素材，使主旨鲜明，识邃意新；或理纷治乱，重新组构，俾叶剪花明，云净月出。

6. 各文章之题目多为编纂者所拟，或对仗不工，或平仄欠谐，或失雅训，或难概全貌，实为避免文题重复，勉强而为之，敬请读者鉴谅。

7. 凡入药成分涉及国家禁猎和保护动物的（如犀角、虎骨等），为保持方剂原貌，原则上不改。但在临床运用时，应使用相关的替代品。

8. 因涉及中医辨证论治，故对于普通读者而言，请务必在医生的指导下使用，切不可盲目选方，自行使用。

目　录

小 儿 腹 泻

疳　疾

小 儿 厌 食

述　要

现存最早的医籍《五十二病方》记载了"婴儿病痉""婴儿痫""婴儿瘛"3种疾病。《内经》记载了多种儿科疾病，诸如腹泻、癫痫、营养不良等，于证候、脉象、病因病机等均有提示。

东汉末年，张仲景之医学成就对儿科学术发展产生了深刻的影响，如麻杏石甘汤至今仍为儿科医师治疗支气管炎、肺炎的效方，有极高的使用频率。《汉书·艺文志》已载有《妇人婴儿方》19卷；南北朝时期，《七录》《隋书·经籍志》载录之儿科著作已达10余种，如《俞氏疗小儿方》4卷、徐叔响《疗少小百病杂方》37卷，惜均亡佚。

中医儿科学奠基于隋唐时期。《诸病源候论·小儿杂病诸候》6卷，凡255候。后世儿科之护养多宗巢氏。《千金要方》有"少小婴孺方"，于儿科之生理、新生儿之护理论述尤详。

中医儿科学之形成始于唐而成于宋。北宋名医钱乙所著《小儿药证直诀》是形成中医儿科学术体系的重要著作之一。《小儿药证直诀·脉证治法》中对小儿泄泻有着精详的论述，包括"伤风吐泻身温""伤风吐泻身热""伤风吐泻身凉""夏秋吐泻"等证候。在《小儿药证直诀·脉证治法·夏秋吐泻》明确提出发病于不同时令的泄泻，病机治法均有所不同。《小儿药证直诀·脉证治法·五脏病》中记载："脾病，困睡，泄泻，不思饮食。"在《小儿药证直诀·脉证治法·慢惊》中又指出"亦有诸吐利久不瘥者，脾虚生风而成慢惊"，提出了小儿泄泻日久可以转成慢惊风。在《小儿药证直诀·脉证治法·诸疳》中进一步指出"又有吐泻久病，或医妄下之，其虚益甚，津液燥损，亦能成疳。"对小儿久泻可以转化成疳证有了明确的认识。

明代《幼科证治准绳》则将本病分为冷泻、热泻、伤食泻、水泻、积泻、惊泻、飧泻、疳积酿泻、暴泻、久泻，共 10 类。

清代《医宗金鉴·幼科杂病心法要诀》又将其分为伤乳食泻、中寒泻、火泻、惊泻、脐寒泻、脾虚泻、飧泻、水泻，共 8 类。

陈复正《幼幼集成·泄泻证治》则将各家的分类作了归纳，其云："夫泄泻之本，无不由于脾胃。盖胃为水谷之海，而脾主运化，使脾健胃和，则水谷腐化而为气血以行荣卫。若饮食失节，寒温不调，以致脾胃受伤，则水反为湿，谷反为滞，精华之气不能输化，以致合污下降，而泄泻作矣。"提出较为明确的辨证、治法："凡泄泻肠鸣腹不痛者是湿，宜燥渗之；饮食入胃不住，或完谷不化者是气虚，宜温补之；腹痛肠鸣泻水，痛一阵泻一阵者是火，宜清利之；时泻时止，或多或少是痰积，宜豁之；腹痛甚而泻，泻后痛减者为食积，宜消之；体实者下之；如脾泄已久，大肠不禁者，宜涩之；元气下陷者，升提之。"

《小儿药证直诀·虚羸》说："脾胃不和，不能食乳"；《幼幼新书·乳食不下》说："脾，脏也；胃，腑也。脾胃二气合为表里。胃受谷而脾磨之，二气平调，则谷化而能食。"水谷受纳和腐熟，赖脾胃功能之正常，脾胃不和，则不思乳食。益黄散为治疗不思食的主方，开调脾助运为主治疗厌食之先河。

《小儿药证直诀·食不消》曰："脾胃冷，故不能消化，当补脾，益黄散主之。"也说明了脾胃虚冷不能消化食物，并用益黄散（陈皮、丁香、诃子、青皮、甘草）温运脾气，治疗脾胃冷不能消化乳食者，对后世治疗脾胃虚寒的积滞有着深刻影响。

明代《赤水玄珠·不能食》云："由脾胃馁弱；或病后而脾胃之气未复；或痰客中焦，以故不思食。非心下痞满而恶食也"，饮食自倍，损伤脾胃之外，提出脾胃素虚，病后脾气未复、痰湿阻滞中焦，皆可成为不思食的病因。并指出了厌食与积滞的重要区别为是否有心下痞满。

《张氏医通·恶食》指出："恶食有虚实之分。实则心下闷痛，恶心口苦，二陈加黄连、枳实；虚则倦怠，色萎黄，心下软，异功散加砂仁、木香；有痰恶心，六君子加香砂。"阐明了本证的辨证治疗要点。清代《类证治裁·脾胃论治》说："治胃阴虚不饥不纳，用清补，如麦冬、沙参、玉竹、杏仁、白芍、石斛、茯神、粳米、麻仁、扁豆子。"认为胃阴不足之厌食，宜清补而不宜腻补，并列举了具体用药。

《证治汇补·附恶食》："恶食……有胸中痰滞者，宜导痰以助脾；有伤食恶食者，宜消化以助脾；有久病胃虚者，宜参术以健脾。"这些观点仍多为现代临床所运用。

"积滞"病名明确于明代《婴童百问·四十九问》，其曰："小儿有积滞，面目黄肿，肚热胀满，复睡多困，哭啼不食，或大肠闭涩，小便如油，或便利无禁，粪白酸臭，此皆积滞也。"把积滞别为乳积、食积和气滞三类。对积滞的症状描写得比较详尽。

"谷肉果菜恣其饮啖，因而停滞中焦，食久成积，积久成疳。"说明伤食经久不愈，可以形成积滞，积滞日久，迁延失治，可转化成疳。陈复正还认为"脾虚不运"是食积形成的重要病理机转。提出积因脾虚者，补消并行，用药忌偏寒偏热峻烈攻下之品。

王鹏飞先生辨证注重上腭之望诊，根据上腭颜色变化来推断疾病之虚实，并藉以指导临床用药。刘弼臣、金绍文先生均重肛门颜色、皱褶形态，大便颜色之诊察，以决寒热虚实，这些诊断经验，丰富发展了儿科诊断。

董廷瑶、徐迪三诸家于小儿腹泻证治规律均有探讨，证治方药，堪为准绳。

于泄泻无度，暴迫下注，溏黄臭秽，口渴引饮，唇红气粗，目睛有神，苔燥脉数者，何炎燊先生认为乃正气未虚而热邪充斥胃肠，每急进白虎清泄，或白虎合用葛根芩连。前贤王孟英曾以白虎治泄泻危证，他认为肺移热于大肠，则为肠澼，皆白虎之专司。于土衰火败，阴风萌动之"慢脾风"之见证治法，何老均提出了自己的独到见解，非识深见广，砺练有得，易克臻此。

谷振声先生治疗婴幼儿暑泻，亦每以白虎加人参汤为主，与何老之论一致，白虎之用于泄泻，当三致意也。

肖性初先生治疗小儿腹泻每主以葛根，升发清阳之气而止泻。

疳积、厌食亦有名家佳作，均可资借鉴。

小儿腹泻

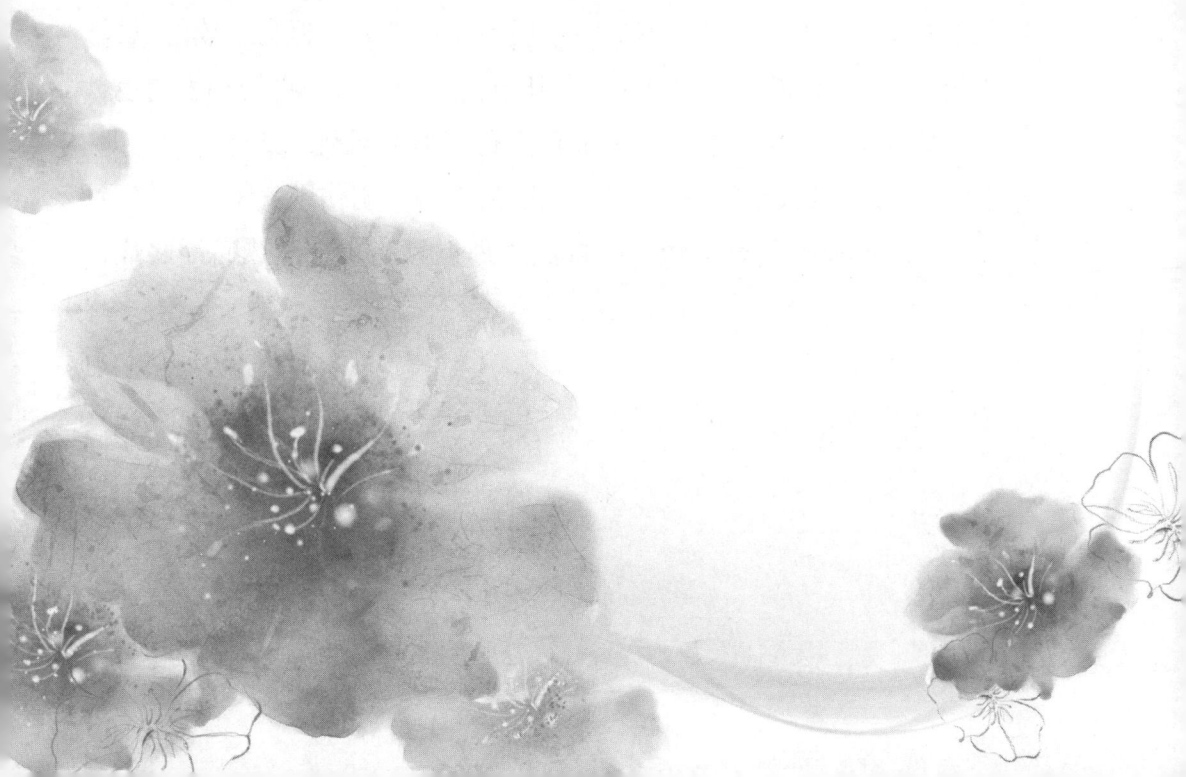

张景岳

泄泻粪溺色辨

张景岳（1563~1640），名介宾，明代医家

　　古人有以小儿泻利粪黄酸臭者，皆作胃热论治，此大误也。盖饮食入胃，化而为粪，则无有不黄，无有不臭者，岂得以黄色而酸臭者为热乎？今以大人之粪验之，则凡胃强粪实者，其色必深黄而老苍，方是全阳正色。若纯黄不苍而有嫩色，则胃中火力便有不到之处，再若淡黄则近白矣。近白之色则半黄之色也，粪色半黄则谷食半化之色也，粪色酸腥则谷食半化之气也，谷食半化，则胃中火力盛衰可知也。若必待粪青粪白，气味不臭，然后为寒，则觉之迟矣。故但以粪色之浅深，粪气之微甚，便可别胃气阳和之成色。……再若小水之色，凡大便泻利者，清浊既不分，小水必不利，小水不利，其色必变。即清者亦常有之，然黄者十居八九，此因泻伤阴，阴伤则气不化，气不化则水涸，水涸则色黄不清，此自然之理也。使非有淋热痛涩之症，而但以黄色便作火治者，亦大误也。

（《景岳全书·小儿则》）

万 全

泄 泻 发 挥

万全（1499~1582），字事，号密斋，明代医家

泄泻有三，寒热积也。

寒泻者不渴，宜理中丸主之。

热泻者有渴，宜五苓散合六一散主之。

积泻者面黄，所下酸臭食也，宜丁香脾积丸下之。积不去，泻不止也。

丁香脾积丸

三棱煨　莪术煨　良姜醋煮　青皮去白，醋煮，各五分　丁香去蒂，三钱五分　木香　牙皂　百草霜各三钱　巴豆霜二钱五分

上为末，醋面糊丸，麻子大，随人加减。

胡三溪子病泻不止，三溪自与甘大用同医，皆吾所传也，不效。其兄元溪云，今有璞玉于此，虽万镒必使玉人雕琢之。今子病，何不请密斋，尔与甘子能治之乎。时吾在英山，此子原结拜我，吾闻之即归。问其所用之方，皆不对证。观其外候，面色黄，所下酸臭，此积泻，宜下之。积去泻斯止矣。乃取丁香脾积丸，一服而安。其父问云，吾闻湿多成五泻，未闻所谓积泻也。予曰：《难经》有所谓大瘕泻者是也。湿成五泻者，有内因者，有外因者，有不内外因者。如因于风者，水谷不分，谓之飧泄；因于热者，水谷暴泄，谓之洞泄；因于寒者，

水谷不化，谓之溏泻；因于湿者，水谷稠黏，谓之濡泻。此四泻者。外因之病，湿自外生者也。因于积者，脓血交杂，肠鸣腹痛，所下腥臭，谓之瘕泻。瘕者，宿食积滞之名，乃食癥也。此内因之病，湿自内生者也。有不内外因者，乃误下之病，有挟热挟寒之分，所谓肠垢鹜溏者是也。又问：脾积丸乃取下之剂，何以能止泻也。曰：胃者，水谷之海。肠者，水谷流行之道路也。泄泻者，肠胃之病也。肠胃无邪，则水谷变化，便溺流行，是为无病儿矣。今有宿食不化，陈腐之物，菀积于肠胃之中，变为泄痢，如源泉之水，停积于中，流出于外，苟不遏其源而出之，则泄痢终不止也。故以脾积丸去其陈腐，此拔本塞源之法。按《本草》云：巴豆未泄能令人泄，已泄能令人止。脾积丸之治积泄，祖训当遵守也。余教诸子治泄泻，始终三法。

初用理中丸一服；不止，次用五苓散，一二服分利；不止，三用白术散服之良；又不止，用参苓白术散调理，未有不效；再不止，用参苓白术散二分，豆蔻一分。

《发挥》云：《难经》五泻之论甚详，予论大肠泻、小肠泻、大瘕泻，则易明。予论脾泻肾泻，则难分晓也。且腑者，府也，谓水谷所藏之腑，有所受则有所出。脏者，藏也，乃魂魄神志意所藏之舍。无有所受，岂有所出哉？其脾泻者，即胃泻也。谓脾不能约束其胃，胃不能藏而泻也，故泻有属脾者，有属胃者。但自胃来者，水谷注下而多，自脾来者，则成黄糜，泻无度而少也。观仲景《伤寒论》中，大便不通者，用脾约丸，其意明矣。肾亦脏也，谓之肾泻者，肾开窍于二阴，为闭藏之主，肾虚则不能主闭藏，而水谷自下。且下焦如渎，有所受则有所出也，但泻不同。

《难经》云：其泻下重者，则肾泻也。观东垣先生《脾胃论》补中益气汤方，凡大便努责者，加当归身、红花。努责者即下重，当归、红花以润血，盖肾恶燥，故用二物以润之。肾泻亦与大瘕泻同，泻者痢也，乃积滞之物，故痢曰滞下。况痢则腹痛，有肠鸣、有里急、有赤白。若肾泻，则便时略难，却无里急后重之症。故云，痢则下重也。古人立方治肾泻，有用破故纸者，补其肾也，有用吴茱萸者，补其肝也。皆苦以坚之、辛以润之之法。今吾立方治脾泻者，只用参苓白术丸。治肾泻者，只用六味地黄丸加破故纸，甚效。

胃泻、大肠泄、小肠泄，三者不同。盖自胃来者，水谷注下而不分，所下者皆完谷也。此寒，治宜理中丸主之。自小肠来者，亦水谷注下而不分，则成糟粕而非完谷。且小肠为受盛之府，水谷到此，已变化而未尽变化也。治宜分别水谷，以五苓散主之，使水谷分利，则泻止矣。自大肠来者，则变化尽而成屎，但不结聚，而所下皆酸臭也。宜用《伤寒论》中禹余粮汤，陈文中痘疹方中肉豆蔻丸主之，此涩可以去滑之法也。

叔和云，湿多五泻。此本《内经》湿胜则濡泻之论。所谓五泻，则与《难经》之论不同。《素问》以脏腑分五泻，叔和以风寒湿热食分五泻。

如泄时有发热恶寒，水谷不分者，此风湿证也，谓飧泄。经云：春伤于风，夏生飧泄者是也。宜小建中汤加防风主之。若兼脓血者，胃风汤主之。

如泻时有腹痛，或吐或不吐，所泻者多完谷未化，此寒湿证也，宜理中汤主之。

如泻时有腹痛，或痛或不痛，所下亦有完谷而未尽化者，此邪热不杀谷也，有成糟粕者，皆属热湿，以《伤寒论》中猪苓汤主之。寒湿热湿宜详辨之，属寒者不渴，属热者渴也。

如泻时水谷混下，小便少而大便多者，此湿泻也。有溏泻无度者，此久湿也，并宜五苓散主之。

如泻时有腹痛腹鸣之症，恶食，所下酸臭之物，此因宿食停滞于中而成湿，此食化为湿也，宜下之，积去泄自止也，丁香脾积丸主之。

泄泻二字，亦当辨之。泄者，谓水谷之物泄出也，泻者，谓肠胃之气下陷也。

猪苓汤

猪苓　泽泻　阿胶　滑石　茯苓水煎，各一钱

春月得之名伤风，其证发热而渴，小便短少。宜先清热后补脾，清热蠲苓汤，补脾白术散。

夏至后得之泻者，有寒有热，渴欲饮水者，热泻也。先服玉露散以清暑止渴，后服白术散以补脾。如不渴者，寒泻也。先服理中丸以温中补脾，后服五苓散以清暑，此祖传之妙诀也。

夏月水泻，其详在"因五邪之气所生病"条内有案。

秋月得之，伤湿泻也，其证体重，所下溏粪，谓之濡泻，宜渗湿补脾利小便，胃苓汤主之，或升麻除湿汤。

冬月得之，伤寒泻也。其证腹痛，所下清水，宜温，理中丸或理中汤加熟附子少许主之，不止宜豆蔻丸。

四时之中，有积泻者，面黄善肿，腹中时痛，所下酸臭者是也。宜先去积，后调脾胃，去积丁香脾积丸，调理脾胃胃苓丸。

治泻大法，不问寒热，先服理中丸，理中者，理中气也。治泄不利小便，非其治也，五苓散主之。更不止，胃气下陷也，补中益气汤，清气上升则不泻矣。又不止者，此滑泻也，宜涩之，豆蔻丸主之。此祖传之秘法也。

小儿泄泻，依法治之不效者，脾胃已衰，不能转运药性以施变化，只以补脾为主。脾胃既健，药自效也，白术散主之，常与无间。此予先父之秘授也。

久泻不止，津液消耗，脾胃倒败，下之谷亡，必成慢惊，所谓脾

虚则吐泻生风者是也。故应补脾胃于将衰之先，宜用白术散补之。补之不效，宜用调元汤加建中汤急救。否则慢风已成，虽使仲阳复生，不可为也。小儿泄泻，大渴不止者，勿与汤水饮之。水入则愈加渴而病益甚，宜生脾胃之津液，白术散主之。

久泻不止，发热者，此津液不足，乃虚热也。勿投以凉药，反耗津液，宜白术散主之。如热更甚，黄连丸主之。

白术散　治小儿泄泻烦渴者。

四君子加木香　藿香各等份　葛根加一倍

上作大剂，水煎常服，以代汤水。

黄连丸　治久泻发热，此虚热也。

黄连　干蟾炙各二钱　木香一钱　使君子一钱　芦荟　夜明砂各七分

上为末，山药研粉，水糊丸，麻子大，米水下。

升麻除湿汤　治风湿作泻，自下而上者，引而竭之。如脾胃甚弱，不思饮食，肠鸣腹痛，泄泻无度，小便赤涩，四肢困倦。

升麻　柴胡　防风　神曲　泽泻　猪苓各五分　苍术一钱　陈皮　甘草炙　麦蘖各三分

为末，水煎热服。

玉露散　治伤热泻黄。与五苓散合匀，名桂苓甘露饮，治热泻，此予心得之妙。

寒水石　石膏各三钱　炙甘草一钱

一儿有病，一日夜三五行，或泻或止，连年不愈，此脾泻也，胃苓丸加人参主之。

一儿无病，时值盛夏，医以天水散与之，谓其能解暑毒也，服后暴泻，医悔。用作理中汤，连进三剂，泻变痢疾，日夜无度，脓血相杂，儿益困顿。皮燥无汗，发聚成穗，请予治之。予曰：挟热而痢者，其肠必垢，泻久不止，则成疳泻。此儿初泻，本时行之病，非于天水散也。医当用天水散调五苓散服之可也，反以理中汤热剂投之，遂成挟热肠垢之病。皮燥发穗者，表有热甚也；下痢窘迫者，里有热甚也；表里俱热，津液亦衰，事急矣。因制一方：

黄连　干蟾炙，各一钱　木香　青皮　白茯苓　当归身　诃子肉各一钱五分

共为末，粟米粉作糊为丸，每服三十丸，炒陈米汤下。

十日后满头出小疖，身上发痱如粟，热平痢止而愈。噫，此子非吾无生矣！

一儿病泻，大渴不止，医以五苓散、玉露散皆不效，病益困，腮妍唇红。予见之曰，不可治也。泄泻大渴者，水去谷少，津液不足故也。法当用白术散，补其津液可也。乃服五苓散、玉露散渗利之剂，重亡津液，脾胃转虚。诀云：大渴不止，止而又渴者死。泄泻不止，精神耗者死。父母不信，三日后，发搐而死。

壬子经魁万宾兰　石泉翁之伯子也。翁得子晚，始生宾兰，爱如珠玉。周岁得水泻，一日夜十余行，翁善医，自作理中汤加诃子肉、豆蔻与之，不效，乃急请予至。叙其用药不效。予曰：《正理论》云：理中者，理中气也。治泄不利小便，非其治也。遂用五苓散去桂加甘草，一服泻止，三日后遍身发出赤斑，石泉惧。予曰：无妨。《活人书》云：伤寒病下之太早，热气乘虚入胃发斑。今夏月热盛之时，泻久里虚，热气乘虚而入。且多服理中辛甘之剂，热留胃中，今发赤斑，热自里而出于表也，宜作化斑汤必易愈。翁曰：石膏性寒，非泻所宜。曰：有是病则投是药。在夏月白虎犹宜用也，一服而斑没热退。

本县大尹朱云阁　公子病泄，十日不止。众医或用理中、五苓、益元、白术散等，皆不效，泻渴益甚。公亟召余至，视其外候，启曰：渴太甚当先止渴。公曰：当先止泻。余曰：病本湿热，水谷不分，更饮水多，则湿伤脾胃，水积肠胃，所泻之水，乃所饮之水也，

故当先止其渴，渴止泻亦止矣。公曰：当用何方？曰：白术散。尹曰：已服过多。余曰：用之不同也。尹曰：用之更有别法乎？余曰：本方在常与服之，此常字便是法也。盖白术散，乃治泻作渴之神方。此方有二法，人参、白术、茯苓、甘草、藿香、木香六味各一钱，葛根倍二钱者。泄泻久不止，胃中津液下陷也，故葛根倍用之。以升胃中之津液，此一法也。今人不知倍用之法，与六味等份同，故效少也。儿病渴者，汤水不离。今人不知常服之法，以药常代汤饮之也。故所用之方虽是，所用之法不同。药剂少而汤水犹多，药少汤多，犹以一杯之水，救一车薪之火，水不胜火，如何有效？当作大剂煎汤以代汤水饮之。渴只饮本方，一切汤水禁之勿与，则胃气上升，津液自生，渴泻止矣。尹闻而是之，果一剂治矣。不问泄泻痢疾，并宜服此，多多益善。不惟泄泻可止，亦不至脾虚生风也，真神妙方也。谨详述之。公子脾胃素弱，常伤食。一医枳术丸、保和丸。其意常用枳术丸补脾，至伤食则服保和丸，不效。公以问予。予曰：此法固好，但专用枳术丸，则无消导之药，初不能制其饮食之伤；专服保和丸，则脾胃之虚，不能胜其消导，而反损中和之气，当立一方，七分补养，三分消导，则脾胃自强，不能再伤矣。公曰：甚善，汝作一方来看。余乃制用人参、白术、青皮、陈皮、甘草、木香、缩砂仁、山药、莲肉、使君子、神曲、麦芽为末，荷叶煨饭捣烂为丸。米饮送下，名之曰养脾消食肥儿丸。服后精采顿异，饮食无伤，公益喜。录其方常久用之，亲书儒医二字，作匾赐之。

庠生胡逸泉　东郊翁之伯子也。周岁时得水泄，先请医甘大用，治之不效，复请予至。视之则肌肉消削，面色㿠白。时盛夏，凝汗不润，皮肤干燥，发竖，所下频并，略带后重。此气血俱虚也，按法治之。补中气，利小便，升举其阳，固涩其滑，次第调之，略无寸效。或曰：何如？予曰：术将穷矣。惟有一法未用耳。乃作疳泻治之。用

13

人参、白术、白茯苓、甘草、陈皮、山药、当归、莲肉、砂仁、诃子、肉豆蔻、黄连、木香、干蟾为末，神曲糊丸，煎四君子汤下。服未二日，肤润有微汗，再一日头上见出红疮，小便渐多，五日而泻止。后更以参苓白术散作丸服之，调理而安。

汪望峰长子城南 生一子，寄姊夫南河胡家养。南河尝语人曰：万老先生好小儿科，今子全作聪明，儿有病，可请张祖兄医之，乃先生亲传，予亦与人会，药不执方，合宜而用，吾之活人多矣，试举其一二验者实之。城南一子病泻，十余日不止。一向是张用药，以胃苓丸、一粒丹服之，皆无效。请予治之，望峰知其故，恐予不肯用心。取白金二两作利市。予叹曰：不在利市，只在信我也。我之治病，敢作聪明。皆先人之旧方，顾用之不同耳。盖治大病以重剂，治小病以轻剂。彼胃苓丸、一粒丹，岂治此重病哉？乃取豆蔻丸五十，胃苓丸五十，陈仓米煎汤下。语南河云：只此一剂而止，不再下也。南河初不听，泄止大悟曰：良工不示人以朴信乎。

湖广右布政孙小姐 五月病泻，至七月犹未止。诸医治之皆不效，差人召余。余至见其大渴，乃知津液不足也。不止其渴，泻亦不止，热亦不除也。公问余曰：数日可安？曰：三日止渴，五日止泻，十日热退，计十八日可安。公曰：病久矣，一月而安幸也。乃进白术散作大剂以代汤，须臾饮尽。予见其渴甚，再加制过天花粉二剂，其夜渴止，泻亦微止，次日又进一剂，渴泻俱止。三日热亦渐退，四日公又问余曰：小姐病未安奈何？余告曰：初来时曾许三日止渴，五日止泻，十日退热。今日来五日渴泻俱止，热亦渐退，耕当问农，织当问女，小姐贵体，余以身任之。惟足下宽量数日可也。公称谢。再用白术散减干葛加陈皮，调治半月而效。公大喜，给劄付冠带儒医匾，白金一十两。此万历元年九月初四日也，本县大尹唐百峰行之。

（《幼科发挥》）

冯兆张

小儿腹泻秘录

冯兆张（17~18 世纪），字楚瞻，清代医家

　　夫泻症不同，溏泄滑利洞五泻是也。溏者，似泻非泻，精粕不聚，其色似脓；泄者，无时而作，泻出不知；利者，直射溅溜，气从中脘；滑者，水谷直过，肠胃不化；洞者，顿然下之，如桶散溃不留。当以脉候参详，而虚实迥别矣。寒泻者，其色必白；热泻者，色必黄赤，或粪沫射出而远，火性迅速，元阳直走，毋轻视也。然有久寒之后，因虚而生火者，有因热极而伤寒者，有因实而致虚者，有因虚不运化而似实者，有因伤后频伤，色白似寒者，有因伤久燥涩色黄，津液耗亡作渴而似热者，有因木来克土色青似惊者。更泄症所属有五，有胃泄、脾泄、大肠泄、小肠泄、大瘕泄者。胃泄者，饮食不化，其色必黄；脾泄者，腹胀满而泄注，食即吐逆；大肠泄者，今已窘迫，大便色白，肠鸣切痛；小肠泄者，泄短而便脓血，少腹必痛；大瘕泄者，数至圊而不能便，茎中亦痛。更有食积泻者，积聚停饮，痞膈中满，胁肋疼痛，昼凉夜热，厥口吐酸。脉实者，先利而后补，虚者，先补而后利。如春月伤风咳嗽而泄泻者，是表里俱虚，木旺而土亏也。冬月受寒而泄泻者，不治，即成慢脾也。中湿而泄泻者，必肠鸣肚痛，手足俱寒，宜宣利其水可也。然泄泻、疟痢，同乎一原，皆由暑月脾伤所致。饮食为痰，充于胸膈则为疟。饮食为积胶于肠胃

则为痢，饮食始伤即泻为轻，停滞既久乃发疟痢为重。又见水泻而腹不痛，肌肉虚浮，身体重着者，是湿。如完谷不化者为气虚。如腹痛肠鸣，卒痛一阵，水泻一阵者，是火。如昏闷痰多，时泻时止，或多或少者为痰。如痛甚而泻，泻后而腹痛减者为食积。如面垢烦躁渴饮水浆，背寒自汗，头热呕吐者为伤暑。然泻本属湿，或饮食伤脾，治法不外乎渗湿、消导、分利、补脾数法而已。然尤宜分寒热新久。如泻久而元气下陷者，宜升提之；肠胃虚滑不禁者，宜收涩之。利水不可施于久病之后，收涩不可投于初起之时。面赤渴泻者，暖剂宜禁。泻久作渴者，凉剂忌投。盖暴泻非阴，久泻非阳。渴者，当致不渴方愈，谓其邪热去，脾气复，津液生也。不渴者，当致微渴才痊，谓其积滞去，阴阳和也。如泻进止时发者，可发散脾间湿气，后与扶脾可也。若交寅时而泻者，谓之晨泻，宜为温补肾阳。盖肾开窍于二阴，而失闭藏之职也。故有脾虚、肝虚、肾虚，谓之三虚。有因湿、因火、因痰、因虚、因暑、因积、因风、因冷谓之八症。若吐乳泻黄，是伤热乳也。吐乳泻青者，是伤冷乳也。粪如臭鸡子而肚膨，手纹紫色而身热者，是疳泻也。粪青夜啼，或时惊悸者，是惊泻也。初泻微黄，良久则色青者，为脏冷也。便青而夹白脓，稠黏如涎者，是赤肠寒。久则令见腹痛鸣啼，面白形青，渐成阴痫。故脾者，一身之祖，百脉之源，病则十二经皆病矣。

（《冯氏锦囊秘录》）

周　震

泄泻诸症辨治

周震，字慎斋，清代医家

泄泻有三，寒、热、积也。寒泻者，不渴，宜理中汤主之。热泻者，发渴，宜五苓散调六一散主之。积泻者，面黄，所下酸臭是也，宜丁香脾积丸主之。积不去，泻不止也。盖湿成五泻，有内因者，有外因者，有不内外因者。如因于风者，谓之飧泄，水谷不分。因于热者，谓之洞泄，水谷暴下。因于寒者，水谷不化，谓之溏泄。因于湿者，水谷稠黏，谓之濡泄，此外因之病，湿自外生者也。有因于积者，脓血交杂，肠鸣腹痛，所下腥臭，谓之瘕泻。瘕者，宿食积泻之名，乃食癥也，此内因之病，湿自内生者也。有不内外因者，乃误下之病，有夹热夹寒之分，所谓肠垢鹜溏是也。

或问：丁香脾积丸乃下剂，何以能止泻？曰：胃者，水谷之海。肠者，水谷流行之路也。泄泻者，肠胃之病也。肠胃无邪，则水谷变化，便溺流行，斯为无病。今有宿食不化，陈腐之物积于肠胃之中，变为泄痢，苟不穷其源而去之，则泄痢终不止也。故以丁香脾积丸去其陈腐，此拔本塞源之法，当遵也。予每教弟子，治泻始终之法，用理中丸，一服不止，次用五苓散一二服分理，如再不止，更用白术散一二服，如又不止，则以参苓白术散调理，未有不效，尚有不止，用参苓白术散二分，豆蔻丸一分合服。《发挥》云：《难经》五泻之论甚详，予谓大肠泻、小肠泻、大瘕泻则易明，谓脾肾泻则难晓也。盖腑者，府也，谓水谷所藏之府，有所受，即有所出。脏者，藏也，乃魂、魄、神、志、意所藏之舍，无所受，岂有所出哉。其脾泻者，即胃泻也，谓脾不能约束其胃，胃不能藏而泻也。故泻有属脾者，有属胃者，但自胃来者，水谷注下而多，自脾来者，则成黄糜，泻无度而少也。观仲景《伤寒论》中大便不通者，用脾约丸，则易明矣。肾亦脏也，谓之肾泻者，肾开窍于二阴，为闭藏之主，肾虚则不能司闭藏，而水谷自下。且下焦如渎，有所受，即有所出也。但泻不同，《难经》云：其泻下重者，即肾泻也。观东垣《脾胃论》，宜补中益气汤。如大便努责者，加当归、红花。努责，即下重也，当归、红花以润血。盖肾恶燥，故用二物以润之。泻者，痢也，乃积滞之物，故痢曰滞下。况痢则腹痛，有肠鸣、有里急、有赤白，若肾泻，则便时略难，却无里急后重之症，故云痢则下重也。古人立方治肾泻，有用破故纸补其肾者，有用吴萸补其肝者，皆苦以坚之、辛以润之之法。今吾立方，治脾泻只用参苓白术散，治肾泻只用六味地黄丸加破故纸，甚效。凡胃泻、大肠泻、小肠泻，三者不同，自胃来者，水谷注下而不分，所下皆完谷也，此从寒治，宜理中汤主之。自小肠来者，亦水谷注下而不分，则成糟粕，而非完谷也。且小肠为受盛之府，水谷到此，已变化而未尽变化也，治宜分理水谷，用五苓散主之，使水谷分则泻止矣。自大肠来者，则变化尽而成粪，但不结聚，所以酸臭也，宜用禹余粮丸主之，合肉蔻丸治之，此涩可去滑之法也。

泄时有发热恶寒，水谷不分者，此风湿症也，谓之飧泄。经云：春伤于风，夏生飧泄是也。宜小建中汤加防风主之。若带脓血者，用胃风汤加粟米煎服。

泻时有腹痛，或不痛，所下完谷有未尽者，此邪热不杀谷也。有成糟粕者，皆属湿热，宜猪苓汤主之。寒湿、热湿宜详辨之。属寒者，不渴；属热者，渴也。

泻时有腹痛，或吐，或不吐者，所下多完谷未化者，此寒湿也，宜理中汤主之。

泻时水谷混下，大便多而小便少者，此湿泄也。有溏泻无度者，此久湿也，并宜五苓散主之。

泻时肠鸣腹痛，不思饮食，所下酸臭之物，此因宿食停滞于中而成湿，此食化为湿也，宜下之，积去泻自止也，宜丁香脾积丸主之。

春夏得之，名伤风，其症发热而渴，小便短少，宜先清暑，以薷苓汤主之，后以白术散调理。夏至后得之，有寒有热，如渴欲饮水者，热泻也，先用玉露散，以清暑止渴，后用白术散以补脾。如不渴者，寒泻也，先服理中汤以补脾，后服五苓散以清暑，此妙方也。夏月水泻治法，在五邪之气所生，病内有案可证。秋月得之，伤湿泻也，其病体重，所下溏粪，谓之濡泻，宜渗湿补脾，利小便，用胃苓汤主之，或升麻除湿汤，皆可选用。冬月得之，伤寒泻也，其症腹痛，所下清水，宜温剂治之，用理中丸，加附子少许。不止，用肉蔻丸治之。四时积泻，面黄善肿，腹中时痛，所下酸臭是也，宜先去积，后调脾胃。去积，宜丁香脾积丸；调理，胃苓丸。

小儿久泻，依法治之不效者，脾胃已衰，不能转运药性，以施变化，只宜补脾为主。脾胃健，药自效也，宜白术散主之，常服无间，此亦秘诀也。

久泻不止，津液消耗，脾胃倒败，下之谷亡，必成慢惊，所谓脾虚则吐泻生风是也，故欲补脾胃于未衰之先，宜用白术散补之。若补之不效，宜调元汤，加建中汤急救之。

否则慢惊已成，虽仲景复生，不可为也。

小儿泄泻，大渴不止者，此由水去谷少，津液不足故也。当用白术散补其津液，切勿用五苓、玉露渗利之剂，重亡其津液，致腮妍唇红，脾胃转虚。亦勿因其口渴与汤饮之，不知水入则加渴，而病亦甚矣。诀云：大渴不止，止而又渴者，死。泄泻不止，精神耗者，亡。

久泻不止，发热者，此津液不足，乃发虚热也。勿投以凉药，反耗津液，宜白术散主之。如有甚热之气，宜用黄连丸主之。如烦渴甚，宜四君子汤，加木香、藿香等份，倍加葛根，常服以代汤。

一子无病，时值盛夏，医以天水散与之，谓其能解暑也。服后暴泻，医悔，作理中丸三服，泻变痢疾，日夜无度，脓血相杂，儿益困倦，皮燥无汗，发亦成穗。予曰：夹热而痢者，其肠必垢，痢久不止则成疳。此儿初泻，本时行之病，非干天水散也。医当用天水散调五苓散服之可也。反以理中热药投之，遂成夹热肠垢之病，皮燥发穗，表有热甚也。下痢窘迫，里有热甚也。表里俱热，津液衰败，事急矣，因制一方，用黄连、干蟾炙各一钱，木香、青皮、白茯、归身、诃子肉各一钱五分，共末，米粉糊丸，每服二十丸，炒陈米汤下。十日后，满头发出小疖，身上发疥如米，热退痢止而愈。

一子周岁，夏月得水泻，自以理中、诃、蔻投之，不效。予曰：治泻不利小便，非其治也。乃用五苓散去桂，加甘草。一服泻止，三日后，遍身发出赤斑，主人惧。予曰：无妨。《活人书》云：伤寒病下之太早，热气乘虚入胃，发斑。今夏月热甚之时，泻久里虚，热气乘虚而入，且多服理中辛甘之药，热留胃中，今发赤斑，热自里而出于表也。服化斑汤自愈。主人曰：汤中石膏性寒，非泻所宜。予曰：有是病，则投是药。在夏月，白虎汤犹宜用也。只一服，而斑没热退矣。

一公子脾胃素弱，常伤食，医用枳术丸、保和丸，其意当用枳术丸补脾，至伤食则服保和丸，不效，问及于予。予曰：此法固好，但用枳术丸，则无消导之药，不能制其饮食之伤。专服保和丸，则脾之虚不能胜其消导，而反损其中和之气。予立一方，七分补养，三分消导，则脾胃自强，不至再伤矣。乃用人参、白术、陈皮、甘草、木香、砂仁、山药、莲肉、使君子、神曲、麦芽，为末，荷叶煨饭为丸，米饭饮下，因名曰养脾消导肥儿丸。服后，精彩顿异，饮食不伤矣。

一子周岁得水泻，医治不效，肌肉消削，面色㿠白，时值盛夏，凝汗不润，皮肤干燥，所下频，并略带后重，此气血虚也。补中气，利小便，升举其阳，固涩其滑，按法调治，略无寸效。予曰：术将穷矣，惟有一法未用耳。乃作痘泻治之，用人参、白术、白茯、甘草、陈皮、山药、当归、莲肉、砂仁、诃子、肉蔻、黄连、木香、干蟾，为末，神曲糊丸，煎四君子汤送下，服至二日，肌润，有微汗。再一日，头上见出红疮，小便渐多。三日后，泻止，后更以参苓白术散作丸，调理而愈。

一子夏月病泻，医用理中丸治之，反大热，大渴，予谓其不知用热远热之法，遂用玉露散以解时令之热，冷水调服而安。

一子病同前症，医用玉露散，不知中病即止，有犯胃气之戒。此儿初服，泻渴俱止，再服泻更甚，又服大热大渴，面赤如火，张口喘呼。予用理中汤加热附子一片，又嘱云：服后安静即止，若躁烦，再服一剂，果二剂而安。因问予病同治异之说，予曰：夏至后泻者，七分热，三分寒，治当用七分寒药，三分热药。前因多服理中汤，犯用热远热之戒，故用玉露以解时令之热。后症因过服玉露，伤其胃气，故用附子理中以救里也。又曰：安静者，不可治，烦躁者，可治，何也？曰：夏至后，姤卦用事，伏阴在内，六月建未，其位在坤，坤为土而为腹土，爱暖而恶寒，玉露性寒，寒伤其脾土，阴盛于内，阳脱于外，故用附子理中之辛，以收欲脱之阳，胜其方长之阴。服药安静者，脾土已败绝，投药不知，故不可治。烦躁者，寒热相搏，脾有生意，故再投之，使胜其寒也。又曰：下次治此热泻，当如之何？予曰：视其病证如何，如热多渴少者，急以温中为主，先进理中，后进玉露微和解之。不渴者，不必用玉露也。先大热大渴而后泻少者，此里热也，急解其暑毒，以玉露投之，热渴稍止，后用理中补其中气，泻止不必再服也。如渴不止，只用白术散治之，理中、玉露二方皆不可服，白术散，治泻渴之要药也。如泻渴再不止，此水壅塞以犯肾，肾得水而反燥，故转渴泻，宜白术散去干葛，加炒干姜，等份服之，辛以润燥致津液也。

凡治大病以大剂，治小病以轻剂。泻之轻者以胃苓丸、一粒丹治之。若泻久不止，病之重者，宜胃苓丸五十，豆蔻五十，陈米煎汤下。如渴泻不止者，以白术散大剂代汤。

渴甚再加制过天花粉，渴泻俱止，以白术散减干葛，加陈皮调治，此治泻渴之大略也。

（《幼科指南》）

黄 岩

泄泻伤食辨治

黄岩（约 1751~1830），字峻寿，号耐庵，清代医家

泄 泻 辨 治

耐庵曰：泄泻总由脾湿（张子和曰：脾湿下注，故泄，泻者湿也），惟儿半是因风。泄如败卵腥如鳝，（新制）升葛甘陈汤必用。若是泻青神慢，脾家定受肝风，（香砂）六君（加）柴芍妙无穷，决付尔曹非哄。热泻唇红口渴，暴倾下注如汤（经曰：暴倾下注属热），便黄溺赤（腹）痛难当，只有（大）分清（饮）可仗。寒泻清冷水液（经曰：水液澄彻清冷，皆属于寒），口唇淡白脾伤，理中（汤）加减要精详，不愈胃关煎绝上。

泄泻之症虽多，可以一言括之曰湿，湿有寒热湿热作泻，因火乘阴位，水道闭涩，并归大肠，以致水土相乱，则溏出糜也。寒湿作泻，因中焦无火，土不制水，则水反为湿，以致清浊不分，则传为濡泄也。在小儿则尤多因风，盖小儿肌肤柔脆，肠胃薄弱，易感风寒，风寒一入，即犯乎脾，脾气受伤，则运化无权，而湿从中生，飧泄之病作矣。其症暴注下迫，便黄溺赤，舌燥唇红，口气蒸手，烦渴饮冷，脐于上肚皮滚热者湿热也。分利之则愈，大分清饮，或胃苓汤，

或五苓散加山栀。如痛一阵泻一阵者火盛也，可与开郁导滞汤。初泻水液澄清，或泻下白色不臭，或完谷不化，乳食不变，唇口淡白，口气不热，渴喜热饮，神疲气倦，手足清冷或脐于下皮冷者寒湿也，理中汤，甚者加北五味子、故纸，或附子，腹痛加木香或吴茱萸。如发热恶寒，泄如败卵，其气鱼腥者，风伤阳明胃也，宜发散，用予升葛甘陈汤，以葛根为君，一剂可愈。或泻青，面色青者，肝风乘脾也，必有腹痛，香砂六君子汤，加柴胡、白芍主之。此皆治泄泻之常法也。症之暂者轻者可用之，若症之久者重者，必兼救肾。盖肾者胃之关也，关之所主者火也，使肾命之火不衰，则丹田暖，尾闾固，虽泄易已。惟命火一衰，则关失其主，能开而不能闭，而洞泄滑泄之病作矣。当此之时，若不为之峻补真阳，维持竭绝，饮食入胃，直走魄门，不少停留，虽有神丹，其能济乎？经曰：得守者生，失守者死，此之谓也。考古治久泻不愈，滑脱不禁，诸方虽多可采，无如景岳胃关煎，为治虚寒泄泻第一仙方也。若暴泻大泻，如倾不止，元阳将脱者，则不论新久，又当以四味回阳饮、六味回阳饮为主，方能见效。倘药有未及，急宜于气海穴（脐下一寸半）以艾灸三五壮，以挽下焦阳气。或并灸百会穴（即囟门也）以提摄之，庶可望生。盖五夺之中，惟泻最急，学者所宜知也。

夏禹铸曰：小儿先泻数日，已止又泻，随发惊者，不治之症也。又曰：先泻后吐者寒也，理中汤。先吐后泻者热也，五苓散加竹茹。积滞在脾而吐泻者，消导二陈汤。长夏挟暑而吐泻者，六和汤。

经曰：肾主二便，肾主津液，凡泻多亡阴，而发渴不止者，不论新久，宜以七味白术散当茶饮之，可称圣药。服此不效，则以六味回阳饮，大加白术，与之渴必止。

经曰：泄而脉大，失血而脉实，皆难治。脉小者，手足寒，泄难已。手足温，泄易已。泄而腹满甚者死。脉绝者逆。或云泻不止，精神好者脾败也，面黑气喘者死。

升葛甘陈汤（新制）

升麻　葛根　生甘草　陈皮　枳壳　桔梗　苏叶　荆芥　防风　白芍　半夏　前胡　生姜三片　枣二枚

同煎服，风入阳明用此驱。

大分清饮

大分清饮泽（泻）茯（苓）猪（苓），栀（子）枳（壳）车前木通顺，淋闭胆黄皆可服，泻因湿热更堪驱。

胃关煎（景岳）

焦姜扁豆（熟）地（山）药（炙）甘，白术吴茱名胃关，脾肾虚寒因作泻，此方真足赛仙丹。泻甚加肉蔻或故纸；虚甚加人参；虚脱不止加附子；腹痛甚者加木香或厚朴；滑脱不禁加乌梅二个或五味二十粒。

开郁导滞汤　凡肠鸣腹痛泻水者用此。

青皮　陈皮各一钱　香附制五分　川芎八分　白芷五分　茯苓　滑石各一钱五分　神曲六分　栀子炒，一钱　干姜炮，二分　甘草三分

七味白术散

七味白术四君功，人参（白）术茯（苓）（各一钱，炙）甘草（五分）同，加上葛根（一钱）和木（香）（三分）（藿）香（一钱），疗泻止渴夺天工。

水煎当茶饮之（不可更饮茶汤）。

六和汤

陈皮　甘草　扁豆　香薷　厚朴　半夏　茯苓　黄连　木瓜

上锉一剂，加生姜、枣子煎服。

胃苓汤　治伤湿泄泻。

白术　白茯　猪苓　泽泻　肉桂　苍术　厚朴　陈皮　甘草

四味回阳汤　治元阳虚脱，危在顷刻者。

人参一二两　附子二三钱　姜炮，一二钱　炙甘草二三钱

香砂六君子汤

党参　白术　白茯　木香　半夏　陈皮　砂仁　炙甘草

上锉一剂，加生姜、枣子，煎服。

伤 食 辨 治

耐庵曰：乳子何为恶食，便酸（大便酸臭）发热惺惺，腹浮胀痛拍有声（腹胀拍如鼓声），定是食伤为病。胸口（一燋）轮脐（四燋）五点（共五点），一枚酒曲煨吞，重须消导二陈（汤）煎，加上苏（叶）柴（胡）便验。

经曰：饮食自倍，肠胃乃伤，大人且然，况在小儿脏腑娇嫩，中气未健，若不节其乳食，一有过则运化不及，停滞于中，而病作矣。其候身热，十指热，嗳酸恶食，溲便酸臭，眼胞浮肿，肚腹胀痛，拍如鼓声，或腹痛啼叫是也。轻者用酒饼一枚，以湿纸包煨至黄色，白汤下即愈。略重者加灯火，胸口一燋，轮脐四燋必愈。再重者，必用消导，陈汤加柴胡、紫苏煎服。

一伤食发惊，其症极似慢脾，面色唇色亦淡白，搐搦亦无力，亦有眼泛口噤，唇青面黑，口鼻气冷，手足冷等症。但慢脾之来亦有渐，或因素禀怯弱，不能饮食，或因久吐久泻久汗，或因过用寒凉攻伐之药，竭绝脾胃而然。若审其形体肥壮，平素无病，且能食欲，而忽有惊搐，定是伤食。必不可作慢脾治，用夏氏消导二陈汤，以消其停滞，停滞消则脾胃之治节行，而病愈矣。若作惊风，为之疏风化痰，中气益伤，治节愈不行，死不旋踵。

凡小儿不周三岁，脾气尚稚，肥甘油腻、瓜果等物，宜为禁节，

不可恣食啖饮，若感寒发热之后，胃气未清，尤宜择食节食，如不知戒，遽与肥甘，则食以邪留，急则复病，经所谓热病初已，食肉则复也。缓则留滞于肠胃之外，膈膜之间，而为痞矣，可胜患哉（病已成痞，治必顾脾为主）？

按：东垣曰：胃中元气盛，则能食而不伤，可知食伤证候，多由脾胃之虚。治此者，必审其有胀有痛，有块有痞，有形症确凿可据者，方可用山楂、麦芽、神曲等药以消导之，所谓坚者削之，客者除之也。若无胀无痛，或因病久虚羸，或因元气素弱者，虽有不食、恶食等症，只宜以固本为主，若一味消导，必成败症。

王节斋曰：人之一身，脾胃为主，胃阳主气，脾阴主血，胃主受纳，脾司运化，一纳一运，化生精气，津液上升，糟粕下降，斯无病也。人惟饮食不节，起居不时，损伤脾胃，化纳皆难，元气弱而百邪作矣。

薛立斋治伤性热之物者，用二陈汤加黄连、山楂。伤湿面之物者，二陈汤加神曲、麦芽。伤米食者，用六君子汤加谷芽。伤肉食者，六君子汤加山楂。伤鱼腥者，六君子汤加陈皮。物已消而泻不已者，只用六君子汤便可。若食少食减而难化，脾胃虚寒也，加炮姜、木香、肉果，不应，加五味、吴茱、骨脂。脾肾两虚，必用附桂八味丸，顾盼脾胃，诚治之善也。世之庸流，专以山楂神曲等药治痞闷不食等症者，景岳所谓斯道中之，莫须有也，粗庸如是，其子若孙，必有受其报者矣。

（《医学精要》）

陈复正

泄泻伤食证治

陈复正（约 1736~1795），字飞霞，清代医家

泄 泻 证 治

经曰：水谷之寒热，感则害人六腑。又曰：虚邪之中人也，留而不去，传舍于肠胃，多寒则肠鸣飧泄，食不化，多热则溏如糜。夫泄泻之本，无不由于脾胃。盖胃为水谷之海，而脾主运化，使脾健胃和，则水谷腐化，而为气血以行荣卫。若饮食失节，寒温不调，以致脾胃受伤，则水反为湿，谷反为滞，精华之气，不能输化，乃致合污下降，而泄泻作矣。

凡泄泻肠鸣腹不痛者，是湿，宜燥渗之；饮食入胃不住，或完谷不化者，是气虚，宜温补之；腹痛肠鸣泻水，痛一阵、泻一阵者，是火，宜清利之；时泻时止，或多或少，是痰积，宜豁之；腹痛甚而泻，泻后痛减者，为食积，宜消之，体实者下之；如脾泄已久，大肠不禁者，宜涩之，元气下陷者升提之。

泄泻有五：寒、热、虚、实、食积也。但宜分别所泻之色。凡暴注下迫，属火；水液清澄，属寒；老黄色属心脾肺实热，宜清解；淡黄色属虚热，宜调补；青色属寒，宜温；白色属脾虚，宜补；酱色属

湿气，宜燥湿；馊酸气属伤食，宜消。

脾土虚寒作泻，所下白色，或谷食不化，或水液澄清，其候神疲，唇口舌俱白色，口气温热，宜理中汤或六君子汤。

热证作泻，泻时暴注下迫，谓其出物多而迅速也，便黄溺赤，口气蒸手，烦渴少食，宜五苓散加栀仁。

有伤食及滞泻者，其候口嗳酸气，吞酸腹胀，一痛即泻，一泻痛减，保和丸消之。

如食已消，痛已止，而犹泄泻不止者，乃脾失清升之气，气虚下陷，补中益气汤。

有风泻，泻而色青稠黏，乃肝木乘脾，宜六君子汤加防风、柴胡、白芍。

有湿泻，腹内肠鸣，肚不痛，身体重而泻水，或兼风者，水谷混杂，宜升阳除湿汤。

凡大泻作渴者，其病不论新久，皆用七味白术散生其津液，凡痢疾作渴亦然。盖白术散为渴泻之圣药。倘渴甚者，以之当茶水，不时服之，不可再以汤水，兼之则不效矣。

久泻不止，多属虚寒，宜参苓白术散，加肉豆蔻煨熟为丸，服之自止。

久泻未止，将成疳者，参苓白术散加肉豆蔻煨，倍加怀山药，共为末。每日服之，则泄泻自止，津液自生，不致成疳矣。

经曰：五虚者死，一脉细，二皮寒，三少气，四泄泻不止，五饮食不入。五虚悉具者死，能食者生。

凡泻不止精神好者，脾败也；吐泻而唇深红者，内热也；色若不退者死，面黑气喘者死。遗屎不禁者，肾气绝也。

升阳治湿汤　治风湿作泻。

绿升麻一钱　北柴胡一钱　六神曲一钱　北防风一钱二分　宣泽泻一钱

结猪苓一钱　漂苍术一钱五分　真广皮五分　甘草炙，五分　生姜三片 大枣三枚

水煎，热服。若胃寒肠鸣，加益智仁、半夏各一钱。

七味白术散　治泄泻津液下降，烦躁大渴。

官拣参一钱　漂白术一钱　白云苓一钱　南木香三分　藿香叶一钱 粉干葛二钱　甘草炙，五分

水煎，当茶饮。

此方治小儿阳明本虚，阴阳不和，吐泻而亡津液，烦渴口干。以参、术、甘草之甘温补胃和中；木香、藿香辛温以助脾；茯苓甘淡，分阴阳，利水湿；葛根甘平，倍于众药，其气轻浮，鼓舞胃气，上行津液，又解肌热，治脾胃虚弱泄泻之圣药也，兼治久泻不止，口渴无度，并痢疾口渴。幼科之方，独推此为第一，后贤宜留意焉。

泄泻简便方

治水泻，或饮食过度，或饮冷水冒暑而发。用生姜捣烂二钱，陈细茶三钱，浓煎汤饮，立止。盖泄泻由脏腑阴阳不和，姜能和阴，茶能和阳，是以多效。体素薄者，加莲子去心二钱。

泄泻因伤湿而起，米谷不化，不思饮食，困弱无力。用白术土炒、白茯苓各三钱，水煎，食前服。腹痛者，加炒白芍一钱，炙甘草五分。

泄泻因于寒者，腹痛手足冷。用胡椒十四粒，生姜三钱，淡豆豉三钱，煎汤，热服。

泄泻腹痛奇方，用鸡蛋一枚，将小头打一小孔，入胡椒七粒在内，以纸封顶，纸包煨熟，酒送更效。胡椒吞与不吞，不拘。

脾虚久泻，用白术土炒、山药酒炒、莲肉去心蒸熟、砂仁酒炒各一两，共为细末，以白砂糖二两和匀。每服一二钱，米饮调下。

又方，用早米造饭锅巴，取四两研末，莲子去心，蒸晒为末四

两，白糖四两，共和匀。每服二三钱，白汤调下，每日三服。

集成止泻散治久泻如神，此方经验最多。用车前子以青盐水炒七次，秤过二两，白茯苓炒二两，山药炒二两，炙甘草六钱，共为细末，每服二三钱，炒米汤调，乌梅汤更好。真神方也。

伤食证治

经曰：饮食自倍，肠胃乃伤。东垣云：饮者，无形之气也；食者，有形之血也。由此推之，乳为血液，饮之类也；谷有糟粕，食之类也。乳之与食，原非同类，岂可不辨乎哉？

凡小儿饮食伤脾之证，非可一例而论。有寒伤、有热伤；有暂病、有久病；有虚证、有实证。但热者、暂者、实者，人皆易知；而寒者、久者、虚者，人多不识。如今之小儿，以生冷瓜果，致伤胃气而为腹痛泻利者，人犹以为火热，而治以寒凉，是不识寒证也。有偶因停滞而为胀痛，人皆知其实也，然脾胃之素强者，即滞亦易化，惟其不能化者，则恒有胀满之证。又或有不食亦知饥，少食即作胀，或有无饥无饱，全不思食，或因病有伤胃气，久不思食，本非有余之证。时医遇此，无论有余不足，鲜有不用开胃消导之剂者，是不知虚证也。盖脾胃原有运化之功用，今既不能化食，则运用之职已失其权，而尚可专意克削，以益其困乎？故凡欲治病，必先藉胃气以为行药之主。若胃气强者，攻之则去，而疾常易愈，此以胃气强而药力易行也；胃气虚者，攻之亦不去，此非药不去病，以胃气本弱，攻之则益弱，而药力愈不行，胃愈伤病亦愈甚矣。若乃体质贵贱，尤有不同。凡藜藿之儿，壮健之质，及新暴之病，自宜消伐，惟速去为善；如以弱质弱病，而不顾虚实，概施欲速攻治之法，则无有不危矣。

凡素喜冷食者，内必多热；素喜热食者，内必多寒。故内寒者，不喜寒；内热者，不喜热。然热者嗜寒，多生中寒，寒者喜热，多生内热。《内经》所谓：久而增气，物化之常，气增而久，夭之由也。凡治病者，又当于素禀中察其嗜好偏胜之弊。

凡饮食致病，伤于热者多为火证，而停滞者少；伤于寒者多为停滞，而全非火证。大都饮食之伤，必因于寒物者居多，而温平者次之。盖热则易于腐化流通，所以停滞者少。

冯楚瞻曰：凡小儿伤食，皆由胃气怯弱。今时之医，以平胃散为脾胃之准绳，孰知平胃者，胃中有高阜，则能使平之，使一平即止，不可过剂，过则平地反成坎矣。又不若枳实丸为胜，方为洁古老人所制，用枳实一两、白术二两，补多于消，先补而后消也。但此丸原为伤食者设，今若专以为补脾药，又误矣。夫枳实有推墙倒壁之功，用之不当，能无克削？即如山楂、神曲、麦芽，举世所常用者，然山楂能化肉积，凡多年母猪肉之不烂，但入山楂一撮，登时皮肉即糜；又产妇儿枕痛，以山楂煎服，儿枕立化，可见其破滞之功，岂可轻用？曲、麦者，以米饭在瓷缸中，必藉曲以酿酒，必藉蘗以成糖。脾胃在人身中非瓷缸比，原有化食之功，今食不化，因其所司者病也，只补其运用之能，而食自化，何必用此消克药哉？

大凡小儿原气完固，脾胃素强者，多食不伤，过时不饥。若儿先因本气不足，脾胃素亏者，多食易伤，如攻伐一用，饮食虽消，而脾气复经此一番消伐，愈虚其虚；后日食复不化，犹谓前药已效，汤丸叠进，辗转相害，羸瘦日增，良可悲矣！故医有贫贱之医，有富贵之医，膏粱子弟与藜藿不同，太平之民与疮痍自别。乡村里巷，顽夫壮士，暴有所伤，攻伐之剂，一投可愈；倘膏粱幼稚，禀受怯弱，娇养柔脆，一例施之，贻害不小矣。

楚瞻曰：人之脾胃虽能化食，实由于水火二气运用其间，非脾胃之所专能也。内火盛则脾胃燥，水盛则脾胃湿，皆不能健运，乃生诸病。如消渴证，火偏盛而水不能制；水肿证，水偏盛而火不能化。惟制其偏而使之平，则善矣。制者，非谓去水去火之意。人身水火，本自均平，偏者病也。火偏多者，补水配火，不必去火；水偏多者，补火配水，不必去水。譬之天平，此重则彼轻，一边重者，只补足轻之一边，决不凿去马子，盖马子一定之数。今人见水利水，见火泻火，是凿马子者也。

小儿之病，伤食最多，故乳食停滞，中焦不化而成病者，必发热恶食，或噫气作酸，或恶闻食气，或欲吐不吐，或吐出酸水，或气短痞闷，或腹痛啼叫，此皆伤食之候也，便宜损之。损之者，谓姑止之，勿与食也，使其自运。经谓伤之轻者，损谷则愈矣。损之不减，则用胃苓丸以调之；调之不减，则用保和丸以导之；导之不去，则攻下之。轻则木香槟榔丸，重则消积丸。

伤食一证，最关利害。如迁延不治，则成积成癖；治之不当，则成疳成痨。故小儿之强壮者，脾胃素实，恃其能食，父母纵之，以致太过，停留不化，此食伤脾胃，真伤食也，可用前法治之。如小儿之怯弱者，脾胃素虚，所食原少，或因略加，即停滞而不化，此乃脾虚不能消谷，转运迟耳，非真伤食，作伤食治则误矣。惟宜六君子汤，助其健运，多服自愈。

凡小儿脾胃实者，倘纵其口腹，不知节制，则饮食自倍，肠胃乃伤，而实者必致为虚矣。其体之虚怯者，能节其饮食，则肠胃不伤，谷气渐长，而虚者终变为实矣。

凡伤食吐泻后，则其所伤之物俱去，只与和其胃气，或异功散，或六神丸。

洁古枳实丸 治小儿伤食，脾不运化，以致面黄肚大。此方补多消少，诚为伤食运化之良方。

漂白术用土拌炒，二两　小枳实酒炒，一两

胃虚不思饮食者，加藿香叶五钱（焙），西砂仁五钱（酒炒），名香砂枳实丸；小儿体质肥白有痰者，加真广皮五钱（酒炒），法半夏五钱（焙），名橘半枳实丸。

上药炒制，以鲜荷叶包饭煨熟，去荷叶，将饭同前末捣匀，为丸极小。每一二钱，半饥白汤下。

保和丸　治饮食停滞，胸膈痞闷，腹胀等证。

六神曲炒　真广皮炒　法半夏　白云苓炒，各一两　京楂肉三两净连翘炒　萝卜子炒，各五钱

共为细末，炼蜜为丸。每服一二钱，姜汤下。

丁香槟榔丸　治伤食消之不去，以此下之。

黑牵牛炒，取头末，五钱　尖槟榔炒，五钱　锦庄黄酒蒸，晒干，五钱南木香三钱　六神曲炒，一两

共为细末，姜汁打米糊为丸。量儿大小加减用之。此方亦不峻厉，白汤送下。

异功散　专治脾胃虚弱，吐泻之后，大病之后，以此调理。

官拣参切　漂白术土炒　白云苓乳蒸　真广皮酒炒　甘草炙，各等份生姜、大枣水煎服。或为末，姜、枣汤调。

（《幼幼集成》）

吴 谦

小儿泄泻金鉴

吴谦（1689~1748），字六吉，清代医家

中寒泻者，因过食生冷，以致寒邪凝结，肠鸣腹胀，时复疼痛，所泻皆澄澈清冷，面色淡白，四肢厥冷，饮食懒进也。温中、理中汤主之；止泻，诃子散主之。

脐寒泻者，多因断脐失护，风冷乘之，传于大肠，遂成寒泻之证。其候粪色青白，腹痛肠鸣。先用和气饮温散之，再以调中汤温补之，庶治得其要矣。

水泻者，皆因脾胃湿盛，以致清浊不分，变成水泻之症。其候小便短涩，懒食，溏泻色黄，宜用胃苓汤以除湿。若泻久不止，则用升阳除湿汤治之，其症自愈。

火泻者，皆因脏腑积热，或外伤暑气，故泻时暴注下迫，肚腹疼痛，心烦口渴，泻多黄水，小便赤色也。先用玉露散清其热，再用四苓汤利其水，庶得其要矣。

伤乳食泻者，因乳食过饱，损伤脾胃，乳食不化，故频泻酸浓也。噫臭腹热，胀满疼痛，口渴恶食，小便赤涩，须用保安丸消其滞，次用平胃散和其脾，庶积消而泻止矣。

惊泻者，因气弱受惊，致成此症。其候夜卧不安，昼则惊惕，粪稠若胶，色青如苔，治宜镇心抑肝，先以益脾镇惊散定其惊，次以养

脾丸理其脾，庶可愈矣。

脾虚泻者，多因脾不健运，故每逢食后作泻，腹满不渴，精神短少，面黄懒食、肌肉消瘦也。宜用参苓白术散以补脾，其泻自止。

飧泻者，或因春伤风邪，清气下陷，脾失健运，以致完谷不化也。治者须补养脾土，用补中益气汤升其中气。若泄泻日久，肠滑不禁者，用四神丸治之。

（《医宗金鉴·幼科杂病心法要诀》）

王孟英

暑风行于脾胃发热洞泄案

王孟英（1808~1868），名士雄，清代医家

吴孙 患发热洞泻，大渴，溲少，涕泪全无。

孟英曰：暑风行于脾胃也。以沙参、生薏苡、生扁豆、银花、石斛、滑石、甘草、竹叶、冬瓜皮，澄地浆煎服，数日而痊。

按：此等症，幼科无不作惊风治，因而夭折者多矣。

石注：北沙参三钱，生薏苡（杵）四钱，生扁豆钱半，济银花、石斛（先煎）各五钱，西滑石（包）三钱，生粉草二钱，鲜竹叶一钱，冬瓜皮四钱，澄地浆煎服。

（《王氏医案绎注·卷五》）

袁焯

暑湿痰滞泻利案

袁焯（1881~1941），字桂生，晚清医家

潘锦文子 两岁，泻利数日，经幼科治之无效，遂延予治。手冷汗多，精神疲惫，时作嗳气，舌苔薄腻，脉息软滑，此暑湿痰滞之病，治不得法而胃气受伤也。宜先固正气，用理中汤：党参、白术各二钱，干姜五分，加黄芪八分，木香五分。服后汗渐少，手转温，接服一剂，汗全止，但泄泻发热、口渴欲饮，入暮热甚，舌苔转为黄腻，遂易方用青蒿二钱，黄芩、佩兰、桔梗各一钱，枳壳一钱半，苡仁三钱，滑石二钱，花粉一钱。接服两剂，渴稍平，泄泻止，惟夜仍发热，舌苔厚腻而黄，舌尖红，目睛黄，小便清。盖湿热痰滞蕴结上焦，病在上而不在下，仍宜清轻开化。遂易方用旋覆花五分，石菖蒲三分，苡仁三钱，桔梗八分，枳壳、茵陈各一钱半，连翘二钱，茯苓、六一散各二钱，茅根四钱。服后热较轻，舌苔亦退，二便通利，乃以方中去菖蒲、旋覆花、茯苓、六一散，加山栀、贝母、青蒿露、丝瓜络、沙参、枇杷叶。接服两剂，热全退。遂改用沙参、麦冬、百合、花粉、茅根、扁豆、苡仁、茵陈、石斛等药，三日而安。凡小儿之病，易虚易实。此病本由暑湿乳滞蕴结上、中二焦，致泄泻发热。徒以幼科医家，不知此理，犯叶天士之戒，妄以山楂、神曲、黄芩、防风、葛根、枳实等消导升散之剂，致胃气受伤，故现汗多手冷。得

理中汤，而胃气回，冷汗止，然病究未去，故复转热渴而舌上现黄厚苔；得轻清开化之药，则病去而热退，步骤井然，不可稍差铢黍。其舌苔转黄厚与热渴大作者，实理中汤有以促成之。然非舌苔黄厚，既热且渴，则清化之品亦胡可浪投？相违适相成也。又小儿之病，幼科多严禁乳食，不知乳食过饱固足增病，而过饥亦能伤胃。此病当热、渴、苔厚之时，则暂禁乳食；热轻苔退，及出冷汗之时，则渐与乳食，但勿使其过饱耳。饮食起居为看护病人之紧要关键，小儿尤为要焉。盖襁褓之儿，饥饱皆不能自言，医家病家尤宜体贴周至也。

（《丛桂草堂医案》）

李中梓

不能食临证必读

李中梓（1588~1655），字士材，号念莪，明代医家

有风寒食不消者，病气退而食自进。有积滞食不消者，祛其积而食自消。古方神术散、保和汤、枳术丸，皆消积进食之法也。然有脾气虚弱不能消化者，有命门火衰不能生脾土而食不消者。东垣云：胃中元气盛，则能食而肥；脾胃俱衰，则不能食而瘦。坤土虚弱，不能消食，岂可更行克伐？宜用六君子、补中益气汤补之。许学士云：不能食者，未可专责之脾。肾经元阳不足，不能熏蒸腐化。比如釜中水谷，底下无火，其何能熟？火为土母，虚则补其母。

庶元气蒸腾，饮食增益，八味丸主之。世俗每见不能食症，辄用枳朴芩连。实者当之犹可，虚人得之祸不旋踵矣。大凡不能食而吞酸嗳腐，胸膈满闷，未可尽属积食也。多有脾虚胃弱而致此者，治者详之。

（《医学心悟·卷四》）

李用粹

不能食虚实辨

李用粹（1662~1722），字修之，号惺庵，清代医家

不能食有虚有实，实则心下痞满，恶心口苦，宜消导，虚则倦怠，面色萎黄，必心下软和，宜异功散加砂仁。有虚痰者，六君子汤；用补脾不效者，宜二神丸，虚则补其母也。若善饮不能食，属胃热。脉洪而虚者，异功散加竹茹、黄连；脉洪而实者，人参白虎汤治之。

恶食非止一端，有胸中痰滞者，宜导痰以助脾；有伤食恶食者，宜消化以助脾；有病久胃虚者，宜参术以健脾。

（《证治汇补·卷二》）

叶天士

不能食临证指南

叶天士（1667~1746），名桂，号香岩，清代医家

有胃气则生，无胃气则死，此百病之大纲也。故诸病若能食者，势虽重而尚可挽救。不能食者，势虽轻而必致延剧。此理亦人所易晓也。然有当禁食与不当禁食之两途，如伤寒之邪，传入阳明之腑，胃有燥热昏谵者，有霍乱之上下不通，或正值吐泻之际，或斑疹未达于表，或瘟疫之邪客于募原，或疟邪交战之时，或初感六淫之邪，发热脘闷，邪气充塞弥漫，呕恶痞胀不饥，或伤食恶食等症，此虽禁其谷食可也。其余一切诸症不食者，当责之胃阳虚，胃阳虚，或湿热阻气，或命门火衰，其他散见诸门者甚多。要知此症，淡饮淡粥，人皆恶之；或辛或咸，人所喜也。或其人素好之物，亦可酌而投之，以醒胃气，惟酸腻甜浊不可进。

盖胃属戊土，脾属己土，戊阳己阴，阴阳之性有别也。脏宜藏，腑宜通，脏腑之体用各殊也。若脾阳不足，胃有寒湿，一脏一腑，皆宜于温燥升运者，自当恪遵东垣之法。若脾阳不亏，胃有燥火，则当遵叶氏养胃阴之法。观其立论之纳食主胃，运化主脾，脾宜升则健，胃宜降则和。又云：太阴湿土，得阳始运；阳明燥土，得阴自安。以脾喜刚燥，胃喜柔润也。仲景急下存津，其治在胃。东垣大升阳气，其治在脾。此种议论，实超出千古。故凡遇禀质木火之体，患燥热之

证，或病后热伤肺胃津液，以致虚痞不食、舌绛咽干、烦渴不寐、肌燥熇热、便不通爽，此九窍不和，都属胃病也。岂可以芪、术、升、柴治之乎？故先生必用降胃之法。所谓宜降则和者，非用辛开苦降，亦非苦寒下夺，以损胃气。不过甘平或甘凉濡润，以养胃阴，则津液来复，使之通降而已矣。此又即宗《内经》所谓六腑者，传化物而不藏，以通为用之理也。今案中所分胃阴虚、胃阳虚、脾胃阳虚、中虚、饥伤、食伤，其种种治法，最易明悉。余不参赘。总之，脾胃之病，虚实寒热，宜燥宜润，固当详辨。其于升降二字，尤为紧要。

（《临证指南医案·卷三·脾胃》）

婴儿腹泻证治纲要

董廷瑶（1903~2002），上海中医药大学客座教授，主任医师

婴儿泄泻的一般分型

一、伤乳泻

伤乳泻皆因喂养不当，乳食杂进，恣啖生冷，停积不消，而成泄泻。泻多酸臭，腹满胀痛，啼哭厌食，小溲浑浊，舌质红，苔黄腻或垢腻。治法消食导滞，保和丸为常用之方。

陶某 女，3个月，住院号120499。1974年月22日初诊。

泄泻，日4~5次。腹痛胀满，矢气频多，啼哭不安，小溲尚通，舌苔厚腻。积滞泄泻。治宜导积消滞。

陈皮 3g　青皮 4.5g　广木香 2.4g　麦芽炒，9g　佛手片 4.5g　赤苓 9g　荷叶 9g　葛根炒，6g　楂肉炒，9g　枳壳炒，4.5g

2剂。

二诊（10月24日）：腹软不满，泻利转和，矢气尚有，小溲通长，舌苔属黄。拟消扶兼施法。

元参 4.5g　赤苓 9g　扁豆衣 9g　陈皮 3g　广木香 2.4g　青皮 4.5g　楂

肉炒，9g　焦白术 9g　荷叶 9g　麦芽炒，9g

2 剂。药后诸症均愈。

注：方中诸药用量类同成人，因嘱病家仅煎一汁，分次服下，故实际用量仅 1/2 左右。余例同此不赘。

二、热泻

婴儿热泻多在夏秋之间，暑湿内扰，或冬春风温，热移大肠。症见发热或壮热，口渴溲赤，舌红苔黄。治以清热止泻，方可用七物香薷饮、益元散、葛根芩连汤、三石甘露饮等。湿重可加甘露消毒丹。

周某　男，9 个月。1977 年 8 月 25 日初诊。

泄利 1 个月，近日发热（38.5℃），泻下溏绿酸臭，日行 6~7 次，腹软，小溲短少，舌苔黄。热邪伏中。治以清热止泻。

葛根 4.5g　黄芩 4.5g　川连 1.8g　清甘草 2.4g　荷叶 9g　扁豆衣 9g
山药 9g　车前子包，9g　山楂炒，9g

2 剂。

二诊（8 月 27 日）：热已退，便泄亦和，腹软溲通，舌苔薄净，健脾为治。

党参 4.5g　茯苓 9g　清甘草 3g　扁豆衣 9g　广木香 2.4g　荷叶 9g
怀山药 9g　山楂炒，9g

3 剂。药后即安。

三、寒泻

寒泻须审风寒与虚寒。风寒因寒邪入侵，症见便利而臭气不重，小溲清长，舌质不红，苔白，脉多浮缓，或有身热咳嗽等表证，治宜疏解表邪。方有荆防败毒散、藿香正气散等，表解泻可自和。如小溲短者，则用五苓散分利之，胃苓散亦可酌用。脾虚寒泻，较为多见。张景岳云："小儿吐泻证虚寒者居其八九，实热者十中一二"（《景岳全书·小儿则》）。症见面白神疲，形体瘦弱，四肢不温，睡时露睛，口唇淡白，脉濡细或细弱，大便多不消化物。治当温运健脾，轻者钱氏益黄散或七味白术散，重者附子理中汤；呕吐者加丁香、伏龙肝，最后以异功散、参苓白术散收功。对于久泻而舌淡苔净，脾肾阳虚者，以附子理中汤加肉桂主之，惟病久正虚，非数剂可愈。

沈某 男，8个月。门诊号37235。1963年9月9日初诊。

泄泻经月，日二三次，小溲清长，乳时作恶，舌淡苔薄，腹满按之尚软。消化不良，中寒久泄。治宜温运。方用钱氏益黄散。

陈皮3g 青皮4.5g 紫丁香1.5g 姜炮,1.8g 诃子煨,9g 广木香2.4g 姜半夏9g 清甘草2.4g 麦芽炒,9g

2剂。

二诊（9月11日）：药后泄泻好转，胃气亦和，但脾虚中寒，再以上方去半夏，加党参4.5g，焦白术6g，续服5剂而愈。

又，每在暑湿内扰，或寒热夹杂之时，脾胃气滞，泻如暴注，似水溅射，腹痛胀气，有时呕吐，当此亟予纯阳正气丸2g化服，每天2次，连服2天，见效甚捷。

岑某 男，1岁。门诊号93832。1978年8月12日初诊。

暑秽夹杂，泄利5天，泻臭溅射，日七八次，舌苔薄腻，小溲短少，腹部尚软。治以祛暑逐秽以和其泻。

纯阳正气丸3g，每日内分2次化服，3剂。

二诊（8月14日）：暑秽一化，便泄即和，舌苔薄润，小溲转长，胃纳尚差，兹须调理脾胃。

陈皮3g 焦白术9g 广木香2.4g 山楂炒,9g 谷芽炒,9g 焦甘草2.4g 藿香 佩兰各9g

3 剂。药后其病乃愈。

四、虚泻

久泻脾虚肠滑，泻多滑利，稀薄不臭，有时自遗者，则用固涩法。因此时既无积可消，又无湿可利，而实脾健运亦未能奏效。书云：补可去弱，涩可去脱。大凡泻久元气未有不虚者，但补仅可治虚，未能固脱。仲景所谓"理中者，理中焦"，即是温补中焦并非就是固摄下焦。滑脱之症，病在下焦，必须止涩。盖肠胃之空非此不能填，肠垢已去非此不能复其黏着之性也。常用的有石榴皮、龙骨、牡蛎、罂粟壳、五味子、乌梅、赤石脂等。但应用止涩法时，必须具备四个条件：①舌洁；②腹软；③溲通；④身无热。这样，才为适宜。倘或虚中夹实，过早投以固涩之药，反会益疾。同时，要根据患婴情况，辨证施治，用不同的药物来配合。阳虚者补阳，阴虚者滋阴，气虚者益气等，才能顺利收功。

沈某 男，1 岁。住院号 31834。1963 年 12 月 12 日初诊。

脾虚泄泻，已有旬余，面色萎黄，毛发稀枯，小溲尚通，舌质淡红。脾阳受损。治以温中止泻。

党参 4.5g　姜炮，2.4g　白术炒，3g　焦甘草 2.4g　煨木香 2.4g　诃子煨，6g　麦芽炒，9g　楂肉炒，9g

2 剂。

二诊（12 月 14 日）：泄泻不和，昨日曾行 12 次，状若鹜溏，量少，腹满尚软，舌淡红苔洁。其证脾阳不振，泄久肠滑，治以温涩。

姜炭炮，1.5g　石榴皮 4.5g　白术炒，4.5g　怀山药 9g　扁豆衣 9g　诃子煨，6g　木香煨，2.4g　陈皮 3g　麦芽炒，9g

2 剂。

三诊（12 月 16 日）：泄利甚多，形神较活，小溲通长，胃纳尚和，啼哭有泪，腹软无力，舌淡苔洁。久泄肠滑，**重用止涩温里**。

淡附片 3g　姜炮，1.8g　白术炒，4.5g　木香煨，2.4g　御米壳炒，4.5g 诃子煨，6g　石榴皮 6g　扁豆衣 9g　焦甘草 2.4g　煅龙骨 9g　赤石脂 包，12g

2 剂。药后泄利次减，便亦转厚，泄久肠滑，仍须原法加党参 续服，3 天后痊愈出院。

"脚气型"婴儿泄泻

此型病婴的泄泻，有其一定特点：①出生后不久即有泄泻，便 色青，夹有奶块，次数频多，5~6 个月的婴儿，泄利已有 4~5 个月； ②小溲如常，饮食尚可，无脱水征，但面白神萎，烦吵不安，或有 眼皮下垂，甚至抽搐易惊；③使用一般的中西药物，见效不大，反 复不止；④如停哺母乳，往往泻止，若继续又哺，泻即复发。

现代医学中的婴儿脚气病，可见消化、神经、循环三个系统的 改变。以消化系统症状为主者，即出现腹泻。此乃乳母的维生素摄入 量长期不足，新生儿因之发病。从中医观点看，成人脚气病有干、湿 性之分，如乳母之隐性脚气病属湿性者，可有内湿留滞，乳中夹蕴湿 邪，哺于乳婴，易致泄泻，于理可通。

治疗方法：嘱令停乳，暂以米汤代之；如要继续哺乳，须在其母 补充足够之维生素后方可，否则人工喂养。如无其他合并症，先消积 化滞兼扶脾胃即可。

乔某　女，3 个月。住院号 12038。1975 年 3 月 29 日初诊。

生后不久即持续泄泻，2 月余不愈。每天最多近 20 次，状如蛋 花，色绿夹有奶块，无脱水征，小溲亦通，形神较弱，舌苔薄润。检 查乳母蹲踞、踝膝反射异常。此为脚气型泄泻。温运兼化乳积。嘱停母乳，暂饮米汤。

炮姜 1.8g　楂肉炭 9g　麦芽炒，9g　陈皮 3g　焦白术 6g　清甘草 2.4g　木香 1.8g　党参 4.5g

2 剂。药后大便成形，次数减少，再进原方调理而愈。

婴儿泄泻变症

一、伤阳

伤阳多由寒泻转变而成，泄利过多或过久，致使阳伤欲脱。症见面色㿠白，四肢清冷，哭声低微，汗如黏液，舌淡无苔，脉象细微。此时亟当回阳救逆，附子理中汤为主方，但须重用参附。用朝鲜参 3~6g，炖服。其性味甘温，

补虚固摄之功与人参相似，对脾胃虚寒，阳气虚衰更为合宜。附子用量可至 6g，因回阳救逆，非重办不可。

张某　男，8 个月。门诊号 7832。1972 年 10 月 17 日就诊。

禀体素弱，泄泻经旬，每天 10 次左右，身体羸瘦，胃口不开，腹胀溲长，睡时露睛，四肢清冷，舌淡苔白。证属脾胃阳虚，病情不轻，非参附殊难济急。

朝鲜参另炖，4.5g　淡附片 6g　姜炮，2.4g　清甘草 3g　麦芽炒，9g　木香煨，3g　肉果煨，6g

3 剂。药后便下成形，四肢转温，面色不华，舌仍淡白。原方再服 3 剂，泻止而愈。

二、伤阴

泄泻伤阴，多由热泻传变而致。症见目凹囟陷，皮肤干燥，形神

萎倦，口渴喜饮，口唇朱红，舌绛少津，脉象细数，哭无涕泪，小溲短少。治宜酸甘化阴，养胃生津。

游某 男，5个月。1975年9月1日初诊。

先天不足，形体瘦弱，泄利已近半月，自8月中旬起发热，逐渐增高至39℃以上。入院后，热未退，泄利亦多。症见形神萎羸，睡时露睛，舌红唇朱，涕泪较少，口渴引饮，小溲短少。阴液大耗，元气亦怠。病情严重，急宜救阴扶元。

皮尾参另炖，4.5g　珠儿参9g　鲜石斛12g　天花粉9g　生扁豆9g 乌梅6g　鲜荷叶30g　生甘草3g　鲜生地30g　陈粳米包，30g

2剂。

二诊（9月3日）：体温37.7℃。前进救阴扶元之剂，热势下降，形色较和，哭时见泪，小溲尚长，便泄稀薄，舌红润，唇色朱，睡仍露睛。病情稍得转机，仍未脱险，再以救阴扶元。

皮尾参另炖，4.5g　天花粉9g　生扁豆9g　乌梅6g　鲜荷叶30g　珠儿参9g　陈粳米包，30g　鲜石斛9g　生炒谷芽各9g　益元散包，12g

3剂。

三诊（9月6日）：热退净，泄泻亦瘥，小溲通长，舌质红润。病情已得转机，但面㿠形瘦，睡时露睛，体质大薄，亟须调养，兹拟扶脾和胃。

皮尾参另炖，6g　焦白术9g　生扁豆9g　姜炭2.4g　陈粳米包，30g 焦甘草3g　天花粉9g　乌梅6g　生炒谷芽各9g　鲜荷叶30g

3剂。药后利和，形神转振，续进调扶脾胃之剂而愈。

三、阴阳两伤

婴儿泄泻过多过久，既可伤阴又可伤阳。且阴损可以及阳，阳损可以及阴。况稚阴稚阳更易出现阴阳两伤这一常中有变的症情，临床需要细致辨识。

朱某 女，5个月。1961年5月2日初诊。

便下泄利，次数频多，小溲尚通，腹满胀气，按之即哭，形色较萎，身热不高，舌红口干。热利伤津，脾运不畅。治以清养运脾。

人参须 2.4g 葛根煨，6g 天花粉 9g 扁豆衣 6g 麸炒枳壳 4.5g 青皮 3g 白术炒，4.5g 生甘草 2.4g 香连丸包，1.8g

2剂。

二诊（5月4日）：泄利仍剧，日有10余次，腹满而胀，舌光干而淡红，形神萎靡，汗出，纳少作恶，小溲尚有。元气大惫，伤阴耗液，虚脱之象，其势危殆，亟投益气扶元救之。

西洋参另炖，2.4g 移山参 4.5g 乌梅 4.5g 钗石斛 9g 诃子煨，9g 天花粉 9g 石莲子 9g 生熟谷芽各 9g 土炒白术 4.5g 怀山药 9g 姜炮，1.5g 生甘草 2.4g

三诊（5月5日）：1剂后泄泻次数虽减，但便下清谷，腹满有气，形神不振，舌光津少而质淡，体温反低。阴津已伤，阳气亦衰，幸胃气稍动，或有一线生机。兹拟救阴扶阳，以冀转机。

西洋参另炖，2.4g 移山参 4.5g 黄厚附片 9g 姜炮，1.8g 钗石斛 9g 生扁豆 9g 白术炒，4.5g 生熟谷芽各 6g 焦甘草 2.4g 乌梅 4.5g 茯苓 9g

四诊（5月6日）：1剂服后形神较振，泄利见粪，但有不化黏液，小溲尚通，胃气已动，腹部虽满，按之尚软，渐露生机，再以原法继之。

移山参 4.5g 黄厚附片 9g 上肉桂 1.2g 白术炒，4.5g 姜炮，1.5g 茯苓 9g 焦甘草 2.4g 乌梅 4.5g 钗石斛 9g 生熟谷芽各 9g

五诊（5月9日）：3剂后便泄次减，小溲通长，腹部亦软，形神转振，胃气较和，舌光淡红。证势由险化夷，仍以原法加减。

移山参 4.5g　黄厚附片 9g　白术炒, 4.5g　姜炮, 1.5g　乌梅 4.5g　钗石斛 9g　生熟谷芽各 9g　怀山药 9g　清甘草 3g　木香煨, 2.4g

2 剂后病情稳定。由于体质太差,一直调治至 6 月 1 日痊愈出院。

四、婴儿泄泻逆症

临床上有这样的变症:起于泄泻迁延不愈,症见腹胀如鼓,叩之中空,呼吸短促,食入即吐,而大便不畅,次多量少,西医学称之为肠麻痹症。严重者,如不及时治疗,可危及生命。将此症称为逆症者,乃本于《内经》:"其腹大胀,四末清,脱形,泄甚,是一逆也。……咳呕,腹胀且飧泄,其脉绝,是五逆也。如是者,不及一时(一天之意)而死矣"(《灵枢·玉版》)。当然经旨所述,不专指小儿,但泄泻而见腹大鼓胀,发生肠麻痹者,以婴幼儿为多见,且尤危重。此时,若仍用汤药治疗,往往胃不受药,服下即吐,进退两难,殊感棘手,乃另觅途径。处以外敷之法,遂创制温脐散。

温脐散

肉桂　公丁香　广木香各 1.5g　麝香 0.15g

共研细末,为 1 料。盖以温香诸药,借麝香的渗透之力,深入肠内,旋运气机,使其频转矢气而升降复常。

陶某　男,11 个月。住院号 46730。1965 年 9 月 24 日初诊。

泄利 6 天,而成虚胀,西医诊断为肠麻痹症。高热干渴,作恶呕吐,气促不舒,小溲短少,大便不畅,次多量少,腹部鼓胀,叩之"咚咚",舌红口燥,药入即吐。脾气虚惫,症属重危。以外敷温脐法,冀获转机。

公丁香 1.5g　肉桂 1.5g　广木香 1.5g　麝香 0.15g

共研细末。用熟鸡蛋去壳,对剖去黄,纳药末于半个鸡蛋的凹处,复敷脐上,外扎纱布。2 小时后肠鸣连作,矢气甚多,腹部稍软,上药续敷 1 次。

二诊（9月25日）：外敷之后，气机舒缓，便下稀溏而通畅，腹部和软，形神较安，热已净，舌质转淡，苔薄腻泄，利尚多，小溲短少，睡时露睛。证属阳气虚衰，附子理中汤主之。

米炒党参 4.5g　土炒白术 6g　姜炮, 1.5g　焦甘草 1.8g　淡附片 4.5g　广木香 1.8g　茯苓 9g　车前子包, 9g

2 剂药后泄利已差，腹胀溲长，惟便仍溏烂，舌淡而净，以温扶之剂，3 日后安。

总之，婴儿泄泻之辨证论治，不外寒热虚实，但城市小儿，往往恣啖冰饮，寒泻者为多见。一病即呈寒象，用药常宜稍温。此外，对于哺乳婴儿，泄泻时必须暂停哺乳，以米汤代之，否则易使泄泻迁延难愈，反而得不偿失。

（陈辽泓　宋知行　整理）

江育仁

利湿苍术，清热黄芩
久泻扶阳，暴泻化阴

江育仁（1916~2003），南京中医药大学教授

利湿苍术，清热黄芩

　　小儿腹泻以夏季为多，临床以湿泻和湿热泻为常见，尤好发于2岁以下的婴幼儿。湿泻易伤阳，湿热泻最易伤阴，甚则可致阴阳两伤。如何掌握偏湿和偏热的关系，是治疗小儿腹泻的关键所在。治疗本病，利湿首选苍术，清热重在黄芩。苍术性味微苦，芳香悦胃，醒脾助运，疏化水湿，故对脾失输化，湿胜则濡泻病例作用较好。湿泻夹有积滞的，加用山楂、六曲与苍术配伍，助运止泻的效果效强。夏季夹有暑湿的，加用鸡苏散、藿香；泻利日久，大便呈黄绿色，水份多者，则已见伤及脾阳，方中再加炮姜，温脾助阳。黄芩性味苦寒，具有清热燥湿的功效，适用于湿热泻之偏于热者。用时宜炒熟存性，可增强止泻的作用；与白芍、甘草同用，有安肠缓解腹痛的功效；热郁化火，毒热明显者，加用炒黄连；伴发热者加用葛根。此方为葛根芩连合黄芩汤的复方，用于湿热腹泻，颇为恰当。故临床感染性腹泻和细菌性痢疾见偏热证候者均可用之。

暴泻伤阴，久泻伤阳

重型病例如治疗不当或护理不周，最易出现下列危证。

一、伤阴

暴泻多属热，在伤津劫液的同时，常有邪热作祟。临床主要表现为眼窝及前囟凹陷，皮肤干燥，烦躁不宁，恶心或呕吐，小便短赤，泻下如溅射状，有腥臭味。舌苔干黄，舌质红绛。可用加减连梅汤：黄连、乌梅、白芍、甘草、石斛、芦根等，取其酸甘化阴，清肠胃之积热。

二、伤阳

泻利已久，伤损脾肾之阳。临床上主要表现为精神委顿，面色苍白，四肢不温，声音低，泻下粪色淡黄，质稀如水，或伴有泡沫及黏液。舌苔白或淡黄。宜以附子理中汤加用煨益智、补骨脂，以温阳散寒。此证如不及时治疗，可延为慢脾风。

三、阴阳两伤

在阴伤的同时伴见阳气衰微。临床表现为精神萎靡，神情淡漠，面色㿠白，甚则昏迷惊厥。舌苔干白，舌质干绛。处理这一证型，除养阴增液、温扶阳气同时兼顾外，有昏迷惊厥者，宜用行军散辟秽开窍，通阳泄浊，止惊回厥。

四、正虚邪恋的虚实夹杂证

此类证候临床亦不少见。平素体禀不足，感染湿热之邪，深伏肠胃而导致泻久不止。症见面色萎黄，精神萎倦，作恶纳呆，腹胀泄利，四肢欠温，舌苔淡黄腻，舌质淡红，属脾气已虚，而湿热之邪留恋未解。扶正则碍邪，祛邪则伤正，宜以连理汤加减。黄连合干姜可苦辛通降，祛肠胃间湿热之邪。寒加热药，祛邪而维护阳气。附子能振奋脾肾之阳，人参、白术、甘草，补脾益气，温中散寒。故本方对久利不止，阳气衰微，伴有湿热余邪者，有较好疗效。

金绍文

首重望诊，调脾安中
寒热相佐，清滋相济

金绍文（1910~？），苏州市中医院主任医师

辨证首重望诊

辨证宜首重望诊，既察神态、症状、舌苔等整体情况，尤重肛门颜色、皱褶和大便性状等局部变化，以此作为诊断的主要依据。

一、热泻

伴有发热，面色红赤，舌红苔黄或白而腻。若苔薄者则湿热较轻，厚则湿热较重。肛门见肿胀色红，皱褶变粗，如色红紫，皱褶粗而肿硬者，为湿热较重之象。大便急迫呈黄色，或水样，带有黏液，气秽热臭；小便色黄赤短涩。

二、寒泻

每见恶寒，面色灰白，精神萎软，舌苔白或薄白腻，脘腹软膨；肛门皱褶潮黏；便下青色或淡黄、淡绿色，带有泡沫，其气微腥；小便清长。

三、伤食泻

可见烦躁，嗳气口臭，鼻准带红，腹部膨隆疼痛，手心热，舌苔白腻或白糙；肛门周围淡红；大便色淡黄，夹有不消化食物或乳块，味酸臭。

四、脾虚泻

见面色㿠白或萎黄，神疲肢倦，或四肢略肿，腹胀而软，舌淡胖边有齿印，舌苔薄白；肛门稍肿不红，有下坠感；大便溏薄，带有食物残渣或乳瓣。

五、其他

尿如米泔多为脾胃气虚；皮肤干枯，面色灰滞，精神倦怠，舌红少津，肛门皱褶松弛下坠，腹部凹陷，腹壁松弛，大便日行3~5次，状如鸭粪者，则示津液大伤；面色㿠白无华，精神极度倦怠，额出冷汗，四肢厥冷，舌淡苔白，腹凹如舟，弹性消失，脱肛不收，便如稀水而不臭或淡绿色夹有残渣者，则为阳气不足，脾胃虚寒之证。

调脾安中而喜用温燥

泄泻之本在于脾，而小儿之脾又常不足，所以治疗小儿泄泻，调理脾胃为第一要务。多用白术、茯苓、扁豆衣、陈皮、木香。即使非脾虚之泻，亦常加入二三味以扶脾，且病情有一分好转，便追加一分扶脾药。

古人有"无湿不成泻"之论，泄泻之致病因素主要是湿。根据这一特点，临证用药宜偏温、偏燥。如苍术、白术、煨木香、香附子、川朴、炮姜、陈皮等，都经常使用。即使是热泻，也不忘加一些温燥药。脾健之功在脾阳，湿邪易损伤阳气，护阳惟温，祛湿宜燥（津伤阴亏者则要注意顾护津液）。

徐某 男，2岁。

大便黄稀夹有黏冻，舌苔白腻，身热不扬，大便检查：脓球（++），红细胞（+）。此乃寒湿中伤，脾胃受困，运化不及。治宜疏运脾胃。

白术 10g　茯苓 10g　淡干姜 3g　砂仁壳 1.5g　木香 3g　大腹皮 10g　莱菔叶 10g　诃子皮 10g

2剂，服后诸症悉除。

寒 热 相 佐

小儿有"易寒易热"的特点，寒热之间极易转化，单纯寒证或单纯热证临床比例较少，而更多的是寒热错杂。依"有斯证则用斯药"之古训，临证根据寒热程度孰轻孰重，掌握寒温药物比例，往往能取得事半功倍的效果。常互佐的药物有黄芩、川连、马齿苋、地榆、地锦草及木香、吴萸、苏梗、干姜、大腹子等。重要的是根据病情恰到好处地选择药物及配伍，旨在清热而不碍湿，燥湿而不助热。

杨某 男，1岁。

腹泻3天，身热不扬，大便青绿相兼，夹黏液，日行6~7次，舌质红，苔中白。

苏梗 6g　淡干姜 3g　木香煨, 3g　白术 10g　制川朴 3g　川连 1.5g　地榆炭 10g　马齿苋 10g　诃子皮 10g　砂仁壳 3g　楂炭 10g

2剂后泻止。便溏，舌红苔薄。上方去苏梗、干姜、川连、马齿苋，加茯苓 10g，大腹皮 10g。再进1剂告愈。

导利固涩，三法相伍

小儿泄泻伤食最多，即使是其他原因引起的亦每多夹滞。故每用消导之楂炭、炒麦芽、莱菔叶、莱菔子、保和丸等。

古有"治湿不利小便非其治也"之说，故利小便为治泻必用之法，但又因小儿有"易虚易实"的特点，泄泻易致清气下陷，津气暴脱，甚或阴竭阳亡呈危重证，所以在利导之时常加诃子皮、石榴皮等以收涩，防脱于未然。即使是初病，若是暴泻，口渴亦常用之。消导、利小便、固涩三法相伍，有祛邪而不伤正，涩肠而不留寇之妙。

王某 男，2.5月。

泄泻2天，日行10数次，黄色水样便，量多，身热不扬，舌质红，苔中白。处方：

鸡苏散30g 木香煨，3g 黄芩炭6g 黄连1.5g 茯苓10g 楂炭10g 麦芽炒，10g 诃子皮10g 石榴皮10g 生甘草3g

1剂后病情减半，再服1剂泄泻得止。续予七味白术散剂善后。

疏运结合，清滋相济

适用于泄泻夹滞者。见便下虽急而不爽，夹有不消化食物，腹皮胀膨，叩之如鼓，嗳气不舒，小便短少，舌苔白腻或腐。治宜疏畅气机，运脾利湿。常用木香、大腹皮、香橼皮、薏苡仁、车前子、泽泻，并酌加麦芽、楂曲等消导之品用于暴泻或久泄或过用苦寒、温燥之品致津液受伤者。症见大便次数多而溏，肛门皱褶失润，四肢皮肤干皱，口渴欲饮，舌红少津。治宜清肠滋液。以少量之芩、连配用足量之石斛、麦冬、山药，俾肠热清而液生，泄泻可止。

湿疹泄泻，利湿则安

幼儿头面奶癣干涸之后辄发腹泻，次多质黏色青，腹胀纳减，舌苔白腻，病虽缠绵，而精神如常。此种泄泻即为"湿疹泻"，临床较为常见。金氏喻之为"翘翘板"，言其与奶癣交替而作，此起彼伏，经久不愈，治疗颇为困难。

如听其自然，多至三四岁方趋康复。其治疗主要抓住一"湿"字。临床常用金氏白术朴榆汤（白术、川朴、地榆炭、木香、薏苡仁、大腹皮、马齿苋、车前子、麦芽）治之。湿热明显者加黄芩、黄连；奶癣作痒者加白鲜皮、地肤子、蝉蜕。方中马齿苋味酸性寒，既能清热解毒，收敛止泻，又可治疗湿疹，故治本型泄泻为必用之药。此方经临床应用多年，疗效颇著。

张某 男，4个月。1980年6月30日诊。

患儿头面湿疹已久，疹隐则泄作。今腹泻2天，泻下色青黏腻，日5~6次，胃纳不香，舌苔白腻。此肌表之湿邪郁伏于内，脾失健运而湿滞相兼，以至泄泻。治当疏运脾胃，清肠化湿。用金氏白术朴榆汤治之。

白术炒，10g　薏苡仁炒，10g　大腹皮10g　地榆炭10g　马齿苋10g　车前子包，10g　山楂炭10g　制川朴6g　煅木香6g　黄芩炭6g　黄连2g

服2剂而泻止，惟大便略溏，原方继进1剂，大便正常，湿疹亦未发作。

（李志山　吴宣澂等　整理）

刘弼臣

重视肛、便诊察，以决寒热虚实

刘弼臣（1925~2008），北京中医药大学教授

对小儿泄泻的辨证，除遵循八纲、脏腑等辨证方法外，刘氏还强调局部与整体结合的辨证方法。

小儿泄泻，主要表现在大便的变化。大便的性状、气味、色泽等提供了辨证的依据，故必须审视大便性状与肛门。如大便"暴迫注下""溏黏垢秽""如筒吊水，泻过即止"或"夹泡沫"等，多属热象；如泻物"形如败卵""腹痛思泻，泻则痛止"等，多为实象；若粪便"清稀如水""澄澈清冷""肠鸣泄泻"，水谷不分等，多属寒象；若"食后思泻，泻物不化""下利清谷"等，多属虚；"气味不显"多虚寒；"气味酸馊"多伤食。古人曾以粪便颜色的深浅辨别寒热，现据临床统计，并非完全可靠。刘氏还善于观察患儿肛门情况，以为辨证之参考。凡伴肛门肿胀、灼热、潮红、皱褶变粗者，多属热；而肛门色淡，皱褶潮黏的，多属寒；肛门肿胀而痛，周围淡红者，多伤食；肛门不肿、不红者，多虚泻。以上均为局部症状，还须结合整体情况来考虑。凡起病急、病程短，兼有身热、口渴、心烦者，多偏实、热；凡起病较缓、病程较长，反复不愈，兼有神疲、面黄肌瘦者，多属虚、寒。若局部与整体症状不尽符合者，多为虚实夹杂。将上述局部症状与整体情况结合辨证，泄泻之寒、热、虚、实，了然于胸，其病情的轻重转

归也会不究自明。

小儿脏腑柔弱,阳既未盛,阴又未充,泄泻不仅可以损伤气津,导致脾虚胃弱,严重者也会出现伤阴、伤阳,甚或转成疳积慢惊风,从而影响其预后。其不良征兆可有:

1. 腹胀

几乎为泄泻的自身症状。多数能治疗后解除,但也有不易消除,并成为小儿泄泻病程中突出问题的。其症虽属腹胀,但叩之中空如鼓,泻后胀满不减,与伤食泄泻的腹胀拒按截然不同,是由脾阳不振,气机不运造成的,若不及时纠正,常可导致不良后果。

2. 伤阴伤阳

由于大量水液外泄,极易造成津亏液脱,加之火热灼津,均可导致阴津涸竭,出现皮肤干枯,口渴心烦,唇红舌绛,小便短少或无。亟宜酸甘敛阴,救其阴液。若泄泻急暴,或日久,气随液脱,或寒湿困脾,皆能重伤其阳,出现精神萎靡,四肢不温,面色青灰,呼吸浅促,脉危欲绝之危候。亟宜回阳救逆,以挽其生命。小儿泄泻,常表现为病情急骤,虚实互变,阴阳两伤,临床应予兼顾。

3. 久泻可成慢惊风

若重伤脾胃之阳,可以导致土虚木亢,肝旺生风,从而形成慢惊风,往往危及生命。若重伤脾胃之阴,又可造成输化无源,影响生长发育,形成五迟、五软等虚羸证候。

（史英杰 整理）

王鹏飞

辨证注重上腭望诊

王鹏飞（1911~1983），北京儿童医院主任医师，教授

上腭望诊

"脏腑之色，皆荣于面，有诸内必形于外"，故望之可知疾病之起始，决预后之吉凶。就儿科来说，尤其重要。王氏除望神态、体质、面色、精神、二便、舌苔、爪甲等之外，还运用望上腭的方法，根据上腭颜色的变化来推断疾病的虚实，用以指导临床。

上腭望诊，主要是观察患儿口内上腭部位颜色的变化，以及是否有出血点或小凹点的出现。一般来说，小儿患病后，与病患所在的脏腑相应的上腭部位的颜色会有些变化，尤其是患有脾病的小儿，其上腭的颜色变化更加明显。临床可据患儿上腭不同部位的颜色变化，进行辨证和用药。

一、上腭的位置、分部及其与脏腑的对应关系

上腭系指口腔内上部软腭与硬腭部分。上腭可分腭前、腭后、中柱、分线、臼齿五个部分。

1. 腭前

位于上腭前部、门齿后部。

2. 腭后

位于上腭后部靠近咽喉处。

3. 中柱

指上腭中间从前至后的一条线。

4. 分线

位于上腭中柱前端分界处。

5. 臼齿处

位于上腭二边臼齿处。

上腭的各部位，分别代表某一脏腑。一般来说，腭前代表肺、肝、肾，分线代表脾、胃，中柱代表心、肺，腭后代表肝、胃，臼齿处代表肾。小儿患病后，其上腭与内脏相应的部位也会发生相应的变化。

二、上腭的颜色变化与病情

正常人上腭为粉红色而有光泽。

上腭白，如蒙乳皮状者，多为脾胃虚弱。上腭粉红或淡白色者，为贫血、气血双亏。

上腭黄者，主脾胃。深黄为实，浅黄为虚。

上腭深紫者，为瘀血、出血、血分有热。

上腭红紫者，多为实热证。

三、小儿腹泻引起上腭各部位的颜色变化

1. 实热型

腭前、腭后均为深红色，二臼齿处黄、红色，中柱淡白。治时宜

用清热、健脾分利止泻法。

2. 虚寒型

腭前、腭后均为粉红色,二臼齿处乳白,中柱乳白。治时宜温补脾肾,固肠止泻。

小儿腹泻,臼齿处乳白色且厚者,说明腹泻重,脾肾虚亏,病情重。

分型辨治

小儿常因感寒、受暑、伤食等外因而致脾胃功能失常,浊气上逆,胃失和降,脾阳湿困,不能运化升清而作泻。腹泻以脾胃虚弱为主,病邪居次,脾虚属其本,治疗应以扶正治本为主,祛邪为次。

小儿腹泻可以分为许多类型,为了便于临床应用,现归纳为2种类型。

一、实热腹泻

面赤颧红,身热无汗,腹胀,口渴欲饮或烦渴引饮,下利稀薄或暴注下迫,便呈黄水样而臭,小溲短赤,常伴呕吐。脉浮洪数或浮弦数,舌质红或绛而干,苔黄腻,口唇焦赤,上腭前后红,中柱、前腭淡白,臼齿处黄白或红,重者啼哭无泪。治法宜清热健脾,和胃固肠止泻。药用:藿香、丁香、赤石脂、莲肉、伏龙肝、寒水石。

二、虚寒腹泻

面色苍白或青灰,肌肤松弛,皮花肢冷,露睛口张,目凹囟陷,精神萎靡,哭声低微,大便清稀而频,完谷不化,食欲差或食下即吐,脉沉细或微弱,舌淡苔薄白,上腭二臼齿部及中柱白或乳白,前后腭红或淡白。治法宜扶脾助胃，温中固肠。药用：肉桂、肉豆蔻、赤石脂、丁香、莲肉、寒水石。

随证加减：发热而虚寒者，加藿香；实热者，加青黛、寒砂散；呕吐而虚寒者，加草蔻、优龙肝；实热者，加竹茹、藿香；腹胀者，加木香、砂仁；食少泻重者，加茯苓、焦术；咳嗽者，加银杏、乌梅；食欲差者，加草豆蔻、建曲；黏便、便中带血者，加地榆、椿皮、石榴皮、五倍子；抽搐者，加钩藤、木瓜；鹅口疮者，加青黛、金果榄、白芷、乳香；目眶凹陷、气息微弱者，加官桂、黄芪。

杨某　男，1岁。病案号：35846。住院日期：1975年7月4日至7月9日。

腹泻1周，泻下完谷不化，蛋花水样，无恶臭，日多达20余次。伴吐，每日5次，已发热2日，体温39℃左右。

发育、营养尚可，面色苍黄略灰，眼凹露睛明显，哭声无力，无泪，唇干，舌干，尿少，上腭乳白。大便培养：无菌生长。

西医诊断：中毒性消化不良。

脾虚胃弱。治宜健脾和胃，温中固肠。

肉豆蔻6g　丁香1g　赤石脂9g　伏龙肝9g　寒水石9个

患者服上方药次日，体温正常，大便由每日20余次减少为2次。住院第5天，基本痊愈出院。住院期间令给输液1次。

石某　女，1岁6个月。病案号：28073。

腹泻20余天，初起1周为脓血便，近1周来稀水便，每日5~6次。精神萎靡，腹胀，尿少，食差，用西药治疗无效而入院。面黄体瘦，精神萎靡，双眼凹陷，皮肤弹性降低，口腔黏膜可见白膜，上腭乳白，腹较膨胀。大便培养：致病性大肠杆菌O128。

西医诊断：中毒性消化不良，营养不良Ⅰ度至Ⅱ度，鹅口疮。脾虚胃弱。治宜健脾和胃，温中固肠。

官桂 3g　丁香 1.5g　赤石脂 9g　肉豆蔻 6g　寒水石 9g

患儿入院后补液 1 次，未用抗生素。服上方中药 3 剂后，大便成形，日 1 次。

马某　女，5 岁。病案号：38744。住院日期：1975 年 10 月 22 日至 11 月 4 日。

患儿腹泻 1 个月，稀便，每日 5~6 次，有时为水样便。近半个月来腹泻加重，每日 10 余次，尿少，浮肿，在当地医院注射消肿针，并吃黄豆，二三天后肿消。泻下物完谷不化，如稀玉米面样水便，量多，不吐。近日卧床不起，无力，不思食物，只饮水。发育尚好，营养差，神志清，身倦，全身中度浮肿，心肺正常，舌淡无苔，上腭中黄、二侧乳白。脉沉细缓。

心电图：T 波各导普遍低平，或平坦，各导均有明显波，窦性心律，心电图不正常。血生化：白蛋白 / 球蛋白 2.3/2.9g%，非蛋白氮 20.7mmol/L，二氧化碳结合力 13.1mmol/L，血钾 3.08mmol/L，血钠 137mmol/L，钙 2.1mmol/L，肝功基本正常。大便常规：稀便，黏液（+），脓球 0~1 个 / 高倍视野，红细胞未见。末梢血象：血色素 131g/L，白细胞 21×10^9/L，中性分叶粒细胞 0.58，淋巴细胞 0.40，杆状粒细胞 0.02。

慢性腹泻，营养不良性水肿，低血钾症。脾胃虚弱，脾失健运。治宜健脾养胃。

茯苓 9g　白术 9g　莲肉 9g　赤石脂 9g　芡实 9g　肉豆蔻 9g　伏龙肝 9g

入院后静点血浆 50ml，口服维生素 B、D 及钙片；因低血钾而给 10% 氯化钾 10ml 口服，静点含钾液。

二诊：经以上治疗，入院第 2 日大便 3 次，稀便；第 3 日未行，肿消，心音有力，精神、食欲随之好转。用下方：

茯苓 3g　白术 3g　伏龙肝 9g　藿香 10g　莲肉 9g　木瓜 10g

三诊：大便仍每日 1~2 次，不成形，精神、食欲好。用下方：

茯苓 9g　白术 6g　莲肉 9g　芡实 9g　扁豆 9g

四诊后一般情况佳，共住院 13 天。

关于治疗腹泻常用药物，肉蔻辛温，可温中健脾、固涩止泻，在腹泻重症初期、晚期均可用。丁香温中健胃，调气行气，可止吐泻。赤石脂酸收固涩止泻。伏龙肝收敛止泻。莲肉健脾养胃。藿香清热祛暑，和胃止吐。乌梅酸收止泻，敛肺止咳，生津止渴。寒水石用于实热患者，取其清热之效；用于虚寒型患者，配以肉桂使之不过于温燥，并有利水消胀之功；婴儿腹泻用此药，主要是起分利小便的作用。草蔻、砂仁辛温健胃，止吐止泻，祛湿散寒，温中。在"十九畏"中记载，官桂与赤石脂为相畏之药，但根据三代世传的实践经验，应用二药不但未见其弊，反而可加强温中固涩。

另外，在腹泻患儿中，虚寒型占 80%~90%，治疗上多以温中固肠、健脾止泻为主，其中温中药所占比例较大。

（陈昭定　王志钧　整理）

赵心波

小儿消化不良辨治九法

赵心波（1902~1979），著名中医儿科学家

消化不良是乳食不消，水谷不化，胃肠道功能紊乱，以腹泻为特征的儿科常见病，一年四季都可发生，夏秋季尤多。根据消化不良的证候特点和长期的临床体会，可将此病分成9类。

1. 伤乳泻

为宿乳内蓄，肠胃积滞，清浊相混，稀水夹有奶块，口干，出气有酸臭味，腹胀，烦啼，舌苔白厚湿润。治用平胃散佐消导之剂。

苍术 5g　厚朴 3g　麦芽炒, 6g　甘草 3g　陈皮 5g　黄芩 6g　鸡金炒, 10g

2. 伤食泻

为喂养不当，或骤然断奶，改换食品；或荤腥较多，暴饮暴食，过伤脾胃。食滞夹湿化热，热结旁流，泻下腐臭，腹部拒按，喜凉多渴，烦啼，呃逆倒饱，舌苔垢腻且干，指纹紫。治宜导滞清热利湿，保和丸加减。

神曲 6g　黄连 10g　焦楂 6g　茯苓 10g　半夏 3g　陈皮 3g　莱菔子 6g　车前子 6g

3. 风泻

因风邪袭表，郁于腠理；或感冒后，饮食不节，风热相搏，下

迫作泻。症见恶风发热，微咳有汗，头痛恶心，纳食不香，或吐泻交作。舌苔薄白，指纹淡紫。法宜祛风解表，调理肠胃。方选藿香正气汤加减。

藿香 10g　苏叶 3g　陈皮 6g　苍术 5g　白术 6g　腹皮 6g　甘草 3g　赤苓 10g　半夏 3g　桔梗 5g　厚朴 3g　鲜姜 2 片

4. 洞泻

又名飧泻。因风寒湿侵，寒湿相聚，水谷不分，洞下稀水，完谷不化。舌苔白滑，脉象沉弱。治宜分清化浊，调理脾胃。方选胃苓汤加减。

苍术 3g　厚朴 3g　陈皮 6g　甘草 3g　茯苓 10g　猪苓 10g　白术 6g　桂枝 3g　泽泻 6g

5. 惊泻

因于惊恐，乳食不化，清浊不分，泻下生矣。临床可见醒眠不实，时有惊悸，泻多稠黏，色青绿如苔。治宜益脾平肝镇惊。方选益脾镇惊散加减。

人参 24g　白术 6g　茯神 10g　朱砂 1.5g　钩藤 3g　甘草 3g

6. 热泻

乃因宿滞化热，与湿交搏，小便不利，热结旁流，暴迫下注。临床可见发病急，身热面赤，气粗口干，腹满拒按，烦躁不宁，肛门灼热，泻下黏滞，色黄绿，杂有泡沫。舌苔黄垢，指纹深紫。治用清热化湿泻脾胃火法，方选泻黄散加减。

藿香 6g　神曲 6g　生石膏 24g　泽泻 6g　木通 6g　栀子炒，6g　生草 3g　猪苓 10g　麦芽炒，10g

7. 寒泻

因受凉伤脾胃之阳，不能腐熟水谷，以致便溏清冷，完谷不化，神倦疲乏，恶寒，身痛，腹痛，甚至四肢不温。舌淡，脉迟。治宜温脾散寒法。方选附子理中汤加减。

附子 10g　白术炒，10g　人参 3g　姜炮，5g　甘草炙，3g　茯苓 10g
伏龙肝 10g

8. 暑泻

病发于盛暑，泻下如注，身热烦渴，肠鸣腹痛，面垢有汗。若伴有壮热烦躁，便泻不畅，黏腻秽味触人，常可转致津脱液竭，甚或抽搐。早期可用黄连香薷饮。

黄连 1.5g　香薷 6g　川厚朴 3g　连翘 10g　银花 10g　扁豆花 6g
甘草 3g

若壮热躁扰，可用葛根芩连汤加滑石、淡竹叶、扁豆花、银花等治疗。若暑湿秽浊过盛，深陷营阴，可采用清营汤加息风饮。

广犀角 2.4g　竹叶 6g　麦冬 10g　钩藤 3g　银花 10g　大生地 10g
连翘 6g　玄参 6g　黄连 1.5g　全蝎 1.5g

也可用紫雪散之类。

9. 疳积泻

如果泻泄伴呕吐，汤药难下，可用陈醋、明矾、面粉各适量，调匀成糊状敷两足心，半小时可见效。

（《百年北京中医》）

徐迪三

婴幼儿腹泻证治体会

徐迪三（1929~　），上海医科大学附属儿科医院主任医师，教授

婴幼儿腹泻可分为寒泻、热泻、伤食泻、脾虚泻4种。

从其发病之急缓，邪正虚实的不同情况，又将这4种归纳为虚实两大类，如寒、热、伤食泻，发病急，病程短，为急性暴泻，属于实泻；脾虚泻，病情缓慢，病程长，为慢性久泻，属于虚泻。针对复杂多变的症状，在治疗中设加减方随证选用。

证　　治

一、寒泻

多有受寒史，病程在2周内，泻下清谷，便色澄清，肠鸣切痛，小溲清长，舌质正常或偏淡，苔白腻，脉沉或紧。治宜祛寒燥湿，消化6号方加减。

消化6号方

藿香 9g　苏梗 9g　茯苓 9g　陈皮 4.5g　姜炮，4.5g

叶某　女，1个月余。门诊号78-83427。1980年7月9日初诊。

腹泻3天。大便每日8~9次，呈淡黄色水样，有不消化物，舌苔

薄白质淡，脉细。大便常规：脂肪（++），沙门菌培养（-）。证属寒泻。治宜祛寒化湿，佐以收涩。以消化6号方、3号方各半剂。连服3天。服上药后，次日大便3次，已经成形。

二、热泻

病程在2周内，泻下如注，黏秽腥臭，小溲短赤，舌质红，苔黄腻，咽红，脉滑数。治宜清热化湿，消化1号方加减。

消化1号方

葛根 9g　黄芩 9g　板蓝根 9g　夏枯草 9g　鸡内金炭 3g　茯苓 9g

如系外感风热表证引起的协热利，肛温高于38℃者，先用上感1号方。

上感1号方

夏枯草 9g　黄芩 9g　板蓝根 9g　野菊花 9g　羌活 9g　防风 9g　生甘草 4.5g　枇杷叶 9g

肛温低于38℃，仅有咽红或咳嗽、喷嚏、流涕等症状时仍用消化1号方。（暑泻亦按此法辨治）

杨某　男，9个月。门诊号78—91721。1980年10月17日初诊。

腹泻4天。开始时有发热呕吐。服西药后，热解，呕吐亦止，但泻下如注，每日10余次，淡黄色水样。体温正常，轻度失水，舌质红，苔黄厚，脉细数。咽红（+），大便常规：沙门菌培养（-）。证属热泻。治宜清热化湿。

消化1号方、3号方加藿香 9g，3剂。

次日大便仅1次，呈中药色厚糊状。

三、伤食泻

大多有伤食史，病程短于2周，大便酸臭，秽气极重。或伴有呕吐、纳呆、嗳气食臭、腹胀等症，或便前哭吵。舌苔厚腻。治以消食化湿，消化4号方加减。

消化4号方

焦山楂 9g　焦六曲 9g　焦麦芽 9g

陈某　男，22个月。1980年2月19日初诊。

腹泻2天。前天吃4个鸡蛋后开始，今腹泻4次，淡黄色稀糊状，臭如败卵。大便常规（－）。舌质正常，苔黄腻、脉滑数。属伤食泻。治宜消食为主。方用消化4号方3剂。

次日大便恢复正常。

四、脾虚泻

病程长，久泻或反复腹泻超过1月，泻下稀薄不化，腹鸣或甫食即泻，或伴湿疹，苔质正常或淡，脉细软或濡弱。治以健脾利湿，消化2号方加减。

消化2号方

孩儿参 9g　焦白术 9g　茯苓 9g

周某　男，2个月余。1980年11月5日初诊。

出生后2个月来一直腹泻，用中西药物无效，日8~9次，色淡黄稀糊状，夹有少许黏液。舌质正常，苔薄白，脉细，腹软，大便常规（－）。属脾虚泻。治宜健脾止涩。

消化2号方，加扁豆花 9g，鸡金炭 4.5g，诃子 9g，罂粟壳 3g，3剂。

药后大便减至日2~3次，为中药色厚糊状便。

治疗婴幼儿腹泻尚需注意辨证用药：表证无汗，加淡豆豉 9g、薄荷 4.5g；暑证无汗，加香薷 4.5g；热盛咽红，脉数，加夏枯草 9g、板蓝根 9g。湿盛苔腻，加厚朴 4.5g、姜半夏 9g、藿香 9g、佩兰 9g。阴虚苔少，舌剥，口干，加乌梅炭 9g、川石斛 9g。阳虚舌淡，面㿠，四肢不温，加熟附块 4.5g、补骨脂 9g。久泻不止，加消化 3 号方（诃子 9g、肉果 4.5g）；或加石榴皮 9g、罂粟壳 4.5g。湿疹，加消化 5 号方（夏枯草 9g、土茯苓 9g、白鲜皮 9g）。小便短少，加车前子 9g、猪苓 9g。大便黏液多，加扁豆花 9g、茯苓 9g。大便泡沫多，加防风炭 9g。

以上消化 1 号方 ~6 号方及上感 1 号方等均浓煎，每剂 20ml。年龄小于 1 个月者每天服 1/2 剂，小于 6 个月者每天服 2/3 剂，6 个月以上者每天服 1 剂。各单味亦须浓煎后加入合剂中服用。

临床应用疗效举隅

自 1979 年始，观察本分类法对于各种急慢性腹泻的治疗情况：

对 2106 例婴幼儿腹泻进行了辨证分类，其中湿热泻 1143 例，占 54.27%；脾虚泻 662 例，占 31.43%；寒泻 296 例，占 14.06%；伤食泻 5 例，占 0.24%。

对 190 例急性腹泻进行了中医治疗组、西医治疗组、对照组的疗效对比观察。中药组 63 例，痊愈 46 例，占 73.0%；好转 12 例，占 19.1%；无效 5 例，占 7.9%。西药组 68 例，痊愈 35 例，占 51.5%；好转 24 例，占 35.3%；无效 9 例，占 13.2%。对照组 59 例，痊愈 31 例，占 52.5%；好转 17 例，占 28.8%；无效 11 例，占 18.7%。三组相比：中药组痊愈率（73.0%）高于西药组（51.5%）及对照组（52.5%），（$P<0.05$）。

对 54 例轮状病毒腹泻病例进行中、西药治疗组疗效对比观察，在腹泻持续时间以及治疗后腹泻的消失时间方面，中药组 23 例，平均时间分别为（4.84±1.64）天及（3.13±1.39）天，较西药组 31 例分别为（6.65±1.77）天及（4.43±1.39）天为短（$P<0.01$），说明中药组的疗

效优于西药组。

对肠病原性大肠埃希杆菌（EPEC）肠炎进行了中药疗效观察及部分药物的敏感试验。中药治疗 EPEC 肠炎 12 例，8 例有效，占 66.7%；4 例无效，占 33.3%。选择消化 1 号方、消化 3 号方、消化 6 号方以及单味中药夏枯草、野菊花、乌梅炭、地锦草、马齿苋、藿香、木香等，对 $O_{123}B_{15}$、$O_{55}B_5$、$O_{111}B_{14}$、$O_{111}B_4$、$O_{20}K_{24}$ 等菌种进行了药敏试验。结果：消化 1 号方、消化 3 号方及乌梅炭对上述致病性大肠杆菌，均有较强的抑菌作用，进一步证明中药对 EPEC 肠炎的疗效。

对 87 例慢性腹泻进行了中、西药 2 组的疗效对比观察。中药组 62 例，痊愈 38 例，占 61.3%；好转 19 例，占 30.6%；无效 5 例，占 8.1%。总有效率为 91.9%。西药组 25 例，痊愈 4 例，占 16%；好转 8 例，占 32%；无效 13 例，占 52%。总有效率为 48%。两组相比，无论在痊愈及总有效率方面，都有极显著的差异（$P<0.005$）。中药组的疗效明显优于西药组。

体　　会

婴幼儿腹泻，可分为急、慢性 2 个时期。急性腹泻起病急，病程短，多为暴泻，常见的有寒泻、热泻、伤食泻等，由邪实所致，属于实证，治宜祛邪。慢性腹泻，病情缓慢，病程长，多为久泻，常见的是脾虚泻，由正虚所致，属于虚证，治宜扶正。

一、急性腹泻祛湿勿忘健脾

祛湿是治疗急性腹泻的主要方法。如寒泻之用祛寒燥湿，热泻之用清热利湿，伤食泻之用消食化湿等，都着眼于治湿。但因湿是在脾运失常的情况下致泻的，故单纯祛湿，则湿祛而脾运不复，仍难治愈腹泻，应用茯苓、白术之健脾化湿，则可加速脾运的恢复，为治急性腹泻之要法。

二、暴泻需用止涩

暴泻由邪实所致，故习惯上都不主张早用止涩，以免留邪为患。然在暴泻量多而日夜便次多达数十次时，就要损伤阴阳，如不及时护正，必致阴阳两虚，造成不良后果。考虑罂粟壳之类会碍邪，则可选用诃子、石榴皮之类，现代药理研究认为它们有抗菌作用，既可护正又可祛邪，为治急性腹泻较为理想的止涩药。

三、暴泻伤阴不宜腻补

暴泻每易伤阴，当出现口干、肤燥、溲短、泪少、舌苔剥落等伤阴失水症状时，宜选用乌梅、石斛以生津，而不宜应用地黄以养阴，因腻补药可造成水湿失运，加重脾胃负担而使病情加重。

四、湿疹性久泻要兼用祛湿

在婴幼儿腹泻中，湿疹性久泻的病例较为常见，其特点是腹泻兼有湿疹，病情迁延，反复不愈，此类患者，属于脾虚兼有湿热，单用参、苓、术、草之益气健脾，而不祛除湿热，往往无济于事，应加用夏枯草、白鲜皮等清利湿热之品，使湿祛而泻止。

五、脾虚久泻要慎用苦寒

在脾虚久泻的病例中，因感邪而见苔黄、舌红、咽赤、腹泻如注等热症，必须加用芩连之类以清热。由于苦寒药损伤脾阳，故应用时必须适可而止，不宜过量久服，如遇脾虚而湿热久留者，可选用扁豆花之类既有健脾又有清利湿热作用的药物。

六、兼表者，应先治其表

在慢性腹泻的病程中，由于久泻正虚而容易反复外感，如遇发热、咳嗽、流涕、咽红等表症时，可选用薄荷、豆豉，或苏叶、羌活以疏散表邪。表解则里症自和，如里仍不和而腹泻不止者，则可继续益气健脾，以善其后。

七、淡黄色便并非虚寒主症

古人在辨证时以大便颜色的深淡为辨别寒热的标准。

《幼幼集成》曰："淡黄色、白色属于虚寒"。今人亦一致认为淡黄色及白色大便是虚、寒的表现，然而在婴幼儿腹泻中见到的淡黄色、白色大便，并非都是寒证、虚证。据648例湿热泻的统计，深黄色便为228例，占35.2%，淡黄色便为289例，占44.6%，可见在湿热泻中淡黄色便反而多于深黄色便。在63例秋季轮状病毒腹泻中，湿热泻有56例，占88.9%，而其中淡黄色乳白色大便就有38例，占60.3%。这类实热泻，根据舌红、咽赤、脉数、口干等热象而应用清利湿热的药物，都能取得很好的疗效，可见在婴幼儿腹泻中淡黄色、乳白色大便并不能作为寒泻的可靠依据。

马新云

勿惑于发热口渴而远扶阳
不偏执久泻脾虚而泥呆补

马新云（1919~2000），河北中医药大学教授

久泻多由脾虚所致，病程较长，泄泻常反复发作，时作时止，大便溏或完谷不化。多表现食后作泻，多食不化则多便，如饮食油腻则便次增多，常伴有食欲不振，面色萎黄，神疲倦怠，睡卧露睛，舌淡苔白，脉细等。众医多用补脾止泻之法。马氏对脾虚致泻，从不单补，多运用运脾之法，以增强脾的健运功能而收止泻之功。他认为：小儿本脾胃虚弱，若先天不足，或病后失调，或寒凉药攻伐太过伤脾，皆能使脾胃虚弱，运化失职，这是产生泄泻的内在因素。又因脾胃虚损，运化无能，水谷不能化生精微，水反为湿，谷反为滞，水谷不分，并走于下而致泄泻。多数医者认为脾虚一证，为先天禀赋不足，或后天脾气虚弱，故以健脾益气为脾虚泄泻的主要法则。然脾主运化，脾健则运，脾虚则滞，故脾虚泄泻的主要成因在于运化失司。健脾不在补脾，而在运脾，补脾则易碍脾，所以有"脾益升宜运，应补而不滞，益而不碍"的治脾原则。常用钱乙七味白术散或益黄散，如：白术、茯苓、山药、陈皮、木香、丁香、诃子等药，重在调合脾胃之气，使脾气调合，健运正常而泄泻自止。还应随证应变，灵活加减，如中气下陷而脱肛者可益气升提，酌加升麻、炙黄芪等品，如脾

虚及肾，可选加四神丸中补骨脂、益智仁、吴茱萸、肉豆蔻等品以温扶肾阳；若脾虚夹食滞加焦三仙、炒稻芽、枳术丸等以消食止泻。

木香炒用理气消胀止痛，多用则有破气之弊，故小儿用之宜慎；诃子虽为固涩止泻之良品，久泻便下味臭、肛门潮红灼热则不宜用。

脾阳虚运化功能失常，临床症见大便次数增多，粪质稀薄，肠鸣矢气，发热口渴，神疲乏力，纳呆腹胀。苔白微黄，脉洪大。易于误诊为肠胃有热，而投苦寒燥湿之剂。然细心观察，其症便次虽多，而肛门不红；粪质稀薄，而无黏液；虽发热而汗多，四肢不温，虽口渴而喜热饮，饮食后腹中作胀，苔白黄而不腻不燥，且舌质淡；脉虽洪大，按之却无力；小便清白，可资鉴别。每用温中扶阳之品。药如党参、白术、制附片、甘草、肉豆蔻、诃子等，既不妄投苦寒燥湿之剂，也不轻用甘温滋腻之品。

陈某 男，7岁。

泄泻4个月，四处求医屡投苦寒燥湿无效，某医院诊为慢性肠炎。住院月余，病情虽有改善，但腹泻仍日行数次，不成形。近日因嗜食生冷瓜果，而病情加重，便下多次，粪便稀薄，肠鸣矢气，纳呆食少，面色不华，两颧泛红，神疲肢倦，舌淡苔白，脉洪大无力。诊为脾虚中寒，虚阳外越。治宜温中扶阳，收敛固涩。方用理中汤加味。

党参　白术炒　干姜　附子　甘草　肉豆蔻　五味子　煅龙牡

水煎服，日1剂，分3~4次温服。2剂后热退汗止，四肢转温，大便转稠，舌淡苔白，脉和缓。继进5剂，诸症悉除。再用参苓白术散加附子、豆蔻，3剂。调理脾胃1周，病愈康复。

腹泻日久，脾气亏虚，运化失职，迁延不愈，积滞也随之而生，则形成虚实夹杂之证。舌中有少许厚腻者，是辨证要点。不可只重补虚，不顾积滞。必须在益气健脾方中加山楂、炒稻芽以消化积滞，且腹泻日久，脾阳虚，脾阴亦见匮乏，山楂味酸与甘药合用，有酸甘化阴之功，能补敛脾阴。同时泄泻日久，肠道亦见滑利，山楂又能涩肠止泻，而炒稻芽甘平，功能宽中下气，消食积，治食滞泄泻。如此，则可谓消中寓补，化中有敛，相辅相成，一药多能，切中病机，确有出奇制胜之妙。

（焦平　整理）

马新云

实泻宜消导分利，虚泻当扶脾固本

马新云（1919~2000），河北中医药大学教授

小儿肠胃薄弱，脾常不足，寒暖不能自调，饮食不知自节，凡外感六淫，内伤乳食，均可致脾胃功能失调而为泄泻。大凡小儿泄泻，初起多实，治宜消食导滞，和胃调肠，分利水湿为主；久泻多虚，治以健脾助运，培肾固本，扶正调和阴阳为要，其间配伍变化，又贵临证会意。

伤食宜导滞，畅中运脾

小儿乳食不节，饮食不洁，损伤胃肠，腐浊壅滞，脾胃纳运困顿，肠腑传导失司，故成伤食泄泻证。治当通因通用，宣导化滞，行气调肠，使腐蚀尽祛，则胃肠洁而泄泻除。

若小儿素体尚健，偶因饮食不慎，而致脘腹胀痛，呕吐酸腐，腹痛即泻，泻下奇臭难闻，身烦不安，夜喜伏卧，舌苔厚腻，脉滑有力，此宿食中积，胃肠失和，治宜消食和胃，调畅气机，常用自拟消食和胃汤。

自拟消食和胃汤

焦山楂 8g　莱菔子炒, 9g　焦神曲 6g　清半夏 6g　鸡内金 6g　陈

皮 3g

如食积甚，病势急，加焦槟榔 3g、炒枳实 4g，以宽中消胀；呕吐，加姜汁炒竹茹 6g；食积化热，加黄连 3g，清胃厚肠；若夹外感寒热者，加藿香 6g、白豆蔻 4g，外散风寒，内畅胃气。方中鸡内金一药，生用可增食健胃，炙用进食止泻，当区别用之。

如小儿平素脾虚失运，复因饮食不节，中州水谷不化，水反为湿，谷反为滞，脾运困顿，腹胀纳呆，便泻腥臭，乳食不化，治宜运脾消食，宣化水湿，用自拟畅中运脾汤。

自拟畅中运脾汤

苍术 6g　厚朴 4g　茯苓 8g　陈皮 5g　焦曲 4g　砂仁 3g

若脾虚明显，面黄身瘦，加炒白术 4g、党参 5g 以益气健脾；水湿化热者加滑石 3g、甘草 2g，清化湿热；寒重者加炮姜 3g、白豆蔻 2g，温中散寒，使脾运复健，则积消泻止。

倘小儿素体脾胃虚寒，又复恣食生冷，寒积凝结中焦，中阳受遏，气机壅塞，故见腹痛剧烈，曲腰而啼，额汗频出，大便频泻，便色清白，面青唇淡，眉皱目慢，畏寒肢冷，苔白水滑，脉来沉迟，指纹淡滞。治宜温中祛积，健胃止泻，用自拟祛寒温脾汤。

自拟祛寒温脾汤

肉豆蔻 4g　姜炮, 3g　厚朴 4g　桂枝 3g　白术炒, 3g　党参 4g　木香 2g　甘草炙, 2g

如寒积腹痛剧不可忍，大便频泻而不畅，急投匀气散。

匀气散

广木香 5g　甘草炙, 3g　广陈皮 4g　桔梗 2g　姜炮, 4g

送服七珍丹，速去寒积则愈。

高某之孙　男。1964 年春就诊。

体质素弱，身瘦面黄，又复恣食生冷肥甘，骤感腹痛甚剧，曲腰而啼，额汗如珠，神倦肢冷，大便频泻而量少，腹部胀满，干呕不食。急迫之际，患儿祖父疑为"虫证"，随以乌梅丸加减服之。连服2剂，症状不减，邀余往诊。诊其脉六部沉滑细弱，舌苔薄白，肢冷不温，腹痛频作，诊为寒积凝滞中焦，投以匀气散原方，改用煨木香9g，另加炒白芍6g、焦山楂6g、鸡内金3g。服药1剂，腹痛略见轻微，而仍腹满不食。次日复以原方加七珍丹8粒，服后当日下午3时许，忽闻腹中雷鸣，大便骤下，稠稀量多，腥臭刺鼻。家长给服少量温水，饮后复睡，额汗已尽，四肢转温，小便量多，至晚仍以原方二煎继服，未用丸药。至翌日症状消失，神振思食，3日后复原而愈。

水泻当分利，妙用五苓

外湿内侵，饮食内伤，水湿不化，脾运失司，水湿下流，不行前阴，偏走大肠，致成水湿泄泻。前人云"治湿不利小便，非其治也"。故治湿泻以宣化分利为大法。若症见腹满雷鸣作泻，泻下量多如水，纳呆乏力，小便量少，舌苔白腻水滑，脉象濡缓，此寒湿内蕴所致，治当温阳化气利水，方用五苓散加减，方中白术易为苍术，以增强运脾化湿之力。

若水湿化热，腹泻，大便气味变重，舌苔转黄。去五苓散方中之桂枝加黄连，名黄连四苓汤，利湿清热。或加车前草一味入方中，此药利水而不伤阴，收效甚捷。不用子者，以诸子皆降，不宜于泻也。如水湿泻重伤及阴津者，加扁豆、山药甘淡益脾，养阴止泻。

夏秋季节，暑热下迫，湿热内蕴，加之乳食不洁，致成湿热泄泻，症见身热或不热，腹泻暴注，出黄如糜，其味秽臭，肛门灼热红赤，心烦不宁，小便短赤，舌红苔黄，脉象濡滑，指纹紫滞。治宜清暑热、利水湿，常用自拟天水清肠饮。

自拟天水清肠饮

滑石 6g　黄连 3g　葛根 6g　马齿苋 5g　生甘草 3g

若舌红口渴，为热泻伤津，于上方加芦根 10g、天花粉 10g，清热生津；呕吐加竹茹 4g，呕吐物中夹乳片者加焦山楂 3g、焦神曲 3g；若兼暑热表证，加香薷 1.5g、扁豆花 9g、连翘 6g、厚朴 3g，以清暑解表。

虚泻益脾肾，培本固元

久泻损伤脾肾，脾不能运，肾不能固，致病无愈期，治应补脾益肾，调和阴阳。如泄泻时作时止，久而不愈，食后即泻，面色萎黄，形体瘦弱，神疲乏力，睡时露睛，舌淡苔白，脉象沉缓，治宜健脾助运，升阳止泻，方用自拟枳术健脾汤。

自拟枳术健脾汤

焦白术 6g　党参 6g　茯苓 6g　扁豆 6g　莲子肉 6g　陈仓米 6g　枳壳 4g

如脾虚生寒，四肢不温，加炮姜 3g、肉桂 1.5g；若泄伤津液，口渴舌红，将党参改为西洋参，取其益气生津，焦白术易为生白术，取其健脾而不燥；去茯苓之偏渗，加山药益阴补脾，涩肠止泻；煨葛根升发清阳，引津上承；石斛、天花粉益阴生津，清热除烦，总以养阴生津不碍脾运，益气止泻而不耗阴津为要。

久泻不已，损及肾阳，釜底无薪，土失火暖，泻下清稀，完谷不化，面色苍白，四末冷凉，形神俱败，稍食则吐，食后即泻，甚则睡卧露睛，四肢抽搐，脉象沉细，渐入慢脾风之险途。此时急宜温补脾肾，柔肝镇惊，培元固本于虚冷之乡。缓则用温中补脾汤。

温中补脾汤

人参 6g　黄芪 6g　白术 6g　干姜 3g　陈皮 3g　半夏 1.5g　茯苓 6g
砂仁 1.5g　肉桂 2g　丁香 1.5g　白芍 6g　甘草炙，3g

急则用自拟温脾定风汤。

自拟温脾定风汤

肉果霜 4g　补骨脂 6g　钩藤 9g　人参 6g　白术炒，6g　姜炮，3g
白芍 6g　甘草炙，3g

急煎连服，外用暖脐膏化开加丁香粉、肉桂粉各 0.5g，麝香 0.1g，敷于脐部，以冀内外合治，祛寒扶阳而定虚风。

陈某　女，2岁。1962年夏，天津某医院住院。

患腹泻月余，身瘦体弱，疲惫不堪，大便昼夜下数十次，完谷不化，小便清白，腹胀如鼓，舌心苔厚干燥无津，面色灰黑。入院诊断为中毒性消化不良，住院月余，曾用各种西药及输血、输液治疗，病势日趋严重，已下病危通知。诊视患儿，六脉细缓无力，形体益衰，水谷不纳，舌苔灰黑干燥，厚如铜钱，儿科护士数次图以剥掉，终不理想。细析诸证，乃胃气已败，肾不化液，津无上承之故。此久泻致脾肾两败，津液消亡。亟宜补脾益阴，培肾敛液，待津守液还，方可冀其转机。

西洋参先煎取汁，9g　白术 6g　山药 12g　莲肉 10g　石斛 6g　生黄芪 5g

服药2剂，首见黑苔整个脱落，大小圆如铜钱，患儿口干已减，精神渐复，微欲进食，腹泻仍未止。二次复诊，于原方加重白术为15g，黄芪 12g，另加陈仓米 30g，诃子肉 3g，连服 20 余剂，痊愈出院。

总之，治小儿泄泻初起邪实者，以消食导滞，分利水湿，调胃和肠为主。然消导勿过用峻猛，防伤胃气；分利不可过剂，防耗阴津；

更不可早用兜涩，以免闭门留寇，酿成不食、疳积之变证；久泻宜扶脾益肾，培本固元为主，然当以健脾而不伤阴，养阴而不碍阳为原则，使脾肾之气渐复，清升浊降，则泄泻易于痊愈。

徐仲才

小儿腹泻治疗经验举要

徐仲才（1911~1991），上海中医药大学附属龙华医院主任医师，教授

泄泻是小儿的常见病，尤以婴幼儿的发病率为高。小儿体质纤弱，脏腑娇嫩，一旦饮食不节，寒温失调，均能使脾胃受伤导致泄泻，故本病发病与脾胃关系密切。临床上除伤食、感邪泄泻外，脾虚泄泻为最多见。脾虚泄泻可见大便稀薄，或完谷不化，色淡，不思乳食，苔白，脉濡软等症。对此类泄泻，常用四君子汤合理中汤以健脾温中。如兼有面色㿠白、神倦、肢冷、睡时露睛等脾肾阳虚之证，则以理中汤加附子、肉桂温补脾肾。湿重苔腻者，加苍术、陈皮燥湿和中。腹胀痛者，加木香行气止痛。小便少者，加泽泻、萆薢分利小便以实大便。久泻或滑脱不禁者，可加诃子、肉果、罂粟壳等固涩之品。对罂粟壳的应用必须控制剂量，一般用 3~5g，泻止后即宜去之。

某 4个月。

便泻水样，9天未止，纳呆，尿较少，舌苔白腻，脉濡。证系脾虚湿胜。治宜培脾、燥湿、分利。

苍术 9g 茯苓 9g 半夏 9g 陈皮 3g 广木香 2.4g 姜炭炮，3g 山楂炭 6g 泽泻 9g

3剂后泄泻得止。

某　小儿。

泄泻 25 天（断乳后即开始泄泻），每天 5~10 次，大便色淡，间夹清水，形瘦眶陷，神疲色㿠，苔薄，脉软。诊为脾肾阳虚。治宜温补脾肾，佐以固涩。

党参 9g　焦白术 9g　茯苓 9g　甘草炙，2.4g　干姜 2.4g　肉桂 2.4g　粟壳炙，3g　赤石脂包，12g　四神丸包，9g

2 剂后，泄泻次数减半，便中水分减少，原方续服 2 剂泻止。再以健脾之剂调理而愈。

脾虚泄泻出现舌红、口干等津伤阴亏之象，乃泄泻耗伤津液，仍当以控制泄泻为主，不宜单纯养阴。常在参苓白术散中加入熟地，补脾养阴兼顾。若遇大便稀溏或黏腻不化，小便短少，或身有微热，舌苔黄腻，脉濡之证，乃脾虚兼夹湿热之泄泻，常用葛根、黄芩、黄连、白术、茯苓、泽泻、萆薢、甘草健脾清热祛湿取效。如见便泻清稀、纳呆、舌苔白腻等寒湿中阻者，可用止泻片（炮姜炭、山楂炭）吞服或研末加白糖调服，以温中祛寒止泻。此药可与补脾药同用。对小儿寒证泄泻，除内服药物外，可配以暖脐膏（丁香、肉桂、白胡椒）敷贴脐穴。此膏能温中散寒，止痛止泻，敷贴后往往可获较好效果。对轻证脾虚泄泻，常予怀山药粉，每次 6~12g，加适量白糖调成糊状服用，每日数次。

此外，推拿疗法治婴幼儿慢性泄泻也有较好疗效。方法如下：

推脾土 300~500 次，摩腹 3~5 分钟，推七节（向上）300~500 次，揉龟尾 300~500 次。此法对拒服中药的患儿尤为适用，对泄泻顽固者，也可配合应用。

（陆鸿元　徐蓉娟　郭天玲　整理）

午雪峤

湿热清肠，参用酸涩
重视养阴，擅用外治

午雪峤（1926~   ），西安市儿童医院主任医师

疗湿热，清肠略参酸涩

小儿泄泻，有因伤食，有因脾虚，也可因外感和湿热所致。其中湿热泄泻居多，伤食者次之，脾虚者较少。小儿又为纯阳之体，感邪后"易从热化"。午氏遵叶天士之论："襁褓小儿，体属纯阳，所患热病最多。"认为小儿泄泻，常感湿感热，故热证、实证居多。

夏秋季节，湿热炽盛，暑热湿困，均易引起脾胃气机紊乱而致泄泻。其症状特点：患儿大便暴注下迫，如水样，内杂不消化食物，大便色绿或黄，或有黏液，一日泄泻4~8次，肛门灼热且赤，小便少而色黄。舌质红而干，苔白腻或黄腻，脉多滑数或濡，指纹多呈紫色。根据脉、舌、症，午氏采用清热利湿、和中止泻之法，常在清肠中略参酸涩之药。方用小儿泻痢片。

小儿泻痢片

葛根　黄芩　黄连　川厚朴　白芍　滑石　甘草　茯苓　焦山楂　乌梅　罂粟壳

方中葛根解表清热，升发脾胃清阳之气，且有止泻之功；芩连清泄里热，而止泻痢；乌梅、焦山楂味酸，涩肠止泻痢而生津；白芍苦酸微寒，有泄肝缓急之功，常与黄芩、甘草同用，以治疗痢疾腹痛；厚朴行气燥湿，除胃肠气滞；茯苓甘淡能利水渗湿；滑石味甘淡性寒，以利湿清热；甘草缓急止痛；少佐以酸涩微寒止泻之罂粟壳；诸药合用，有解表清里热，和中止泻收涩之作用。方中佐以少量粟壳，勿忧留寇之弊。《本事方》中之木香散即用罂粟壳与黄连、木香同用治久痢、血痢，凡小儿湿热之泄，应用此方，每获良效。临床资料表明，该方用于湿热泄泻、痢疾，有效率为92.7%。

午氏用此方法治疗小儿湿热泄泻，已有数十年之久，其汤剂、粉剂或片剂疗效均著，一般湿热性泄泻，大多在3天左右治愈。

午氏曾以其煎液保留灌汤，试用于少数病例，效果较口服为优，而且作用迅速，可免小儿服药之苦。

调脾胃，勿忘滋养脾阴

小儿泄泻，经治不愈者有之，究其病因，不外脾肾阳虚或脾阴大伤。故脾阴虚之证，不易忽略。但医生往往忽视脾阴虚证。小儿生理特点是"稚阴未充，稚阳未长"和"脾常不足"。由于热泻、暴泻，火热伤阴，加之大量阴液外泄，阴津枯竭，故出现皮肤干枯，口渴唇红，舌红少苔，或光滑无苔，小便不利而成伤阴泄泻之证。午氏治以自拟葛梅饮。

自拟葛梅饮

葛根 15g　乌梅 40g　甘草 5g　白茅根 40g

共研粗末，水煎成5%的溶液，加入适量白糖，少许食盐，频频口服，每日总量不超过50~100ml/kg体重。

在补液的同时，用滋养脾阴增液法，方用健脾增液汤。

健脾增液汤

莲子肉　生山药　生扁豆　生杭芍　乌梅　车前子　白茯苓　黄连　石斛　生晒参

食积者加焦三仙；兼脾阳虚者加白术，即可收效。方中莲子肉、生山药、生扁豆、石斛滋补脾阴而止泻；杭芍、乌梅护阴生津，酸敛平肝止泻；车前子、白茯苓健脾渗湿；少佐黄连，清热止泻；生晒参益气生津扶正。

服上方后，泄泻若止，午氏不主张立即停药，而改用滋脾饮善后调理，以期巩固疗效。

滋脾饮

炒白芍　炒麦芽　炒山楂　鸡内金　炒山药　炒扁豆　炒薏苡仁　粉葛根　莲子

小儿伤阴泄泻，多发生在热泻的后期。此时患儿抵抗力降低，脾胃阴液耗伤，病情多属严重。应引起医生注意，切不可掉以轻心，贻误病机。

滋补之剂，往往影响脾胃的消化功能而致纳呆、腹泻。故午氏在腹泻伤阴的情况下，不用生地、玄参之类，而选用山药、扁豆、莲子、石斛等品，滋阴而不腻，补脾而不燥，于泄泻伤阴甚宜。

用外治，仍须辨证施药

湿热泄和脾虚久泄，午氏常用外治法，均可收到满意效果。

参香散

苦参、木香，比例为6:1

苦参苦寒，清热燥湿；木香味辛苦性温，可行气止痛，实肠止泻。两味药物虽少，但疗效颇著。

将参、香按比例碾成细末，用温水把参香散制成饼状，用伤湿止痛膏把药固定在脐部，24 小时更换 1 次，即可取效。

若小儿素体脾胃虚弱，或病后失调，或用寒凉之药攻伐太过，治不得法，以致脾胃更虚，运化失常，不能运化水谷，久之脾阳不升，反而下陷，泄泻由之而生。根据小儿脾虚久泄之病机及症状特点。午氏用麝桂散（麝香、丁香、肉桂），研成细末，每次用 0.5~1.0g，温水调敷肚脐部位，以伤湿止痛膏固定，24 小时更换 1 次，每每获效。

脾气以升为健，腹泻多有脾气不升。故治泻还应注意运用升举脾阳之药，特别是虚泻、久泻患儿。通常用升麻、柴胡、葛根，姜、防用少量也有升脾阳的作用。如"升阳除湿汤"之用姜、防、升、柴，"痛泻要方"之用防风，都取其升阳除湿之意。

反佐药治泄，亦属常用之法，所谓"奇之不去则偶之，偶之不去则反佐以取之"。即在正治效果不满意时，在主药中加入少量苦寒药。如连理汤之用黄连，或在寒凉药中，加入少量温热药。如芩芍散之用炮姜，每获奇效。

总之，小儿之病，选方用药，更要斟酌分量，充分认识小儿体质生理及病理上的特点，掌握小儿疾病发展规律，根据不同阶段的特殊矛盾，认真辨证，慎重施治，决不可掉以轻心，杂乱投药，犯虚虚实实之戒，造成不良后果。

（秦林　整理）

何炎燊

暴迫下注，白虎清泄
土败须慎，阴风萌动

何炎燊（1921~　），东莞市中医院主任医师，临床家

小儿稚阴稚阳之体，起病急骤，传变迅速，易寒易热，易实易虚。若方治稍乖，则轻者转重，成"慢脾风"危证，或酿为疳臌之疾。

暴注下迫，急进白虎清泄

幼科方书，皆云泄泻不离乎湿，湿之与土同类相召，故病在脾胃。中气实者，病在阳明，邪从热化，治以苦寒清泄为主，用葛根芩连汤合白头翁汤可效。然有受邪较重，或因误治，以致泄泻无度，暴注下迫，所下溏黄臭秽，口渴引饮，神情烦躁，甚则神迷昏睡，或高热惊惕，时欲作痉，胸腹热满而四末反凉，细察其面色如常，额头明亮，目睛有神，或目绕红丝，眵多，呼吸气粗，唇红，舌苔厚燥，脉数有力，此为正气未虚而热邪充斥胃肠，有化火传营及引动肝风之势，上方宜加石膏、知母、银花、滑石，大剂频灌，即可顿挫病势。

考《伤寒论》无用白虎治下利之文。阳明热盛非白虎不为功。仲景所论者，乃阳明邪热迫津液从外泄故大汗，此则阳明邪热迫津

液从下泄故暴泻，其理可通。王孟英治石诵羲耳聋泄泻危证，力主重用白虎，并阐释其理云："肺移热于大肠则为肠澼，皆白虎之专司。"此深得《内经》"暴注下迫，皆属于热"之旨。且阳明为三阴之屏障，在此关键时刻，若不当机立断，徒进轻剂，不能阻遏病势，往往陡生变证，"重阳必阴"，转化为虚寒险恶之病症，屡见不鲜。

脾虚湿困，治宜燥补升敛

脾为阴土，故寒湿之邪多犯脾；又小儿中气素虚者，虽感湿热之邪，亦可转入太阴而从寒化。其症泄泻溏薄，黄白相兼，如蛋花样，腹满肠鸣，时有阵痛，面黄，倦怠，小便不利，口渴，多饮则呕，其脉偏脾虚者多濡细，偏湿重者多缓滞，其舌多淡，偏脾虚者苔滑腻而薄，偏湿重者苔滑腻而厚。儿科方书以胃苓汤治湿多者，以钱氏白术散治虚多者。积数十年经验，缩脾饮加白术、车前子治疗此证甚佳。《医方集解》列缩脾饮为治暑之剂，然此乃治寒湿伤脾之方也。王孟英释其方义云："脾为阴土，喜燥而恶湿，贪凉饮冷，脾阳为湿所滞而缓纵解㑊，不能宣运如常矣。故以砂仁、草果快脾而去其所恶之湿，臣以甘草、扁豆，甘淡以培其正气，佐葛根、乌梅，一以振其敷布之权，一以缩其缓纵之势。况梅能生液，湿去津生，最为可法。"王氏此论，将缩脾饮治脾虚湿泻之四个环节——快脾燥湿、甘温补中、升发清阳与酸敛生液，阐发无遗。据多年临床体会，方中加白术以增其补脾燥湿之力，车前子淡渗分利，使湿从小便去，则更为周到。而炮制之法亦须讲究，疗效始可保证。

加味缩脾饮

葛根湿纸裹煨, 9g　扁豆炒微黄, 15g　炙甘草 3g　草果 5g　砂仁 5g

乌梅肉 3g　　白术土炒，12g　　车前子炒，9g

此为 2 岁小儿药量。

火衰土败，慎防阴风萌动

寒湿内侵，泄泻无度，则中阳式微；或初属热泻，暴注亡津，气随津脱，阳证常可转阴。若下利清谷，四肢厥冷，是脾病及肾，若吐泻交作，则胃阳亦惫。倘治不及时，倏然搐搦，目窜神迷，痰鸣气促者，叶天士谓之"胃阳火乏，风木来乘"，即俗所谓"慢脾风"危证。近年教科书中描述此等证，多云"溺清便溏，舌质淡，苔薄白，脉沉迟"等明显属虚属寒者，此与多年所见之脉舌症状不符。而医者若不细察，亦易为其假象所惑。如见其舌暗红而干，苔燥如沙，扪之不湿，唇焦，渴饮无度，虽苦药亦甘之如饴者，以为热邪伤阴，不知此乃津液下夺，阳微则阴不上承之故；如见其腹满不减，鼓之有声，以为中焦积热，不知乃脾气虚泄，运化无权之故；如见其小便涓滴，色黄味辣，以为湿热困阻，不知乃下泉枯竭，阳不流布之故；如见其痉厥神迷，以为心肝蕴热，不知乃心阳不振，阴风萌动之故。此外，脉极少沉迟而多现浮细数促，稍按则散，环唇色青带黄，白睛变蓝，目无神采，明堂准头并皆灰暗，口鼻气冷，息微若不相接续，皆慢脾风之诊断要点。急用大回生汤治之，方出谢映庐《得心集》，用丁蔻附桂理中汤为基础，以温胃脾肾之阳而逐中下焦之寒，加黄芪、酸枣仁、茯神、枸杞子以益气安神，全蝎、钩藤祛风止痉，赤石脂涩肠止泻，力宏效捷，无出此方之右者。若脉数疾无伦，是心衰欲脱之兆，仿张锡纯法，去杞子加山萸肉治之。若环唇及白睛青甚而搐搦频仍者最险，恐阴风莫制而呼吸骤停，方中再加蜈蚣，救治及时，亦可转危为安。必得泻止阳回，津液流布，小便乃通，消渴乃止，舌燥乃转润，脉亦不数而神回风息矣。

久泻成疳，必须虚实兼顾

无论热泻湿泻，治不中肯或不彻底，或调护失宜，每致迁延不愈。此时虽无险恶之候，然脾困日久，健运失职，升降乖戾，遂变生虚实错杂之证，方书谓"久泻成疳"，古名"丁奚"者是也。此时患儿眼大无神，颈细肢瘦，腹满绷急拒按，腹痛则泻，日四五行，所下黄溏酸腐，中夹完谷，小便黄短，性情暴躁，抓衣啮指，夜睡汗多，惊惕梦呓，脉多沉涩略数，舌质不华，上布垢苔。此时补则留邪，攻则伤正，叶天士用"疏补佐运"四字作为此病治则，言简意赅。推广其义，用缪氏资生丸多效。此方本为妇人妊娠而设，兼消补之法，以助后天生化之源，故曰资生。主药乃四君、山药、扁豆等，甘平补脾，又以陈皮、砂仁佐其健运。脾失运则食积内停，用山楂、麦芽、神曲以消磨之。脾虚则易生内湿，用藿香、白豆蔻以芳化之，薏苡仁、泽泻以淡渗之。湿阻气壅则生内热，用黄连苦寒以清泄之，药味虽多，然纯而不杂，改用汤剂，用治小儿久泻成疳，虚实兼顾，亦颇合拍。

（马凤彬　整理）

史方奇

扶正祛邪理升降，寒温并用治久泻

史方奇（1912~1994），重庆市中医院主任医师

史氏认为，小儿脏腑娇弱，形体气血未充，稚阴稚阳之体，卫外抗邪力差，易受六淫之侵；其脾常不足，食饮不节，易伤积滞之苦。故常因外感、积滞伤脾损胃，致纳化紊乱，升降失调，腹泻即作。初泻多实，解表祛邪，消滞和中则病易解。若治不得法，或复感外邪，或又伤积滞，脾胃更受克伐。小儿脾虚久泻即由此发生。发病之特点有：①初起多有外感，或积滞，或两者兼夹的发病史。②病程较长，多在2个月以上，甚至有数年不愈者。③病儿常有面色不华，形体消瘦，食欲不振，或恶心呕吐，大便每日数次或10余次，溏便或水样便，溲黄，舌淡苔黄腻，一派升降失调，寒热错杂，本虚标实之候。

其病机为：脾虚运化失职，水谷不能化生精微，反内聚为湿；湿为阴邪，更伤脾阳，湿性黏腻重浊，阻碍气机升降，久遏郁热，更虚脾气，致使腹泻迁延不已。

根据小儿脾虚久泻的病机，史氏提出了补脾温中、除湿清热的治疗原则。针对病候特点，治疗应为温清并用，调理升降。本病的治疗重点在补虚。若不图本，湿蕴热伏之源不去，邪焉能祛？泻焉得止？补虚之法有补脾与温中。脾虚失运是主因，阳伤乃其发展之势，故补脾为重，兼以温中。其次是祛邪，若不祛之，蕴湿伏热肆虐为害，必

碍培本补虚之治。祛邪则分除湿与清热。湿因脾虚不运不化所内生，热乃湿遏积滞所郁成，故一般当以除湿为主，清热次之。本病升降失调多责在脾，但亦有胃病及脾而致者，故治疗应从影响升降失调的主要因素着手。

史氏习用经验方参连建化汤为主治疗小儿脾虚久泻。

参连建化汤

党参6g　黄连3g　黄芩6g　干姜3g　法半夏3g　大枣6g　甘草炙,3g 生扁豆10g　泽泻6g

本方师仲景泻心方意，方中党参、炙甘草、大枣、扁豆补脾以升清；干姜温中以醒脾；法半夏、泽泻除湿以降浊；黄连、黄芩清热以燥湿。集扶正祛邪、调理升降、寒温并用三法于一方，深得前贤对证遣方，据法立方之妙。

必须指出：本方结构严谨，组合全面，药物、剂量不可随意改变。如随证加减须遵法度，方能收效。其要点：

（1）本方用党参以治本，为重点。病重者党参量可加大，病甚者可用红参，虚极者可用西洋参，不能口服者可用人参针静脉注射。

（2）黄连与干姜的配伍也很重要。脾虚热重者可加大黄连用量，脾虚寒甚者可加大干姜量。两者一苦寒一辛温，寒温并施，不可随意更换或代用。

（3）兼表有风寒者加苏叶3g，表有风热者加银花、连翘各6g以解表；夹食者加山楂、神曲各3g，莱菔头6g以消滞；便泻稀水者加车前子6g以分利；呕吐重者加大半夏用量，更甚者用灶心土30g煎汤代水熬药以降逆；服数剂不效者，升清力逊，加升麻、莲米或荷叶各6g，以鼓舞脾气上行。

（4）本病既因脾胃纳化失调所致，其煎服法不可不究，否则药虽对证，服而不受或受而不化，治亦无效。本方每剂煎2~3次，再将药汁合而浓缩，如用红参、西洋参，须另煎汁兑服。一般采取多次少量喂服法，每次服药 10ml 左右，每日 7~8 次。若呕吐重者，每次可减至 5ml 左右，每日可增至十多次或数十次，或日服 2 剂。这种方法既可使失和之胃能受纳而不吐，又可使已虚之脾运化而不泻，不但易于收效，而且使药力得以持续。

某 男，1 岁半。

患儿反复腹泻，已有 1 年以上。每日大便 4~6 次，呈稀水或鸭溏状，兼夹黏液，色黄绿。

曾长期使用抗生素治疗而鲜效。请史氏诊治时，患儿面色无华，精神倦怠，形体消瘦，食欲不振，舌淡苔薄白，脉沉，指纹淡伏。脾虚久泻，升降失调。治宜补脾益气，调理升降。方用参连建化汤加味。

党参 6g　黄连 3g　黄芩 6g　干姜 1.5g　法夏 3g　大枣 6g　甘草炙，3g　山楂 3g　神曲 3g　生扁豆 6g　莱菔头 6g

服药 10 余剂后病愈。

患儿面色无华，精神倦怠，形体消瘦，显系脾虚失养之候；便泻稀水或鸭溏，兼夹黏液，色呈黄绿，又为湿蕴热盛之征；治以脾虚为本兼顾湿热之标，用参连建化汤加楂、曲、莱菔头补脾健运，调升降，温清并用，使久泻之小儿得以康复。

某 女，1 岁半。

有慢性腹泻史 3 月，加重 2 天而收住院治疗。主要症状为：腹泻日 20 余次，大便稀水，混杂黏液，色呈黄绿，甚则大便失禁，腹胀如鼓，频频呕吐，发烧。西医查：血压下降，水电解质紊乱。诊断为小儿中毒性消化不良。采用各种抗生素、纠酸中毒、输液、输血等措施治 3 天未效，其输液量与吐泻量基本相当。请史氏会诊时，患儿形体消瘦，精神萎靡，面色㿠白，睡卧露睛，唇青肢冷，舌质红绛，舌苔薄黄，口干燥，指纹沉伏色淡，脉沉细。中医辨证：脾肾阳衰，气血逆乱，虚极之危候。治宜温补脾虚，升清降浊。方用参附汤与参连建化汤加味交替。

（1）参附汤

西洋参 6g　制附片先煎两小时，6g

水煎，温时少量频服。

（2）参连建化汤加味

西洋参另煎，6g　黄连 4.5g　黄芩 6g　干姜 3g　法半夏 6g　大枣 6g甘草炙，3g　升麻 6g　泽泻 6g　生扁豆 9g

用灶心土 60g 煎汤代水煎药，药汁再浓缩，少量频喂。

上两方交替喂服，嘱吐后再喂。

喂 4~5 次后，服药已不呕吐，此乃胃气渐复之佳象。3 小时后，呕吐渐减，血压渐升。6 小时后，呕吐已止，便泻次数减少；12 小时后，腹泻减至 3 小时 1 次，病情好转。

继进 2 剂，病状更加改善，水电解质紊乱纠正。停服参附汤，再予参连建化汤 2 剂，病愈出院。

本例患儿久泻不愈，短时间内急速加剧，此乃脾肾虚极，清浊淆乱所致。肾阳虚衰不能生土，脾虚失运则水湿不化，聚而不泻，肾虚失约则大便失禁，脾虚阳衰，胃土亦损，浊气上逆，故饮入即吐。唇清肢冷，睡卧露睛乃脾肾阳衰之外候，舌绛苔黄，又示湿蕴热邪。史氏以参附汤药少力专，温补脾肾以治本，又用参连建化汤加升麻以益气温中，除湿清热，伍以灶心土煎汤代水以调理升降。终使胃气得复，阳回脾健，化险为夷。

由于小儿体属纯阳，其病易于传变。刚剂之用，宜把握病机，宜速不宜迟，宜暂不宜久，中病则已。故当患儿阳回症减时，即去参附汤，独以参连建化汤收功。

（谢辅弼　整理）

区少章

小儿腹泻证治琐谈

区少章（1900~1998），广州市中医医院主任医师

伤 食 泻

小儿肠胃机能发育尚未完善，消化力弱，若饮食过多，或进食难消化食物，或喂养不定时，或喂小儿的食物与年龄不相适应，致使脾胃有伤，运化失常，遂成泄泻。

症状：大便稀烂或水样，1日数次或10多次，其气酸臭或如败坏鸡蛋味。若乳食不化，泻出的大便常带有白色或黄白色小块。厌食，腹响肠鸣，或胀或痛，婴儿则啼哭不安，泻后则较为安静，或兼呕吐，吐出物有酸臭味。治宜消积和胃。方用平胃散合保和汤加减。

苍术 6g　山楂 6g　麦芽 9g　神曲 9g　竹茹 5g　厚朴 4.5g　陈皮 3g

有发热则去苍术、陈皮加葛根、黄芩、黄连、银花、连翘、泽泻、天花粉；泄泻水样而小便短少，为清浊不分，水湿移于大肠，治宜分利小便，加入泽泻、车前子、茯苓、薏苡仁、猪苓等；若无发热，兼寒，尿清白，舌白润，指纹底红，宜加炮姜、砂仁、肉豆蔻、赤石脂等；若兼呕吐则是胃停水湿，水气上逆，宜加法夏、藿香、竹茹；若有腹痛加白芍、木香；若口干作渴，去苍术加花粉、麦冬；若

体质差，肠胃薄弱而见神倦脉弱者，加党参、五味子，甚者以茯苓12g煎水（去渣）与高丽参6g炖服。

热 泻

小儿热泻常与感染有关，除了消化道内的感染，呼吸道等消化道外感染也可使胃肠机能减弱而致泄泻。

症状：发热或不发热，大便色黄，水分多，腹泻有力，烦躁啼哭，口渴唇干，心烦少食，小便短赤或不利，甚则皮肤干燥，弹力差，舌质红，舌苔黄或腻。若由外感引起则脉浮而数，指纹浮紫；若由食滞引起则脉沉而数，指纹滞；若因湿而致则脉数而软，指纹紫而滞、模糊；若脾虚有热则脉虚数无力，指纹紫而底红。治宜清热止利。方用葛根黄芩黄连汤加减。

葛根6g　黄芩6g　黄连3g　甘草2g　扁豆衣9g　花粉8g　滑石12g

若有呕吐加竹茹、藿香或法夏；若有腹痛或腹胀加枳壳、大腹皮；伤食加神曲、谷芽、麦芽；若小便短少加木通、泽泻、茯苓；若热盛加连翘、银花；若口干，津少，舌燥加石斛、麦冬、天花粉；若发热唇干，神倦嗜睡，脉弱而数，或右手指纹红，为脾虚有热，宜去黄芩加白术，即白术与黄连同用，加西洋参或吉林参炖服；若虚甚则去黄芩、黄连，加高丽参炖服。若暑天发热泄泻则以香薷易葛根加荷叶。

寒 泻

此证多由脾胃虚寒，肾火不足，不能运化水湿，致使水湿停聚而引起。

症状：泻下完谷不化，澄澈清冷，如鸭粪一样，腹中绵绵作痛，小便清白，口不渴，面色白，脉迟无力，苔薄白，指纹红，四肢冷。治宜温中散寒。方用附子理中汤加减。

附子 6g　甘草炙，3g　姜炮，3g　党参 9g　白术 9g

若泻甚不止，眼目深陷宜加赤石脂、肉豆蔻、人参；呕吐加丁香、白蔻仁、藿香；口干加五味子或乌梅；有汗加黄芪、桂枝、白芍、生龙骨；有痰加胆南星、法夏、白附子；风重加僵蚕、全蝎、白芍、钩藤；若有五更泻，为肾虚寒泻，宜加入四神丸；若有身热加金钗斛、地龙或少许黄连。

虚　泻

此证多由初起失治，泄泻无度，病程延长，致脾虚气陷，收摄无权，发展成慢脾风之证候。

症状：泄泻严重，或兼呕吐，日泻 10 数次至数十次，色如白汤，手足常冷不温，睡每露睛，双眼无神，不饮食，不语。唇色淡白，指纹或隐或现，脉沉微。

治宜助气健脾，温中涩肠。

党参 9g　白芍 9g　钩藤 9g　黄芪 9g　茯苓 12g　僵蚕 9.5g　白附子 4.5g　甘草炙，3g　陈皮 3g　乌梅 3g　人参（最好为高丽参）炖服，9g

泻甚加肉豆蔻、赤石脂、龙骨；汗多重用黄芪，加白芍、桂枝、炙甘草、煅龙骨；有呕吐加厚朴、白豆蔻、红丁香；寒甚加附子、桂心；口干加五味子；虚甚加枣仁、黄芪、赤石脂、附子、熟地炭。

惊　泻

此证由于小儿体质素弱，一时受惊，激动肝风，侵犯脾土所致。

症状：夜卧不宁，多有惊跳，大便稀烂，色青，1日多次。治宜定惊、平肝、息风。

茯苓9g　山药9g　白芍9g　地龙6g　木瓜6g　生龙齿12g　僵蚕4.5g　甘草2g　珍珠末冲服，1g

某　2岁。

时患吐泻，高热不退，烦躁，口干，饮水，服药不纳，投以清热去湿导滞之剂不应。有主张用葛根芩连汤者，有主张用吴茱萸汤者，有主张用理中汤加黄连者，主寒、主热各执一词，议论纷纭，莫衷一是。此症吐泻频繁，大渴不止，泻以下多而亡阴，呕以多出而耗液，阴伤液耗水不足以济阳，阳浮于外故高热、口干、精神烦躁；水不涵木，木火鸱张犯胃则呕，贼脾则泻。刻下之治宜使药能入口不吐方有转机，但苦口之药因其动呕既不能用，辛燥之药恐再劫阴又不能投，西洋参，味甘微苦，凉而不寒，因能治呕吐伤津者，于此证尚宜。遂用花旗参15g以水约300ml文火煎，分多次服。服后不呕，从晚服至天明，能睡，烦躁减，热降，泻减。后改用汤药：西洋参、麦冬、五味子、竹茹、怀山药、白芍、甘草、金钗斛、谷芽、木瓜等药调理，得以渐安。

房某　男，10个月。1975年11月5日入院。

患儿发热、微咳4天，近2天大便蛋花样，一天10多次，水分多，无脓血，小便少，口干，喜饮，有呕吐，每天6~7次，吐出进食之物。起病后曾用西药治疗无好转。体检：体温38.5℃，精神疲乏，较烦躁，前囟凹陷，口唇干燥，皮肤弹性差。诊断：消化不良。入院后经补液，先后用庆大霉素、呋喃唑酮、新霉素、次碳酸铋、复方樟脑酊，中药初服加味葛根黄芩黄连汤，后服四君子汤、四苓散、独参汤等，经 6 天治疗，体温恢复正常，无咳，无呕，但泄泻不止，每天 20 多次，病重，故邀会诊。见病孩疲乏，面色㿠白，闭目露睛，唇色淡白，舌质淡红，脉细无力，指纹红。泄泻多天，脾肾皆虚，脾失收摄之权，肾失闭藏之职。治宜脾肾两补。

党参 9g　白术 9g　白苓 9g　赤石脂 9g　黄芪 6g　熟附子 6g　肉豆蔻 6g　白芍 6g　姜炮, 3g　陈皮 3g　甘草炙, 3g　石柱参 6g

1 付。炖服。

二诊（11 月 11 日）：服药后精神好转，晚上即腹泻减少。

上方加乌梅 3g，肉桂 1g。日 1 服，连服 2 天。

三诊（11 月 13 日）：昨天大便 4 次，烂便，无蛋花样，小便增多，面色、唇色转红润，精神良好，胃纳明显进步，舌质仍淡，苔薄，脉软，指纹红。仍需大补脾肾。上方去肉桂、白芍，2 剂，日 1 服，服药后，病孩大便日 1~2 次，便质正常，胃纳、精神良好，按上法调理善后，于 11 月 15 日痊愈出院。

（区庆端　整理）

胡肇基

口服保液，辨证运用

胡肇基（1920~　），广州市荔湾区中医院主任医师

重症腹泻，指大便一昼夜10次以上，排出物为水多渣少或水样混有黏液者。眼眶内陷，前囟下凹，皮肤弹性减低，黏膜干燥，尿量减少，口渴思饮而唇干，舌绛无津者，为伤阴（脱水）之征。面色㿠白，额汗不温，肢冷脉微，体温在37℃以下，舌质淡，倦睡露睛者，为伤阳危候。

临床观察100例婴幼儿重症腹泻，脾虚证占64%：泻出物完谷不化，不思纳食，面色萎黄，神疲倦怠，头发稀疏，肌肉松弛，舌淡苔白，脉象虚软，指纹色淡。

湿热证：约占重症腹泻的1/4。发热腹痛，粪臭质黏，肛门潮红，按之热感，烦躁口渴，小便黄短，舌苔黄腻，脉滑而数，指纹紫滞。

伤食证：腹痛拒按，泻后痛减，大便秽臭，脘腹胀满，嗳腐恶食，舌苔厚腻，脉滑有力，指纹沉滞。

兼有风寒表证者，必有鼻流清涕，喷嚏作呕，畏冷蜷卧，脉浮舌淡等症状；夹暑者，乃在暑天时，兼见发热，头重，自汗，烦渴，小便短赤，脉濡数等暑湿症状；夹惊者，必有多啼善惊，面青唇淡，白睛色青，指纹淡青等见症。

脾虚者，以七味白术散为主方，加龙骨、牡蛎、山药、泽泻、益

智仁（本药对便青者，很快可使转黄），另用珍珠末 1 分冲服，年龄在周岁以上者，可以珍珠层粉代。

湿热者，以葛根芩连、芍药甘草合白头翁汤为主方，加火炭母、绵茵陈、木香、白芍。高热者加羚羊角，阴津亏损者加生脉散。

伤食者，以痛泻要方为主，酌加消导药，如麦芽、神曲、鸡内金之类。

至于兼证，兼风寒表证用参苏饮，兼暑用连朴饮，偏湿用藿朴夏苓汤，夹惊用妙香散加减。

婴幼儿重症腹泻，临床常见为各型兼杂，如脾虚湿热等，故治疗关键在于随证消息，灵活辨治。胡氏研创 5 种口服辨证保液法和姜蜜止呕法，既可固护患儿津液，又可防止服药呕吐，应用于婴幼儿重症腹泻，效果良好。

1. 姜蜜止呕法

适用于婴幼儿腹泻出现饮入即吐者。

方法：以生姜汁与蜂蜜糖各等量（均约一汤匙）用沸水炖 15 分钟，用小茶匙调匀，小量放在病儿舌上，让其慢慢咽下，约用 3~5 茶匙即可。

效用：本方以生姜汁祛风止呕，蜂蜜缓急解毒。为重症腹泻婴儿止呕要药。病儿吞咽姜蜜后，气顺呕停，为服中药和口服保液药创造了条件。

2. 大补元气止泻保液法

适用于婴幼儿重症腹泻出现伤阴（脱水）症状或阴损及阳者。

方法：高丽参（或吉林参）6g，切碎放入有盖瓦盅内，加清水40ml，急煎先喂服一部分，再煎去渣，以其小量频频灌服。如有呕吐先用姜蜜止呕法止呕。

效用：人参补元气，生津安神，对婴幼儿重症腹泻出现眼眶内陷，前囟下凹，尿少口渴，唇干舌绛等伤阴（脱水）者有挽救虚脱、增补气液、补阴扶阳的作用。

3. 健脾渗湿止泻保液法

适用于婴幼儿重症腹泻属于脾虚的患者。

方法：生薏苡仁 45g，京柿 4~6 个，加沸水 600ml，去渣，加入适量食盐（约为 0.85%），溶解后，小量频频灌服。

效用：薏米健脾渗湿，京柿涩肠止泻，对重症脾虚泻患者，有健脾止泻、救阴保液的作用，能防止伤阴、伤阳等危重证候的出现。

4. 清热解毒止泻保液法

适用于婴幼儿重症腹泻属于湿热者。

方法：黄连 6g，京柿 4~6 个，加沸水 400ml，煎 20 分钟，去渣，加黄糖适量，溶解后少量频频服用。

效用：黄连泻火解毒，京柿涩肠，少佐黄糖对重症湿热泻患者，有燥湿清热、解毒涩肠止泻的作用。能防止体液脱失多而出现伤阴、伤阳等危候。

5. 健胃消食止泻保液法

适用于婴幼儿重症腹泻属于伤食型的患者。

方法：生麦芽 45g，京柿 4~6 个，蜜枣 6 个，加水 600ml，煎成 400ml 去渣，少量频频灌服。

效用：麦芽消食和中，京柿涩肠止泻，佐以营养脾胃的蜜枣，制为口服保液药，对重症伤食腹泻者，有消食化滞、滋养止泻、救阴保液的作用。

6. 镇惊利水止泻保液法

适用于婴幼儿重症腹泻有夹惊症状患者。

方法：京柿 4~6 个，纹银一锭，灯心球 10 个，加沸水 400ml，煎成 200ml 去渣（纹银可留作以后使用），少量频频灌服。

效用：本方以纹银重镇定惊，灯心球淡渗利湿，京柿涩肠止泻，合为镇惊利水止泻的口服保液药。对重症腹泻有夹惊症状者，有定惊利水、保液止泻的作用。

许某 男性，6 个月。

病婴半月前开始腹泻，每日 2~3 次，呈黄色水样。2 天后，病情增剧，每昼夜腹泻达 30 余次，排出黄绿色水样便，即往市某医院急诊，医嘱留院观察。曾用抗生素、静滴葡萄糖盐水治疗。回家后腹泻如故，未见好转。患者家长曾忆其亲友存有香橼鸦片末能止泻，乃求取小许，给患婴灌服。服后未几，发现婴儿面色苍白，神志昏迷，汗出肢冷，病转危重。又再送某医院急救，诊为中毒性肠炎。留医数天病情好转，腹泻已止，于 11 月 14 日出院。出院第二天，复腹泻水样便如前，乃于 16 日上午转来我院门诊。

检查：体温 37.8℃，肤色苍白，弹性减弱，精神萎靡，怠倦无力，前囟及眼目眶深陷，皮肤干燥。每昼夜腹泻 10 余次，呈青黄色水样，无黏液及脓血。腹微胀软，肠鸣音亢进。口大渴，尿缺少，干呕，不食，舌淡苔白，脉象虚软微数，指纹色淡。脾虚水泻，伤津损液，气阴两伤。

高丽参另炖，8g　怀山药 18g　白芍 12g　白术 9g　茯苓 12g　陈皮 1.2g　猪苓 6g　泽泻 6g　五味子 6g　麦冬 6g　甘草炙，6g

同时口服健脾渗湿止泻保液。

翌日二诊：体温 36.7℃。家人述说患婴服药 1 剂并频频口服保液后，精神好转，尿量增多，昨夜只大便 1 次，水量减少。舌苔如前较润，脉象较前和缓。

高丽参另炖，3g　牡蛎 12g　怀山药 18g　白芍 9g　白术 9g　茯苓 12g　车前子 6g　陈皮 1.2g　猪苓 6g　泽泻 6g　甘草炙，3g

三诊：体温正常，家人诉说婴儿服药 1 剂后，精神食欲增进，腹泻、肠鸣及其他症状完全消失。检查已无异常。再照前方去人参易党参嘱服 2 剂巩固疗效。

区某　女性，7 个月。

5 天前发病，呕吐腹泻每日 10 余次，曾在某医院门诊治疗 3 天，昨日腹泻次数反而增加，当晚往某医院急诊。诊为急性中毒性消化不良（脱水），经静注葡萄糖盐水补液后，病情未见好转，乃于 9 月 27 日晨转来我院门诊。

检查：体温 38℃，神志呆倦，面色苍白，目眶深陷，四肢厥冷，烦躁不宁，口干大渴，汗出尿少，大便水样，日 20 余次。脉象虚弱，舌淡苔干，指纹色淡不显。

脾虚水泻，阴津脱失，导致伤阳。

高丽参另炖，3g　怀山药 18g　白芍 12g　法夏 9g　茯苓 12g　白术 9g　猪苓 9g　泽泻 9g　麦冬 9g　五味子 6g　甘草炙，9g

同时用口服健脾渗湿止泻保液。

翌日二诊：患婴服上方兼口服保液后精神好转，情绪安定，四肢回温，热退泻止，小便增加，汗渴减少，舌苔转润，脉较有力，指纹色淡，推之稍显。再拟原方 1 剂。以巩固疗效。

龙某　男，6 个半月。

5 天前起发热，体温高达 39℃，入夜尤甚，腹泻水样便，呈黄褐色，量多，气味腥秽，日 20 余次，伴有呕奶吐涎，肠鸣，排便时阵发啼哭，口渴频饮，饮时易吐，尿量短少，肛门潮红。连日在某市人民医院治疗，诊为中毒性消化不良（脱水）。先后补液 1500ml，病势稍减。出院后，因仍泻出大量稀薄水液而于 22 日下午前来门诊。

检查：体温 38.6℃，神志昏倦，面红气粗，烦躁不宁。前囟及眼窝深陷，腹部胀满，皮肤干燥，无汗，张口索饮，唇绛干焦，咽部潮红，舌质红，舌苔黄中带黑，指纹紫滞不显露。

湿热型重症腹泻夹暑伤阴。处方：

（1）姜蜜止呕。

（2）内服药用葛根芩连甘草合橘皮竹茹汤加羚羊角。

（3）用清热解毒止泻保液法救阴。

二诊（23日）：病婴服药后，当夜遍体微汗，热退，查之为37.5℃。夜睡稍安，仍渴思饮，未再呕吐，腹泻4次，尿量增多。停止呕药。

处方：（1）内服药同上，2剂。

（2）改用健脾渗湿止泻保液法。

三诊（25日）：热退，精神渐振，食欲增进，睡眠安静，二便正常。嘱善为调护，以轻剂异功散收功。

杨某 男，17个月。

发热腹泻5天，在当地治疗未效，来市某医院急诊。诊为中毒性肠炎（消化不良）脱水。因暂无床位，乃于6月21日转来门诊治疗。体温39.6℃，神志昏倦，睡不闭目，口唇干燥，囟门凹陷，皮肤干燥，口大渴，无涕泪，昼夜腹泻10余次，呈青色水样，而伴有酸黏物，排便时呈喷射状，脘腹胀满，仍有呕吐，偶因咳嗽而吐出胃内容物。口气与粪便气味秽臭异常，尿少而黄，舌苔黄白而干，指纹沉滞。伤食型重症腹泻。热邪积滞，互结不解，伤阴耗液。清热解毒、清肠导滞。方用：

（1）姜蜜止呕。

（2）内服白头翁汤加葛根、内金、竹茹、布渣叶、郁金。

（3）用健胃消食止泻保液法。

二诊（6月22日）：服药后，呕吐止，仅泻3次，由昨天深夜至今晨来诊未再泻。小便量增，阴津渐回，夜睡较安，但仍发热，体温

38.6℃，唇红，咽部充血，扁桃体红肿。热势仍炽，守前方去葛根加滑石。口给保液法加前。

三诊（6月23日）：热退泻止。改用痛泻要方合异功散2剂以巩固疗效，予大补元气止泻保液法，患儿迅速康复。

（谭翔宇　整理）

冯视祥

久泻不尽为虚，湿热亦可酸敛

冯视祥（1914~？），四川省中医药研究院主任医师

一、久泻不尽为虚

小儿久泻，古今论治皆着眼于虚，故有久泻为虚之说。但小儿久泻中，湿热结滞兼见脾虚者有之，纯为湿热者亦有之。临床宜细加辨识，不可胶执久泻为虚之说而滥施温补。

湿为重浊之阴邪，遇寒则化为寒湿，遇热则化为湿热。

脾虚兼湿热久泻和湿热久泻，每因湿邪郁久化热，或新感外热而从化，或始于湿热经久未愈，因久病而为体虚现象所掩盖等。当于诸症中细心体察其湿热征象。如黏液多，味腥臭，胀秘感，小便黄少等。

二、甘缓温运治疗脾虚久泻

对婴幼儿的脾虚久泻，宜甘缓温运，用自拟"术药煎"，方中白术、山药二味，甘缓止泻，为婴儿脾虚久泻之良方。

脾肾阳虚久泻，附子理中汤的疗效早已肯定，近人认为关键作用在附子。附子温肾阳以壮命门之火，火旺生土，脾阳得以恢复，运化功能正常而泻自止。

三、清化湿热寒温并用

久泻颇多寒热虚实错杂者，即肠中湿热结滞，脾气虚寒，颇类乌梅丸证，宜选用七味白术散合三地泥煎加减，或四君子汤合三地泥煎，在加减中灵活应用干姜、肉桂、乌梅、黄连等药。此种方法是清、补、寒、热、酸、甘、苦、辛并用，使补脾而不滞湿，辛温而不伤津，苦寒而不损阳，既能补脾升阳，又能清热化湿，相辅相成，疗效益彰。自拟的"肠炎宁"一方，其中刺黄芩、马齿苋、铁马鞭、地榆、石榴皮均有清热解毒、燥湿渗湿之功及止痢止泻之作用；糯米稻根为甘平补脾益肾治痨之药；泥鳅串健脾消食止泻。

四、兼夹湿热亦可酸涩收敛

有些医药家认为石榴皮、乌梅、诃子、赤石脂等酸涩药有敛邪之弊，凡有兼夹湿热概属禁用。临证体会兼夹湿热亦可收敛，凡属久泻久痢，只要里急后重滞泻症状不明显，而大便水分多，或呈喷射式者，均可采用酸涩止泻药。现代医学研究，这些药中有一部分具有抗菌、抑菌作用。

彭某　男，5个月。1977年9月15日来诊。

腹泻3月余，患儿出生1月后发生原因不明腹泻，日4~5次，稀糊伴稀水，有少量黏涎，酸臭味，腹微胀，时有呕吐，肠鸣矢气。某医院诊断为"单纯性消化不良"。先后服婴儿素、胃酶、痢特灵及楂曲平胃散、藿香正气散等，腹泻仍不减，大便呈淡黄色，食欲差，小便正常，身体羸瘦，面色萎黄，精神欠佳，不呕吐，腹平软，指纹青紫，舌质淡红，苔薄白。大便常规：低倍显微镜视野下脂肪球（＋）。

脾虚久泻。治宜甘缓健脾止泻法。方用自拟术药煎加石榴皮。

白术 9g　怀山药 12g　石榴皮 12g

水煎，分 6 次服，日 1 剂，嘱服 4 剂。患儿服上方 2 剂后大便即减为日 2 次，稠糊状，4 剂后大便成形，日 1 次。续服 2 剂，大便一直正常，神色均好转。

魏某 男，4 个月半。1978 年 4 月 15 日就诊。

患儿于 1 月 14 日吃牛奶过多而致腹泻。先后诊断为"单纯性消化不良""肠炎"。曾服各种抗生素、助消化剂、止泻剂及中药，病情时轻时重。昨日在某医院行大便涂片检查，发现大量革兰阳性球菌，革兰阴性杆菌极少，遂诊断为"肠菌群失调""营养不良"。嘱停服抗生素，建议中药治疗，因来就诊。大便日 5~6 次。粪便多为水样，有时呈稀糊状，伴有少量黏液，小便不黄，食欲欠佳，口不渴，身体瘦弱，面色苍白，精神萎靡，手脚欠温，腹软不胀，指纹青紫，舌质淡，苔白厚。诊为脾肾阳虚久泻。治宜温补脾肾。方用附子理中汤加石榴皮：

红参 3g　白术 4g　干姜 3g　附片 4.5g　甘草 1g　石榴皮 4g

用法同上案（以下同）。服上方 7 剂，大便减为日 2~3 次，前半段已成形，精神好转，面色略显红润，食欲欠佳，舌质淡红，薄白苔。脾肾阳气已复，但脾胃未健，改用香砂六君子汤加减。服 3 剂后，大便正常，病已痊愈。

李某 男，1 岁零 1 个月。1973 年 10 月 31 日就诊。

反复腹泻 3 月余，患儿于 7 月中旬开始发烧，腹泻，呕吐，在当地治疗后烧退吐止。但反复腹泻至今未愈，曾服中西药，时泻时止。现每日大便 5~10 余次，水样便伴有不消化食物残渣及黏液，食欲不振，小便黄少，形体消瘦，面色萎黄，神乏无力，肛门红热，腹微胀，舌质淡，苔薄黄少津。大便镜检：红细胞（++），脓球（+）。诊为脾虚兼湿热久泻。治宜健脾益气升阳，兼清热化湿。方用七味白术散合三地泥煎加减。

泡参 9g　白术 9g　茯苓 9g　粉葛 12g　黄连叶（或三颗针）12g 生地榆 9g　甘草 1.5g

服上方 2 剂，大便减为日 3~4 次，仍为水样，伴不消化食物残渣，黏液减少，肛门已不红肿，小便稍增、不黄，口渴，腹微胀，食欲仍差，舌质淡苔白。湿热已明显减轻，但仍脾阳虚兼伤阴。治以健脾益气，酸甘益阴。处方：

泡参 12g　白术 9g　姜炮, 4.5g　乌梅 9g　生地榆 9g　诃子肉 9g 甘草 3g

服上方 2 剂，大便减为日 2~3 次，但依然神疲纳差，舌质淡，苔黄白相兼。脾阳仍虚，湿热未尽。治以温脾为主，佐以清热化湿合酸涩。用连理汤加味：

党参 9g　白术 9g　姜炮, 6g　肉桂 1.5g　黄连叶（代黄连）12g　诃子肉 9g　赤石脂 12g　石榴皮 12g

服上方 2 剂（2 日 1 剂），大便日 1~2 次，先干后稀，小便清长，精神好转，食欲增加，停药数日未见反复。查大便常规：红细胞（－），脓球（－），脂肪球少许，舌质淡，苔白。此为湿热已尽，脾阳渐复。为巩固疗效，继温脾阳，佐以酸敛。拟理中汤加诃子肉，2 剂而告痊愈。

杨某　女，11 个月。1974 年 2 月 6 日入院。

腹泻 3 月余，患儿 3 月前因吃广柑水而致腹泻，日 10 余次，水样便，时为绿色，大便镜检有红白细胞、脓球。经某职工医院用合霉素、痢特灵治疗，但大便仍日 5~6 次，呈深绿色。患儿发育尚可，面部轻度浮肿，双眼睑轻度溃烂，角膜亦有轻度溃疡，上腭黏膜稍红，腹微胀，肤色苍黄少华，舌苔淡白尖红。查大便常规：红细胞 1~3/ 高倍视野，脓球（＋）。大便培养，未分离出致病菌，肠球菌占优势，大肠杆菌极少。西医诊断：慢性肠炎，肠菌群失调，营养不良 I~II 度。

住院 33 天，曾用过中西药治疗，效果不佳。

3月12日应邀会诊，认为病儿虽系久泻，体质亦虚，但湿热症状明显，建议停用西药，改用清热解毒，渗湿止泻的肠炎宁（自拟方）加减：

刺黄芩 9g　泥鳅串 12g　铁马鞭 12g　仙鹤草 12g　马齿苋 15g　石榴皮（各药均系干品）12g

服上方 2 剂，大便次数减少。仅日解 2 次，呈淡黄色糊状，未见黏液。续服原方 2 剂，大便减为每日 1 次，稍干，无黏液。服上方 10 余剂，病情已稳定，于 4 月 2 日痊愈出院。

自拟术药煎

白术 9g　怀山药 12g

三地泥煎

三颗针　生地榆　泥鳅串（1 岁以下用 9g，1 岁以上用 12g）

肠炎宁

刺黄芩　生地榆　泥鳅串　马齿苋各 15g　糯米草根 20g　马鞭草 15g　石榴皮 12g

以上各药均系干品，为 3 岁小儿剂量，3 岁上下酌情增减。

顾文华

钱氏七味白术散加味治疗小儿久泻

顾文华，上海医科大学教授

小儿急性泄泻其来也暴，若辨证精确，治疗得当则其愈亦速。如病情严重或治疗不当往往导致脾胃虚弱，运化无权，久泻不愈。临床常用钱氏七味白术散加减，此方由四君子汤加葛根、藿香、木香组成，具有升清健脾，化湿和中的作用，对治疗小儿脾虚久泻伴有呕恶者较为适宜。大便夹有黏液者加扁豆花。

寒湿伤阳可致脾阳不振，中焦虚寒，脾损及肾，脾肾阳虚，命门火衰，病情较严重。此时小儿面色㿠白，四肢逆冷，泻下完谷不化，可用四君子汤合四神丸加减以健脾益气，温补脾肾。如泄泻无度，滑脱不禁者加石榴皮 4.5~9g，罂粟壳 2~6g，阳虚甚者可加用炮附子 4.5~9g，以加强温中补阳的作用，颇有效益。以上诸证凡兼见伤阴者，加乌梅 3~4.5g，可生津酸敛。腹泻好转，脾胃功能未复，每于多饮暴食后再致腹泻，应给予健脾益气消食的资生丸，以巩固疗效。

詹起荪

益脾镇惊汤，痛泻要方治疗小儿惊泻

詹起荪（1921~　　），浙江中医药大学教授

审惊泻特征，析惊泻病机

婴幼儿泄泻是指 1 个月到 3 周岁的小儿排便次数增多，大便稀薄或水样而言。惊泻是婴幼儿泄泻中的一个类型，好发于 6 个月以内的婴儿。临床特征为大便泄下青稠不化有沫，水分较多，每天少则四五次，多则 10 余次，便时稍有不畅感，平素胆怯易惊，寐时多汗，容易罹患外感，多有湿疹病史，精神尚可，胃纳欠振，舌苔多薄白或薄腻，指纹淡紫，若不注意调治，往往缠绵难愈。惊泻以大便色青，稠黏不化为主要特征。

詹氏从小儿病理特点出发，通过长期临床实践，认为婴幼儿惊泻主要是肝脾功能失调所致，脾虚肝旺乃惊泻病机关键所在。

小儿脏腑娇嫩，形气未充，在生长发育过程中，依靠脾胃不断吸收饮食营养而资之以为生。小儿生机蓬勃，发育迅速，对水谷精微的需求量相对成人更为迫切。然小儿脾常不足，脾胃的运化功能尚未健全，这就形成了营养需求大而相对谷气不足的内在矛盾，加之小儿饮食不知自节，寒温不能自调，无论外感内伤均易造成脾胃功能紊乱而

引起泄泻。

小儿稚阴稚阳，脾常不足，肝常有余，体内阴阳之动态平衡及肝脾两脏之相互制约的生理关系处于相对不稳定状态，稍有偏颇则脾易虚而肝易旺，加之小儿神气怯弱，见闻易动，大惊卒恐，每易导致肝木亢旺，乘侮脾土，脾失健运，乳食不化而致泄泻。

治用益脾镇惊、痛泻为主

鉴于脾虚肝旺为惊泻的主要病机，詹氏以健脾扶运，柔肝镇惊为治疗本病的基本法则。用《医宗金鉴》益脾镇惊汤和刘草窗痛泻要方加减化裁治之。常用方药为炒白术、辰茯苓、炒白芍、防风、陈皮、钩藤、炒荠菜花、炒扁豆衣、炒扁豆花、焦曲、玉蝴蝶、煨木香、藿香等。若兼见外感鼻塞酌加苏梗、蝉蜕；咳嗽不爽者酌加前胡、浙贝母；痰鸣咳甚者酌加制僵蚕、竹沥、半夏；小便量少者酌加灯心草、车前草；大便气臭，尿黄者酌加炒淡芩；胃纳不思酌加炒谷麦芽、山楂炭；脘腹不舒酌加厚朴花；脾虚甚，面色不华者酌加党参；湿疹流脂水选加炒苡仁、地肤子、白鲜皮等。

沈某 女，3个月。1979年12月19日初诊。

婴儿泄泻延已半月余，泄下青稠不化有沫便，水分较多，日10余次，胃纳略减，平时汗多，胆怯惕惊，时有呕吐腹痛，苔薄白，指纹淡薄。治宜健脾扶运，疏肝镇惊。方用益脾镇惊汤合痛泻要方加减。

扁豆衣 9g　扁豆花 6g　辰茯苓 9g　木香煨,2g　藿香 5g　白术炒,5g　焦六曲 6g　荠菜花炒,5g　钩藤 6g　白芍炒,5g　防风 2g　陈皮 2g

4剂。

复诊时泄泻减至7~8次，又夹新感，鼻塞不通，夜寐不宁，前法佐疏宣，上方去白芍、白术加蝉衣 2g、苏梗 4g。3剂。

三诊：外感渐除，泄泻每天 3~4 次，大便转溏薄，尿增多，夜寐渐安，胃纳欠振，舌苔薄白，指纹淡紫，拟健脾扶运，佐以柔肝。处方：

党参 5g　辰茯苓 9g　白术炒, 5g　木香 2g　陈皮 5g　白芍炒, 5g　麦谷芽炒, 各 6g　焦曲 6g　苡仁炒, 6g　玉蝴蝶 2g

4 剂而愈。

惊泻之病机在于脾虚肝旺，故詹氏将益脾镇惊散与痛泻要方相合加减化裁，使整个处方以扶土为主佐以疏木，切中惊泻之病机。惊泻之脾虚既非脾气衰弱，亦非脾阳不足，而是脾失健运，故用白术、茯苓、陈皮健运脾土为主；其肝旺既非肝经实火，亦非肝阳上亢，故宜白芍之类，柔养肝体以抑制肝用。

詹氏擅用轻灵活泼之剂，适应小儿"生机蓬勃""脏气清灵""随拨随应"之特征。其主要方法有二：一为用药选择质轻味薄之品，如荠菜花、扁豆衣、扁豆花、玉蝴蝶等。轻灵之品既可鼓舞脾胃之气，又可调整脾胃功能。质轻味薄之品煎成汤剂后药汁清淡，味不甚苦，易于入口，便于小儿服用。二为用药量轻，轻者 2g，重者 9g，常用量为 4~9g。服药以少量频服为宜（如将药煎成 60ml，每天 4~6 次，每次 2 匙），缓缓振奋中土，促进药液吸收，加速泄泻痊愈。

恰到好处地运用行气药是詹氏治疗惊泻的又一特色。

常用行气药有木香、陈皮、玉蝴蝶、厚朴花等。木香为三焦气分之药，能升降诸气，生用行气导滞，煨用实大肠止泻；陈皮"同补药则补，同泻药则泻，同升药则升，同降药则降"（《本草纲目》），随着不同配伍而发挥其行气助运，燥湿健脾之功；玉蝴蝶轻清疏肝理脾而不伤气；厚朴用花取其质轻味薄，行气化湿而不耗气。总之，行气药行而不守，可鼓舞脾胃，斡旋气机而复升降出入之常，使补而不滞，敛中有通。只有气机流畅才能使伏遏之热、蕴滞水湿、胶着之痰、停积之食得以推动荡涤。

詹氏临证十分强调饮食忌口。泄泻本属脾胃之病，小儿饮食不知自节，稍有不慎泄泻常反复发作导致疳积，故饮食宜清淡、易于消化、富于营养，勿令过饥过饱，辅食应逐渐增添，忌食生冷瓜果、肥甘厚味。乳母亦宜注意饮食，以免影响患儿。

（盛丽先　整理）

陈一鸣

乳儿风泻，升麻防风

陈一鸣（1908~1989），广东梅县市中医院主任医师

升麻防风汤　祛风升清。主治乳儿风泻，症见泄如败卵，其气如鱼腥，或伴恶寒发热，苔白腻，指纹浮。

钩藤 6g　防风 5g　葛根 5g　升麻 1.5g

水煎分，数次服。

范某　女，2个月。1973 年 11 月 19 日初诊。

小女作泄已 5 日，每日 10~20 次，尿少，口渴烦躁，住某医院已 5 天，病情仍未好转，今特出院前来就诊。

体温 37.3℃，气微急，粪便如卵花样，气如鱼腥，肛门红，舌苔白，唇红，指纹沉紫，脉数。乳儿风泻也。方用升麻防风汤。

2 剂，药毕泻止而愈。

范某　男，4个月。1973 年 12 月 10 日初诊。

小儿患病已 7 日，曾到某医院经中西医诊治均无效。每日泄泻 10 次左右，如蛋花样，气甚腥，尿少，伴烦躁口渴，咳嗽气急。

体温 37.5℃，肛门红，舌苔白，唇红，指纹沉紫，脉数。乳儿风泻。投升麻防风汤。

2 剂，药毕泻止而愈。

钟某　男，5个月。1974 年 5 月 15 日初诊。

小儿患泄泻已 20 多天，经几个医院之中西医诊治，病情未见明显好转，每日泻下五六次，如蛋花样，气腥臭，口渴烦躁，尿少。面色青白，舌苔白，指纹沉紫。风泻，日久伤脾。方用升麻防风汤加党参、白术各 5g。

复诊（5 月 17 日）：2 剂后病情明显好转，每日大便 1 次，小便如常，依上方去防风，续服 10 剂而安。

小儿因感受风寒而致泄泻者确比成人多见。因小儿肌肤柔脆，肠胃薄弱，易感风寒，致脾胃功能失调而发生泄泻。此方即是升葛甘陈汤经临床反复实践变化而来。方中葛根、升麻、防风、钩藤均能祛风解表，以除致病之因；又风药多燥，燥能胜湿；升麻、葛根并用升举脾胃清阳之气，四药合用，风除湿去，脾运得复，清气上腾，升降有度，而泄泻之症自止，临床用之，屡见奇效。

在应用此方的同时，须暂戒乳食，待泻止之后，方可给予乳食，并宜从少量开始，逐渐增多，否则常影响疗效。在禁食期间可给服老米饭汤、老萝卜汤、淡盐汤或淡生姜汤等。

叶孝礼

婴幼儿腹泻治疗探讨

叶孝礼（1918~　），福建省人民医院儿科主任医师

止泻十法

1. 去积消食法

常用消食药有山楂、鸡内金、神曲、麦芽、谷芽等。若乳积或鱼肉积滞者应重用山楂、鸡内金；因谷类致积者重用麦芽、谷芽；若积滞原因不明而伴腹胀，应选用神曲、厚朴。

2. 导滞攻下法

常用导泻药有大黄、枳实等。

3. 清热利湿法

常用清热药有葛根、黄芩、黄连、银花、连翘、白头翁、马齿苋、鱼腥草、铁苋菜等。这类药物具有消炎、利尿、抗感染的作用，感染性腹泻多用之。

4. 温中祛寒法

常用温中药有干姜、附子、吴茱萸、肉豆蔻等。

5. 健脾益气法

常用健脾益气药有白术、怀山药、茯苓、扁豆、芡实、莲肉、党

参、黄芪、炙甘草等。

6. 利水渗湿法

常用利水渗湿药有茯苓、猪苓、泽泻、车前子（草）等。

7. 涩肠止泻法

常用固涩药有诃子、赤石脂、石榴皮、乌梅、罂粟壳等。

8. 行气消胀法

常用理气药有陈皮、木香、厚朴、砂仁、枳壳等。

9. 养阴清热法

常用养阴清热药有西洋参、沙参、玄参、石斛、乌梅、杭芍等。

10. 扶阳固摄法

常用扶阳药有附子、干姜、肉桂、补骨脂、益智仁等。

以上所举腹泻十法，皆为常用之法，而温、清、消、补法是主要的，特别是分利法在治疗腹泻时应用更广。从临床实践体会到泄泻虽然多端，总不离乎脾伤积湿，治法初定宜调中分利，有食积则消导，有湿热则清利，久必升提，滑须固涩。治疗时还应注意下列几点：清热苦寒汤药不可长期饮服，因苦寒过多则损伤脾胃；淡渗利湿之剂不可服之过多，因淡渗分利过多可致津枯阳陷；补虚药品不可纯用甘温，以防生湿；固涩之剂不可过早使用，因固涩过早则积滞未消，余邪残留；攻下之剂不可多用，因攻伐过甚则损伤元气，对体弱病儿更应慎用。

病 分 三 证

1. 外感证

多由于外感风寒或暑湿而致。临床上有偏热、偏寒之分。

偏热：病因为伤风夹热积。由于喂养不当，积食生热，或再兼感暑邪，蕴郁肠胃，内外相并而发为泄泻。症见水样稀便，色黄气臭，腹痛即泻，暴注下迫，身热口渴，烦躁不安，小便短赤，舌质红，苔黄腻，脉数急。发病多数急骤，腹泻频繁，如不及时治疗很易引起脱水。治法清热利湿，常用方剂如加味葛根芩连汤。

加味葛根芩连汤

葛根 5g　黄芩 5g　黄连 3g　泽泻 10g　甘草 3g　茯苓 10g　广木香 2g

本方能解表清里，兼有利湿作用。方中葛根、黄芩、黄连能解肌清热燥湿；加泽泻、茯苓以助其清热利湿。

某　男，1岁。住院号40784。

壮热下利，口渴夺饮，烦扰不安，食入即吐，腹胀满，小溲短赤，舌质红、苔黄腻，脉数急。风热泄泻。治宜清热利湿。方用加味葛根芩连汤。

服2剂后热撤泻止，为巩固其效，用黄芩汤加健脾之品。

黄芩 3g　杭芍 9g　甘草 3g　茯苓 9g　白术 9g　怀山药 9g　芡实 9g

续服2剂，痊愈出院。

偏寒：病因为伤风寒夹冷积。由于感受风寒，饮食不节，以致脾胃运化失职。症见大便清稀，色淡不臭，腹痛肠鸣，口不渴或伴发热，鼻塞流涕，轻咳厌食。苔薄白，脉浮。治宜祛寒化湿，主要采用芳香化湿药品以疏风散寒化湿。常用方剂如藿香正气散加减。

加减藿香正气散

藿香 3g　紫苏 5g　制半夏 5g　茯苓 10g　白术 10g　陈皮 3g

本方能疏风散寒，兼有利湿作用。方中以藿香芳香化浊，理气和中；紫苏散寒解表；半夏、白术、茯苓、陈皮和中健脾，化湿理气。

某　女，11个月。住院号40623。

轻咳，清涕，纳呆，便稀多沫，色淡不臭，口不渴，脉浮，苔薄白。症属风寒泄泻。治宜疏风散寒化湿。方用藿香正气散加减。

服 3 剂后，外感已解，大便正常，痊愈出院。

2. 伤食证

本病由乳食不节，喂养不当，肠胃宿食停滞，损伤脾胃引起。症见有明显伤食之象，大便酸臭，腹痛胀满，泻前有哭闹，泻后痛减，厌食或兼呕吐。舌苔厚浊，脉滑。治宜祛积消食，主要采用消导之品，以助脾胃消化，同时应注意节制乳食。常以保和丸加减治之，以祛积消食，兼能利湿。

某 男，1 岁。住院号 41043。

肤热腹泄，恶心呕吐，口渴厌食，大便酸臭，溲短而赤，腹痛胀满拒按，舌苔厚腻，脉象滑数。症为伤食泻。治宜祛积消食。方用保和丸加减。

连服 2 剂，痊愈出院。

3. 正虚证

久泻或暴泻引起正气虚弱，临床上分为脾气虚、脾阴虚及脾肾两虚。

（1）脾气虚：病因久泻不愈或时泻时止，导致脾胃虚弱；或大病后脾气虚弱作泻。年幼体弱婴儿最为多见。症见大便稀薄或水样，夹有不消化食物残渣或带奶瓣，身弱肢凉，面色萎黄，消瘦，神疲倦怠，腹痛厌食。口唇淡白，舌质淡，苔白，脉缓而弱。治宜健脾扶土止泻，主要采用健脾理气化湿药。常用方剂为加减参苓白术散。

加减参苓白术散

党参 10g　白术 5g　茯苓 5g　怀山药 10g　扁豆 10g　草豆蔻 2g　姜炮，15g

本方能健脾化湿，方中党参、白术、茯苓、怀山药、扁豆补气健脾利湿；草豆蔻、炮姜温中燥湿止泻。

某 男，1 岁。住院号 126944。

腹泻 2 个月，日 10 余次，为黄色稀便，伴呕吐，曾在当地医院治疗 2 次未愈。入院时泄泻日久，消瘦苍白，神疲倦怠，轻度脱水外观，脉缓，苔薄白。证属脾气虚。治宜健脾理气化湿。方用参苓白术散加减，并配合西药对症治疗及输液疗法。

服药 14 剂，泻止。但病孩仍较软弱，下肢浮肿，神疲，证属气血两虚，方用八珍汤主之，以党参、白术、茯苓、甘草健脾养胃益气；川芎、当归、赤芍、熟地补血调血。服 2 剂后肿消，精神转好。续服数剂，痊愈出院。

（2）脾阴虚：暴泻或久泻，津液亏损。症见眼窝及前囟凹陷，皮肤干燥，精神倦怠或烦躁不安，小便短赤，泻黄色水样便，口渴引饮。舌光绛或口舌生疮，脉细数。宜育脾阴。常用方剂如五阴煎加减。

加减五阴煎

熟地 9g　怀山药 15g　扁豆 10g　甘草炙, 3g　茯苓 15g　杭芍 10g　乌梅 10g　太子参 15g　白术 6g　莲子 10g

本方能养阴健脾利湿。方中怀山药、茯苓健脾渗湿；扁豆、莲子扶脾固肠；杭芍酸敛养阴；炙草健脾和中；太子参益气补脾。

某　男，1 岁 2 个月。住院号 21831。

腹泻日达 10~20 次，肌肉消瘦，神疲倦怠，溺短赤，口烦渴，舌红尖绛，脉细数。脾阴虚。治宜健脾育阴。方用五阴煎加减并配合输液疗法。

服 3 剂后，泄泻已止，食量增加，惟舌红尖绛，口疮。本症仍属于下利日久，阴液有亏，采用标本兼施，方用健脾益气汤合增液汤加减：

党参 9g　白术 9g　茯苓 9g　甘草 3g　玄参 9g　生地 9g　麦冬 9g　天冬 9g　青黛 3g

续服 14 剂后痊愈出院。

（3）脾肾两虚：久泻不止，脾虚及肾，肾阳亏虚。症见久泻不止，大便完谷不化，面色㿠白，四肢厥冷，苔白质淡，脉细微。治宜育阴维阳，温补脾肾。常用方剂如右归饮及健脾益气汤合四神丸加减。

右归饮及健脾益气汤合四神丸加减

土炒当归 5g　怀山药 15g　桂枝 5g　枸杞子 10g　乌梅 10g　附子 3g　补骨脂 10g　肉豆蔻 5g　吴茱萸 5g　五味子 10g　白术 10g　茯苓 10g　人参 3g

本方能健脾益气，温肾固肠。方中人参、白术、茯苓、怀山药甘温益气健脾；补骨脂、枸杞子补火滋肾；吴茱萸、肉豆蔻、桂枝、附子温暖脾肾；五味子、乌梅敛肠止泻。

某　女，11 个月。住院号 146906。

反复腹泻已有 3 个月，曾在院外采用多种抗生素、补液、对症等处理未见明显好转，呈中度脱水外观，消瘦神疲，面色无华，纳呆，大便完谷不化，小便短赤，脉微细，舌质淡，苔薄。脾肾两虚。治宜温补脾肾。方用右归饮及健脾益气汤合四神丸加减化裁。

服 5 剂后便泻已止，纳健，小便清长，脉缓，舌苔薄。为巩固其效，采用健脾益气汤合四神丸加减。

党参 15g　白术 9g　茯苓 9g　甘草 3g　肉豆蔻去油，3g　补骨脂 9g　枸杞子 9g　五味子 9g

续服 1 周后，痊愈出院。

临床应用疗效举隅

按上述分型治疗 611 例腹泻，治愈率为 95.6%。

观察 611 例住院患儿，以外感偏热者最多见，其次是伤食证。湿热泻系由外感暑邪，内蕴湿热所引起，治宜清热利湿，葛根芩连汤疗效显著。抗生素控制肠道细菌感染虽有一定的疗效，但从临床观察，西医治疗的病例往往泻止后高热不撤，腹部胀满，经改服加味葛根芩连汤数剂后，里热一解，自然胀消、尿利、热降而趋痊愈。葛根、黄芩、黄连等清热燥湿药物具有消炎、抗感染等作用，再加用广木香行气，使湿热从大小便排出，不至于蓄积体内而引起饱胀，中毒症状即能缓解。

某 男，10个月。

壮热便泄，通宵不寐，口渴夺饮，小溲短赤，腹胀满，经院外治疗4日未愈，急诊入院。舌质红、苔腻，脉数急。证属热毒泄泻。治宜清热利湿。方用葛根芩连汤加味。

葛根　黄芩　黄连　木香　泽泻　枳壳　生栀子　豆豉　淡竹叶　石膏

服3剂后，痊愈出院。

曾对17例秋季腹泻湿型病例进行观察，在服用加味葛根芩连汤前后，E–玫瑰花结形成率测定，治疗后比治疗前提高22.4%，可见加味葛根芩连汤有提高机体免疫功能的作用。

伤食泻系由乳食不化、胃肠积滞所引起，治宜去积消食，方用保和丸加减。但去积消食只是对一般食积而言，实积重症者则应导滞攻下。

某 男，1岁。

发热泄泻，恶心呕吐，口渴厌食，便味酸臭，溲短而赤，腹满拒按，苔黄垢腻，脉象滑数。

大黄　枳实　神曲　茯苓　黄芩　黄连　泽泻

连服4剂，诸症消失，继以保和丸加减，痊愈出院。

本例腹泻犹用下法，认为实积之候，重者必攻而下之，使垢瘀尽去而后正气可复。中医精华贵在辨证论治，对具体病人作具体分析，不能局限于什么病用什么药。

从临床实践体会到，治泻宜采用中医治疗，适当地结合西医对症处理。按中医辨证分型，腹泻的伤食型可单纯用中医消食去积法治疗；对一般外感型以用中药治疗更为适宜，必要时可配合输液疗法；中毒性细菌性肠炎必要时可短期加用或改用抗生素并配合输液疗法，危象解除后，仍以中医治疗为宜，因长期应用抗生素容易继发二重感染；虚寒型应以中医治疗为主，有伤阴或伤阳证候出现时，应积极配合西医输液、输血等对症处理，标本兼施。

刘选清

小儿腹泻辨治要点

刘选清（1919~　），陕西汉中市中医院主任医师

消食导滞，勿忘健脾分利止泻

脾主运化，胃主受纳。喂养不当，或饮食不节，损伤脾运，积滞胃肠，通降失和而致伤食泻。症见大便溏泻，酸臭，混有食物残渣或呈奶花样等，且腹胀拒按，时痛欲泻，泻后胀痛减轻，舌质正常，苔白腻或中心黄厚，脉沉实有力。方选平胃散加减，药用苍术、姜汁炒厚朴、陈皮、炙甘草加生姜、大枣，煎汤调服。因油腻作泻不止者加山楂、鸡内金，以磨消内积，健脾强胃，调理三焦。山楂、鸡内金二药由于炮制不同，功效各异，其生用者增食健胃，炙者止泻进食，可收消食导滞，健脾止泻之功。临床运用时，可将山楂、鸡内金用量一分为二，一半生用，一半炙炒，双管齐下，以获良效。

平胃散较之保和丸，除具有消食之功外，尚无损于脾胃，所以可标本兼顾，使邪祛正复而优于保和丸。

祛暑止泻，首当清热解表

暑邪为患，暑热内迫，或饮食不洁，导致腹泻，称暑热腹泻。症见发病急骤，或见烦躁，发热，肢冷，伴恶心呕吐，大便水泻如米泔或蛋花汤样，状若喷射，恶臭如败卵，便次频无计数，小便短赤，甚则目眶下陷，睡时露睛。舌红苔黄腻，脉弦滑。用四味香薷饮（香薷、厚朴、扁豆、黄连）。脾虚失运，胃气上逆而有呕吐者，可加半夏、茯苓、陈皮以和胃降逆止呕。祛暑首当清热解表，热清则暑无助而孤立，表解则营卫协调，暑无以内侵。在暑未祛、热未清的情况下，切不可分利止泻，以免暑热内犯而生他变。

温中祛寒，健脾重用黄芪

脾胃素虚，运化无权，寒湿之邪侵袭胃肠，极易困遏脾土，脾失健运，升降失司，传导失职，清浊不分，饮食不化，并走大肠而致寒湿泄泻。症见肠鸣腹泻，大便清稀，或似水样，或完谷不化，小溲清长，舌胖，苔白滑，脉沉迟而细。可用附子理中汤（附子、党参、白术、炮姜、炙甘草）加黄芪。若泄泻频繁者，可将白术用黄土炒焦，另加陈仓米（土炒），以增强健脾渗湿、涩肠止泻的作用；如胃寒冷痛吐酸者可加砂仁、草豆蔻、吴茱萸等以加强温中止呕制酸之作用。党参稍腻，白术利水，用量均不宜重，惟独黄芪没有二者之缺陷，且益气健脾之功著，故应重用。临证治疗小儿寒湿腹泻时，黄芪用量多在30g以上，收效甚著，且无副作用。至于附子、炮姜，初始可用至10g，煎煮后宜多次少量饮服，不可一次饮服过多，以防不测。

清热燥湿，应防苦寒损胃

夏末初秋，湿与热结，易侵阳明，湿热互阻胃肠，升降传导失司，清浊交混而致湿热腹泻。症见骤然发病，泻下如注，口渴烦热，腹痛即泻，日泻10~20余次，粪色黄而味臭，呈水样粪便，或混有黏液，肛门灼热，小便短赤，舌红苔黄腻，脉濡数。临证常用葛根芩连汤（葛根、黄芩、黄连、甘草）。若兼见发热无汗，伴恶心呕吐者，可加藿香、半夏、竹茹以解表化湿，降逆止呕。由于葛根芩连汤苦寒药居多，极易损伤脾胃，用量不当或辨证不确切，常可使饮食剧减，泻次剧增，甚至药后即泻，泻下为口服之药液。

该型泄泻辨证的特点是泻下如注，肛门灼热，泻后仍涩滞不爽，且粪便秽臭。《内经》所谓"暴注下迫，皆属于热"，对该型腹泻的辨证有指导意义。总而言之，湿热泻与寒湿泻均属暴泻之范畴，从理论上鉴别，泾渭分明，但在实际上，尤其是初始阶段，临床经验不足时常易混淆，这就要求临床医生注重实践经验，明察秋毫，果断决策，选用方药，常可获得理想的效果。

久泻不愈，立足温肾助阳

久泻不愈，责之脾虚，脾虚日久，累及于肾，终至脾肾阳虚。肾虚之泻，小儿罹患者相对较少，但并非绝无仅有。故凡见久泻不愈者，应考虑引起肾泻之可能，其治疗应以健运脾阳为主，但时刻不忘温助肾阳。临证常用参苓白术散加减（党参、茯苓、白术、山药、炒扁豆、附子、肉桂、桔梗、砂仁、炙甘草）。如已导致肾泻，甚至出现五更泻之临床见证，则又当选用"四神丸"之方调治。

谷振声

白虎加人参汤为主治疗婴幼儿暑泻

谷振声（1920~　），浙江温州医学院教授

　　婴幼儿暑泻，常发生于夏秋季，故西医学亦称为"婴幼儿夏秋季腹泻"。以哺乳期婴儿较为多见，停乳后，婴幼儿发病率则渐见减少。其临床特点是：起病急骤，变化较快，如不及时抢救，常有生命之虞。临床主要症状：初起大便如水样，有酸臭气，伴有白色奶瓣，泄泻如注，1日少则10余次，多则达20~30次。一二日内即见严重脱水现象。口大渴引饮，小便短赤，甚则无尿，严重时涕泪俱无，目眶下陷，似睡非睡，睡则露睛，实际已是半昏迷状态。或者辗转反侧，躁扰不宁。舌苔黄燥，焦干芒刺，或光剥无苔。脉沉细而伏。伴发热，吐乳，甚至四肢厥冷，出现热深厥深之象。

　　暑泄，前贤虽偶有论述，大都是指夏日过食生冷，寒凉伤脏，而为呕吐泻利腹痛等证，指的是大人暑日受寒的疾病，并不是夏秋季婴幼儿腹泻。至于治法，大都以温中散寒为主。但上述方药只可应用于大人寒中洞泄，对于婴幼儿夏秋季腹泻，则万万不可轻投。

　　《至真要大论》病机十九条云："诸转反戾，水液浑浊，皆属于热；诸呕吐酸，暴注下迫，皆属于热。"婴幼儿腹泻，以其症状来推断，可以称之为"暴注下迫"。《五运行大论》："南方生热，其性

138

为暑"。由此可见，婴幼儿夏秋季腹泻，属于暑热，毋庸置疑。叶氏曾云："暑必夹湿"。由此看来，夏秋季婴幼儿腹泻，究竟以热为主，还是以湿为主？邵新甫说："暑与湿，为蕴蒸黏腻之邪也，最难骤愈。若治不中窾，暑热从阳上蒸，而伤阴化燥；湿邪从阴下沉而伤阳液浊，以致神昏耳聋，舌干龈血，脘痞呕恶，腹泻肢冷。先生用意，宗刘河间三焦论立法，认明暑湿二气，后者为重，再究其病。大凡六气伤人，因人而化。阴虚火旺，邪归营分为多；阳虚者湿胜，邪伤气分为多。至于治气分有寒温之别，寒者宗白虎法，清者如犀角地黄。"夏季婴幼儿腹泻，以伤阴化燥为多，应以白虎加人参汤为主方，再加救阴生津之品，如鲜石斛、鲜生地、玄参、麦冬、竹叶、连翘、滑石、西瓜翠衣或西瓜汁等药，无需葛根芩连或七味白术等方。盖芩连能燥湿化火，苓术渗湿伤阴。此证治以甘寒救津，暑热一消，其泻自止。宗白虎加人参法，以清阳明独胜之热，屡试屡效。

谭孩 男，周岁左右。1949 年夏就诊。

未歇乳，大便溏泻已 2 日余，初则日 10 余次，后达 20 余次，洞泄如注，伴有白色乳瓣，形似蛋花汤样，溅地散开一大片，呈酸臭气。有吐乳发热，而四肢逆冷，精神疲惫，似睡非睡，目眶下陷，睡则露睛，口大渴，引饮不止，舌苔黄燥，焦黑起刺，脉细数沉伏，危象毕露，举家惶恐不安。此暑泄热厥。热深厥亦深，亟投仲景白虎加人参汤。

北沙参 9g　生石膏 12g　知母 9g　鲜石斛 12g　鲜生地 12g　麦冬 9g　玄参 9g　滑石 9g　竹叶 5g　连翘 6g　西瓜翠衣 30g　粳米 9g　生甘草 3g

每日 2 剂，煎成后，令稍凉，不拘时，日夜饮服。

复以西瓜汁代茶，不时饮服，以解口渴。因其四肢逆冷，可以竹叶铺阴湿处，令小儿卧其上。另以黄泥和水为浆，用湿毛巾覆儿腹，再摊上泥浆，干则另换湿浆。

如此一昼夜，药尽 2 剂，洞泄渐减，四末渐温，发热亦缓。因处方见效，当日午后泥浆暂先停用，次日原方再服 1 剂而安。

周炳文

治疗小儿腹泻验方

周炳文（1916~2008），江西吉安地区医院主任医师

小儿腹泻可分为暑热、寒湿、伤食、惊吓、脾虚5个类型，其病因多寒热食积虚实惊。治疗应掌握标本主次、虚实演变与气候季节关系。

协热泄泻

多在夏秋季，起病急暴，变化极速，最易气液俱脱。症见：高热吐泻，其泻如倾，烦渴肛赤，肠鸣腹痛，小便短赤，舌红，苔黄，脉数，指纹浮露；如目陷露睛，精神萎靡，为气液将脱之象。发热吐泻三者并作最为急重，乃由协热所迫，治疗当以解肌清热为先，继用升阳益气以举陷，分利止泻以存津，理脾养胃以救液；先后分投或掺合并用。治之以自拟香葛合剂。

自拟香葛合剂

香薷 3g　扁豆 6g　厚朴 3g　葛根 9g　黄芩 5g　黄连 3g　甘草 3g　木瓜 9g

此方为解肌清肠、升清除浊之剂。对暑闭热迫火热泄泻之中毒性消化不良，用之无不热退泻止；呕恶加伏龙肝、檀香，或竹茹、藿

香；尿短赤加滑石、车前子；大渴加石膏、竹叶、粳米；腹痛加蚕沙；液脱目陷加白术、茯苓、参须，去厚朴、黄芩。初起表热偏重，或实中夹虚，清热不可过用苦寒；向有积热食滞，止泻忌用涩剂，以免留邪。

对脾湿水逆，热泻呕恶，或服香葛合剂热退而泻不止，恶心烦乱，神气萎靡者，可用加减春泽汤。

加减春泽汤

党参 9g　猪苓 6g　泽泻 5g　白术 6g　茯苓 9g　滑石 9g

小儿为稚阳之体，易虚易实，婴幼儿火泻，每用上述方药，常收立竿见影之效。

李某　女，2岁。

中毒性消化不良、Ⅲ度脱水，输液吸氧抢救无转机，于1975年9月23日邀会诊，脉、指纹均沉伏。症见神昏目呆，身热肢厥，息促，气液两竭即将脱亡之际。予以加减春泽汤加五味子、麦冬、肉桂。1剂吐泻立止，小便即通，且稍能进食，但肢厥脉伏如前，脾肾阳微，亟待改善，遂用附子理中汤加熟地、五味、麦冬回阳益阴。2剂热清厥回，即停用温补，继以参苓白术散加减，痊愈出院。

寒 湿 泄 泻

脾性喜燥恶湿，脾为寒湿遏滞，则中阳不振，肠鸣腹胀，泻下清澄，气味腥秽，四肢清冷，不渴或呕恶，舌淡腻，脉沉细，指纹淡粗。治宜温中散寒、理脾渗湿。

1. 理中汤

党参 9g　白术 6g　干姜 3g　甘草 3g

寒甚肢厥者加制附子 3g；挟热有呕吐黄色酸水者加黄连 2~5g；泄

泻反复不止，加公丁香 2g，温肾助阳，其泄必止；但温热之剂中病即止，不可过服。

此方为理脾化湿分利之剂，对脾虚太阴寒湿久泻的单纯性消化不良、下利不止，用后无不尿长泻止，屡用屡效。

2.加味四苓散

猪苓 6g　泽泻 5g　茯苓 6g　白术 6g　葛根 5g　陈皮 3g　车前子 5g

罗某　男，8月。

泄泻 10 余天，日夜 10 余次，尿短不渴，不热，舌淡，苔薄白，粪检脂肪球（++）、白细胞（+）。上方 3 剂即愈。

伤 食 泄 泻

小儿之病伤食最多，伤食泄泻尤为常见，其症胀满腹膨，痛则即泻，泻后即快，粪便臭如败卵，嗳气腐浊，不思食，尿黄浊，治宜消食导滞，分利小便。每治以自拟平苓汤。

自拟平苓汤

苍术 5g　厚朴 5g　陈皮 3g　猪苓 5g　泽泻 5g　茯苓 6g　神曲 5g

山楂 3g　麦芽 5g

此方为醒脾消食、分利止泻之剂。食积膨胀，泄泻恶食，小便短赤者，服之多效。如腹部灼热，烦躁少寐者，加胡连、条芩清热除烦。

惊 吓 泄 泻

由于惊吓气乱，脾胃升降失调之腹泻，其症必惊惕不宁，睡中时惊醒，泄泻粪便如水，苔绿色，目珠淡蓝，指纹淡红，或青色，如兼肠热夹食则大便胶糊，泄次无度。治宜益气镇惊，理脾养血。每用自拟之加味益脾镇惊散。

加味益脾镇惊散

党参 9g　白术 5g　茯苓 6g　甘草 3g　钩藤 5g　朱砂 0.3g　琥珀 1g

此方为扶脾抑肝镇惊之剂，对怯弱小儿，偶触惊吓成泻者颇效。

傅某　男，3岁。

因透视进暗室受惊，当天即开始腹泻，初未弄清病因，经 10 天中西药治疗，泻不止，日七八次，下苔绿色水样大便，神倦目蓝，纹青，食少，惊惕不宁，寐则惊醒。始悟为惊泻，即改用上方，1 剂见效，3 剂全愈。

如兼肠热食滞，腹膨，大便次数无度，黏如胶，矢气或试肛表即滑出，须加黄连、木香、砂仁、焦三仙、陈米即效。

脾 虚 泄 泻

脾失健运，泻利清稀，食后即泻，水谷不化，神疲肢倦，不欲饮食；面萎黄，唇舌淡白，纹淡脉濡，米泔小便。其中有偏脾阳不振，形寒面㿠，手足清冷；有偏脾气下陷，气怯声微，头倾脱肛。治宜升津健脾和胃，方用七味白术散。

七味白术散

党参 9g　白术 6g　茯苓 6g　甘草 3g　藿香 5g　木香 3g　葛根 5g

此方为升津益气，醒脾化湿之剂。系脾虚久泻伤津，发热烦渴要方。如夹积热便滞，加川连；膀胱湿热，小便短赤者，加车前子；久泻清气下陷，加黄芪、升麻。

对脾气衰微，食少便溏，体倦面肢浮黄，脉弱舌淡者，可用参苓白术散。曾用此方治愈久泄营养不良全身水肿患儿。

　　另有一些先天不足、肾阳先虚小儿，既不温养于脾，又不禁固于下。由肾及脾，肠鸣作胀，下利清谷，四肢不温，小便清长；其泄多在夜半以后，腥秽异常，每与七成汤（党参、茯苓、甘草、补骨脂、五味子）与参苓白术散交替服用，可收泻止体复之效。

徐小洲

小儿腹泻效方四则

徐小洲（1919~　），上海中医药大学附属曙光医院主任医师

儿童腹泻以 3 岁以内小儿最为常见，年龄越小发病率越高，四季均有，惟夏秋为最多见。其原因以饮食失节较为常见，故其治疗初宜调中分利，有食积则消导，有湿热则清利；久必升提；滑须固摄。常用以下方药。

小儿腹泻方　适用于小儿腹泻病程较短，泻下稀薄或秽臭，舌苔薄白或腻或微黄，无论是六淫外感或是伤食均宜服此方。

防风 5g　乌梅 5g　甘草 5g　桔梗 3g　葛根 10g　生山楂肉 10g　谷麦芽各 10g　扁豆衣 10g　黄芩 10g　黄连 2g　陈石榴皮 10g

本方融祛风、解表、清热利湿、健脾消滞、止泻之品于一方，辨证与辨病相结合，临床每获满意之效。运用时还可随证加减：湿盛苔腻加厚朴、马齿苋；泻下暴注，尿少加赤茯苓、车前子；阳虚舌淡可去芩、连，加炮姜、黑附块。

参苓白术散　适用于时泻时止，久泻不愈，便稀不化，苔薄舌质淡，脉沉无力。

党参 10g　白术 10g　茯苓 10g　甘草 5g　姜炮, 2g　葛根 10g　木香 10g　藿香 10g　扁豆 10g

方中以四君子补气健脾为主，加入和胃化湿之品，标本兼顾。

山楂炭丸合炮姜炭丸　适用于便泻清稀或夹不消化之物，舌苔薄白或腻，服煎药不便者。

两丸含量均为0.3g，各1丸，每2小时服1次，每日共服6次。

因小儿有多积多滞之特点，易乳食无度，损伤脾胃，且小儿常易受风寒之邪，客于肠胃而致泄泻。故用山楂消积滞，炮姜性温守而不走，能温中止泻，两药炒成炭加强止泻之功，丸剂便于服用。

外敷法　适用于久泻不止，食入即泻，完谷不化。

罂粟壳5g，水煎成汁，用纱布浸汁后敷于脐部，一日调换数次。在久泄脾惫，升降失常，中焦空滞，胃不受纳的情况下，还需另觅给药途径。罂粟壳性涩收敛，外敷脐部常有效。哺乳期婴儿，服药期间应暂停哺乳，以炒米汤代之，以免泄泻迁延难愈。

孟仲法

健脾燥湿每为主，外感久泻亦细参

孟仲法（1925~ ），上海市中医院主任医师

小儿腹泻，在临床上常见饮食因素与感染因素交互存在的食湿夹杂证。调饮食、慎医药是治疗小儿腹泻的重要准则。不少小儿腹泻虽只要注意乳食的调节，就能获愈，但在大多数情况下仍需结合药治。"健脾燥湿"确是治疗小儿腹泻一个非常重要的法则。小儿腹泻稍久，无不出现脾虚现象。如面黄、腹胀、消瘦、纳呆、乏力、舌淡苔白、脉濡无力之象常可见之。若湿邪蕴于胃肠，则可引起腹鸣便稀，泻泄无度，此时若投健脾燥湿之剂，可使脾运转健，气机通畅，湿浊得化，粪便可渐渐由稀转稠而成形，其他各种症状也可慢慢消失而获痊愈。

小儿腹泻由于乳食失节而引起者，多由喂米饭较多，淀粉类物质不能在胃肠内充分消化，以致发酵产酸。大多呈稀溏黄绿色水液状，且伴泡沫矢气，泄泻频作，肛周皮肤常呈赤色，肠鸣腹胀，偶伴呕吐。舌苔多白腻或黄腻，一般无热或有低热。治宜控制谷类食品之摄入，改为蛋白质类食物，如增加豆浆、蒸鸡蛋、鱼肉等，并给消食理气、燥湿厚肠之剂治之。如谷麦芽、生山楂、神曲、陈皮、木香、黄连、苍术、厚朴、车前草、扁豆花等，常有良效。

由外感湿热之邪而起者，多属病毒或细菌感染，除大便稀溏外

常见黏液较多，有时且见脓血，一般镜检有白、红细胞或脓细胞。涂片可找到细菌，临床上常有发热，舌红苔白腻或黄腻，指纹紫滞，脉数，治宜清热净腑，健脾祛湿。方以葛根芩连汤或藿香正气散治疗为佳。有热便稀量多，镜检不见红、白细胞者，以病毒感染为多；便黏含脓血，发热腹痛者以细菌感染为多。此类感染性腹泻可选用红灵丹、玉枢丹或行军散，每次 0.1~0.2g，每日 2~3 次口服，并注意调节饮食，有一定疗效。对病毒引起的如秋季腹泻等，可用暑湿正气丸，每次 0.5~1.5g，日 2 次，一般不超过 1 周，甚有效。有脱水者同时予口服或静脉补液，多可获愈。

迁延性腹泻，大多因长期应用抗生素后使肠道菌群失调，宜速停用抗生素。若有大便秽臭，食少，消瘦等症，则重用参苓白术散可取效。湿热重者如舌苔黄腻，可重用车前草及地锦草各 15~20g；寒湿重者加川厚朴、炮姜炭、附子；久泻不止者加陈皮、甘草、石榴皮、乌梅等，可抑制肠蠕动，达到收涩止泻目的，陈皮、石榴皮各可用至 10~15g，甘草量不宜太大，一般以不超过 3g 为宜，过大则易胀气。

有的孩子一吃就泻，或吃什么泻什么，食后而腹胀者，可以采用生山楂、炒苍术两味，每天各 20~30g，浓煎以后加入适量葡萄糖频频口服，常常可以达到止泻消胀之目的。

饥饿性腹泻亦常有所见，一般儿童罹患腹泻后，父母禁食过严，使小儿呈饥饿状态，则引起肠的蠕动，若不饱食，必致久泻难愈。张从正《儒门事亲》一书所记一例腹泻，久治不愈，张氏却予充分饮食调治获愈，故张氏谓引起久泻虚羸皆为"禁食过甚之罪也。"

李少川

健脾利湿为常法，或佐益气或温肾

李少川（1926~　），天津中医药大学教授

健脾利湿，为小儿腹泻治疗之常

小儿腹泻的原因虽多，而总的说来，都与脾虚湿胜有关。因脾为土脏，职司运化，其性喜燥恶湿，容易为湿所困而病，所谓"湿多成五泻"。小儿脏腑娇嫩，脾常不足，一旦寒温失调，或乳食失节，均能损伤脾胃，使脾胃功能失职，清气不升，浊气不降，水食合污于大肠而致泄泻。治有疏散、清利、消积、健脾、温肾、升提诸法，惟抓住其病机本质，在治疗上方能得心应手。脾虚湿胜是小儿腹泻的内在基础，风寒暑食是诱发本病的外因条件。于临床上常以平胃散、四苓散相互配伍而收效。

平胃散本为燥湿健脾之要方，配以四苓以淡渗利湿更助健脾之力，方中苍术祛风燥湿；厚朴、陈皮苦温理气以化湿；甘草姜枣调和脾胃。若感受时邪加苏梗、防风以宣风疏表；暑邪外束心烦欲吐，加藿香、姜半夏，以芳香逐秽，苦辛通降；气滞腹痛加枳壳、木香，以理气醒脾；肛门灼热，大便黏滞，加炒黄芩、黄连，以苦坚厚肠；大便馊酸加山楂、神曲，以消积化滞。

渗利不应，须益气健脾以扶其正

幼稚之体，后天失调，清阳不升，运化无权，每致大便稀薄，色淡不臭，面㿠神疲，病多时轻时重迁延不愈，延用渗利祛湿效果不著时，常以益气健脾而收功。常用方有小儿健脾散、参苓白术散等，旨在升提健脾运中。对此类病儿，以钱氏白术散为治，每多奏效。方中以参、术、甘草之甘温补胃和中；木香、藿香辛温以助脾；茯苓甘淡分阴阳利水湿；葛根甘平，倍于众药，其气轻浮，鼓舞胃气，上行津液，又能解肌热，乃治脾胃虚弱泄泻之圣药。原方为"四君"加木香、藿香各等份，葛根加一倍。葛根乃方中引经之药，若口渴不甚者，不必倍增，用量过大反而使汗出津伤。党参一药，非重用不能收效，一般1~2岁幼儿，多以10~15g为宜，嘱其徐徐频服，每多奏效。若肢冷泄泻无度时，可加炮姜炭，取其守而不走以温中散寒。

此类病儿，除以益气健脾调治外，更要注意"调其饮食，适其寒温"，用药与调摄相互配合，才能取得桴鼓之效。

久泻伤肾，治以脾肾同调

脾虚泻久，脾阳不振，每致肾阳不足。肾阳不足，命门火衰，则脾更乏腐熟水谷之能。二者相互影响，则泄泻缠绵不已，症见恶寒肢冷，精神萎靡，澄清如水，洞泻不止。病到此时，已入危途，亟予回阳救逆，以化险为夷，遇及此病，常予固真汤为治。方中党参取其益气生津，以助生化之源；黄芪甘温入脾，具有生发之性；附子、肉桂温经散寒，以峻补下焦之元阳；茯苓淡渗利湿以健脾，白术燥湿而运中。

　　曾治疗不少的重症消化不良病儿，尽管皮肤干燥，目眶下陷，脱水明显，只要大剂参芪桂附急予投之，每多有效，不过参附之用量要足，一般 1~2 岁婴幼儿，党参可用至 10~15g，附子可用至 9g，以徐徐温服之。

李聪甫

小儿泄泻治疗经验拾零

李聪甫（1905~1989），湖南中医研究院研究员

小儿泄泻，初起多因外感风寒或内伤饮食。因风寒侵袭肠胃引起泄泻者，症见发热发冷，腹中雷鸣，腹胀头晕，泻下完谷不化等，风重者指纹浮青，寒重者指纹红细。每用香苏饮：紫苏叶、防风、白芷、葛根、茯苓、陈皮、厚朴、木香、泽泻、甘草。若逢暑季感受风寒而泄泻，苏叶改用香薷，加白扁豆。因饮食所伤者，症见呕吐，嗳气酸腐，腹痛腹胀，大便泻下臭秽，有不化食渣，婴儿则泻下如蛋花。方用保和丸方加减：焦山楂、炒神曲、炒麦芽、茯苓、陈皮、连翘、炒莱菔子。

如因泄泻太过，胃肠津液耗劫，传变为热，则口渴腹痛，应加天花粉、酒炒白芍以滋津止痛。若小儿泄泻不止，指纹沉暗，手指发凉，精神困倦，心烦口干，当用七味白术散（党参、土炒白术、茯苓、葛根、藿香叶、煨广木香、炙甘草）。久泻伤津，引水自救者，不能因其虚烦口干而误用苦寒伤其脾胃。久泻不禁，肌肉瘦削，睡则露睛，汗出肤冷，鼻尖、唇边不温者，乃脾肾两败，当用四神丸加怀山药、山萸肉、肉桂、人参、白术、炙甘草之类峻补脾肾，或可转危为安。

（孙光荣　整理）

李翰卿

腹泻五证识兼挟，辨析入微始应机

李翰卿（1892~1972），山西省著名中医

腹泻和痢疾在急性阶段本是一个非常容易治愈的疾病。但是如果积滞内停反用补涩以助其滞，寒湿中阻反用苦寒败胃以助其湿，湿盛泄泻反用寒凉以损阳气，表证者不先解表反用治里以促表邪内入，肝邪犯土者不予舒肝抑肝反用解毒治痢，则非但泻痢不减，反而最容易由急性转为慢性。由于久泻久痢大多是由误治或延误病机所引起，所以虚实寒热夹杂证尤多，因此治疗时尤应注意虚证中的实，实证中的虚，寒证中的热，热证中的寒，以及主在此脏此腑而兼及他脏他腑的情况，即某些医家所说的独处藏奸和兼挟证。

腹泻五证识兼挟

一、痰湿阻滞，寒热夹杂

此证特点是除大便稀溏，一日数次外，并有胃脘痞满，食欲不振，口干或口苦，不能吃冷、硬或肉食。

若从寒热的多少、虚实的多少比例看，又可分为三大类。

154

1. 痰湿阻滞，热多寒少证

症见大便稀溏，一日数次，食欲不振，偶见恶心欲吐，甚或呕吐，口苦咽干，胃脘痞满，吃肉食后痞满加重，腹鸣阵作，舌苔白或黄白腻，脉滑或滑而小数。治宜苦辛通降。生姜泻心汤加减。

生姜 7.5g　半夏 7.5g　黄连 7.5g　黄芩 7.5g　干姜 7.5g　甘草 3g

若胃脘有压痛者加枳实 6g，大便稀较重者加焦白术，吃肉食加重者加焦山楂 9g。

2. 痰湿阻滞，热少寒多证

症见大便稀溏，1 日数次，胃脘痞满，食欲不振，时有脐腹冷痛，吃冷性饮食或遇冷时腹痛加重，口干或不干，舌苔薄黄或薄白，脉弦缓或弦而稍紧。治宜苦辛通降。连理汤加减：

黄连 9g　党参 9g　白术 9g　干姜 9g　甘草炙，9g

若手足厥冷者加附子 9g，若时见烧心嘈杂，脉弦细者。治宜黄连汤加减：

黄连 10g　半夏 10g　干姜 10g　肉桂 10g　党参 10g　甘草炙，10g
大枣 5 个

3. 痰湿阻滞，久泻伤阴证

症见大便稀溏，或偶兼黏液便，食欲不振，恶心欲吐或时而少量呕吐，胃脘痞满，五心烦热，口舌生疮，舌质红无苔，吃辛辣或油腻食物则口舌痛，手足时出斑疹，皮肤干燥或脱屑，烦躁失眠，脉滑数。治宜除湿化痰，佐以养阴。缩脾饮加减。

陈皮 9g　木瓜 9g　菖蒲 9g　连翘 9g　甘草 6g　乌梅炭 3g　砂仁 3g

若胃脘痞满较重者加枳壳 9g，胃脘有压痛者加焦槟榔 4.5g，本证寒之有无可从饮食的喜畏上探查，寒热的多少可从脉象上去鉴别，伤阴或无伤阴可从舌质上去认识。

二、虚实夹杂，积滞不化

此证特点是大便稀溏有黏液，一日数次，偶有腹痛和里急后重，食欲不振。

若从寒热比例的多少去分，大致有 2 类。

1. 寒多热少，积滞不化证

症见大便 1 日数次，里急后重，大便呈稀溏黏液便，吃冷性饮食或遇冷时腹痛加重，舌苔白，脉沉细弦。治宜温中导滞。理中大黄汤加减。

附子 4.5g 干姜 6g 党参 6g 白术 6g 大黄 3g 木香 6g 乌药 6g 山药 15g

1 周 1~2 剂，不可多服。

2. 热多寒少，积滞不化证

症见大便 1 日数次，黏液脓血稀溏便，微有里急后重，五心烦热，舌苔薄白，脉弦滑数。治宜苦辛通降，养阴导滞。驻车丸加减。

黄连 9g 干姜 9g 阿胶 9g 党参 9g 莱菔子 9g 木香 6g 焦槟榔 9g

隔日 1 剂，不可连续服。

导滞不可伤正，扶正不可留邪，此所以采用补泻均缓的关键。

三、肝郁气结，木邪犯土

此证特点是胁痛，或脐腹一侧疼痛，生气时诸症加重，腹痛即泻，泻后痛减，大便稀溏，脉弦。

根据病位的不同，可分为 2 类。

1. 肝邪犯土，脾虚不运证

症见胁痛，或脐腹一侧疼痛，痛则欲泻，生气或思想不愉快时加重，或兼有头晕头痛，心烦失眠，舌苔薄白，脉弦细。治宜舒肝健脾。逍遥散加减。

柴胡 6g　当归 9g　白芍 9g　白术 9g　干姜 1.5g　甘草炙，1.5g　防风炭 3g　陈皮 9g

2. 肝邪犯土，大肠气滞证

症见少腹疼痛而坠胀，大便稀溏，一日数次，头晕头痛，失眠心烦，舌苔薄白，脉沉。治宜舒肝理气，健脾导滞。香砂丸加减。

香附 9g　乌药 9g　木香 9g　陈皮 9g　砂仁 6g　焦槟榔 4.5g　焦白术 6g　干姜 1.5g　防风 1.5g

本证鉴别的关键是病位的偏上与偏下，气滞的偏多与偏少，其鉴别的方法主要是症状与脉象。

四、脾虚失运

此证的主要特点是食后即泻，大便稀溏，疲乏无力，脉濡缓。

根据寒热的多少和阴阳虚衰的不同，大致分为以下 3 类。

1. 气阴两虚证

症见食后即泻，大便稀溏，疲乏无力，舌苔薄白，脉濡缓。治宜健脾止泻。参苓白术散加减。

党参 9g　白术 9g　茯苓 9g　扁豆炒，9g　砂仁 9g　陈皮 9g　薏米炒，9g　山药 15g　桔梗 1.5g

若夜间口干或劳累后口干者加葛根 9g。

2. 脾虚寒盛证

症见食后即泻，大便稀溏或久泻溏便，腹痛，疲乏无力，纳呆食减，舌苔薄白，脉濡缓而弦涩。治宜健脾温中。资生丸加减。

党参 9g　白术 9g　茯苓 6g　扁豆 9g　山药 15g　陈皮 9g　砂仁 9g　补骨脂 9g　吴茱萸 6g

若舌苔黄，食后胃脘不适，食欲不振者，加黄连 3g，干姜 3g，焦三仙各 9g。

3.脾虚痰湿不化证

症见胃脘痞满，食欲不振，口淡乏味，大便稀溏，舌苔白，脉缓。治宜健脾和胃，除湿化痰。香砂六君子汤加减。

木香 6g　砂仁 9g　党参 9g　白术 9g　茯苓 9g　陈皮 9g　半夏 9g　甘草炙, 9g

若胃脘有压痛者加焦三仙 9g，枳实 9g；若年高体衰，消瘦乏力者，改予焦白术 4.5g，鸡内金 6g，共为细末，日 3 次，1 次 1g。

五、脾肾阳虚

此证的特点是黎明前腹痛泄泻 1~2 次。

根据脾肾之间阳虚的多少比例，大致可分为脾虚为主和肾虚为主 2 种。

1.脾肾阳虚，脾虚为主证

症见胃脘、脐腹冷痛，五更泄泻，舌苔薄白，脉弦大而紧。治宜温中健脾，补肾止泻。附桂理中合四神丸加减。

附子 4.5g　肉桂 4.5g　党参 6g　白术 6g　干姜 6g　甘草炙, 4.5g　补骨脂 9g　肉豆蔻 6g　五味子 6g　吴茱萸 3g　山药 5g

2.脾肾阳虚，肾虚为主证

症见黎明前肠鸣腹痛泄泻，偶有腰痛，舌苔薄白，脉弦。治宜补肾止泻。四神丸加减。

补骨脂 9g　吴茱萸 9g　肉蔻煨, 10g　五味子 10g　山药 15g

辨析入微始应机

在辨证立法基本正确时，久治仍然无效，可能有以下几点审识不细，亦当引以为戒。

1. 辨证不细

例如脾虚失运的泄泻久用参苓白术散无效，多兼有食后满胀的食滞不化，应加消食导滞的焦三仙，若仍不效则多因处理寒热不当所致，如挟热者，少佐黄连；挟寒者，少佐干姜、肉豆蔻即可。

2. 认证有误

例如五更泻，久用四神丸无效，其或因兼有脾胃虚寒而未温中，或因把兼有早晨泄泻的一日数次的寒湿泄泻误认为五更泄泻。

3. 用法有误

例如虚中夹实的泄泻，或温之过甚而火炽，或消之过甚而伤正，或寒之过甚而损阳，故久泻难止者，特别强调缓图，或微予导滞而停药数日，或以丸散少进，至正气渐复而愈。

（朱进忠　整理）

朱好生

小儿腹泻三证

朱好生（1892~1962），河北定州名中医

　　小儿是稚阴稚阳之体，其所患疾病多数来势凶险而易愈，但若认证不准确，稍有差错则可能造成严重的后果。所以治疗小儿疾病时一定要慎之又慎。

　　小儿腹泻亦如大人的疾病一样也需要辨证。他说：我开始认为小儿的腹泻是食积，经过用七珍丹、蓖麻油治疗虽然有些治好了，但有的并没有治好，后又认为小儿的腹泻多水湿偏渗，采用利水法治疗也是仅有部分有效，后又认为小儿腹泻多脾虚，用七味白术散、参苓白术散，结果还是部分有效，甚至有的小儿因腹泻太久而发生严重的脱水、眼瞎，最后才真正认识到小儿腹泻必须辨证。其辨证的方法主要有二：一观察大便的色和味；二查手足腹部的冷热。大便乳瓣、色绿者为食积；腥臭、色白者为寒；水泻者为水湿偏渗。手足腹部热者为食积，手足冷或不热者为寒湿。其治法大致有三：

　　一是水湿偏渗证：大便呈水状，甚或大便失禁，若泻久则出现目翳目盲，手足不热。治宜渗湿利水。方用苍术 10g、车前子 10g，针天枢，配捏脊。

　　和某　男，4个月。

　　突然腹泻不止 2 天。医予中、西医药治疗不效。察其严重脱水，

哭声低微，大便不断由肛门流出，味不臭，手足不热。急予苍术
10g，车前子10g，配合捏脊。2小时后，腹泻止。次日开始吮乳，喝
米粥。愈。

二是食积不化证：大便黄绿，味臭，1日数次，手足心与腹部按
之热。治宜消食导滞，用蓖麻油、七珍丹。

朱某 男，2岁。

腹泻不止15天，前医以磺胺类和中药健脾之剂治疗不效。察其
大便黄绿，味臭，时兼不消化物，腹部、手足心按之热。诊为食积不
化。予消积导滞。蓖麻油2ml内服，3日愈。

三是寒邪直中证：腹痛腹满，大便稀薄，1日数次，手足腹部不
热。治宜温中散寒，用十香暖脐膏。

（朱进忠　整理）

吴克潜

泄泻证治举要

吴克潜（1903~？），苏州医学院教授

泄泻最普通的为"伤食泻"，一般用焦麦芽（消米面之积）、焦楂炭（消肉食之积）、焦六曲（消瓜菜之积）合起来，名曰"三仙"最好，尤宜小儿，因其不伤正气而很有效果。蛋白质一类，吃得不得其法则最难消化，虽泻不爽，宜用阿魏入胶囊吞服，无有不效者（此药很臭，故须入胶囊，但没有流弊，用量约3~4g，1次或分2次服，成人可连服）。

单纯的伤食泻，其特点为粪便气味很臭，肉类不消化则气味更为酸臭，往往泻出稀粪及夹杂不消化的渣滓，其色深黄的为有热，可于三仙之外酌加青皮或苏梗；其色青黄的为夹寒，可于三仙之外酌加川朴或木香；若有腹痛的，则食积较多而滞，可于三仙之外酌加大腹皮或木香。或不必加减而另用"保和丸"亦效。治伤食之方很多，在于选用得当，轻则平胃散以燥湿，重者健脾丸以运脾，均较合适。亦有一种泄泻，反复不已，愈而又发，舌苔或黄或糙而色灰，所下多杂有渣滓，其人尚在壮年而体质尚可者，治宜通因通用，可选更衣丸再泻之，以去尽其宿垢，宿垢除而胃阳振，则泄泻自止。再者泄泻颇多是呕泻俱全，往往是实证。尚有一种呕泻兼见、心胸痞满者，为挟痰夹湿夹食，用半夏泻心汤针对主要者治之即可，处方不必面面俱到，亦无不效。

当然，泄泻之病不少是虚证，亦有虚实夹杂者，此处介绍以虚为主者。

1. 脾泄

症见腹部虚胀（不坚硬）或胀而且满，亦有食即呕吐者（吐泻的声音不大，所以不是暴注下迫），宜用香砂六君丸。大便经常溏泄者，可酌加益智仁、肉豆蔻以温中收敛。小儿脾阳不足，可用温中健脾汤。在暑令则宜香薷汤（香薷、白扁豆、赤苓、川朴）以兼清暑湿。

2. 肾泄

症见黎明则腹部冷痛，一泻而空，无腹痛，名曰"五更泄"，用四神丸以温肾阳即效。肾虚而兼有食积者，腹必胀满，但泄后即减，与腹泻之澄澈清冷者不同。如完全为澄澈清冷者是单纯的寒，宜附子理中汤。肾泄而腰酸，用猪腰子一二枚煨熟，煎补骨脂汤进服甚效。腰酸之有遗传性者，可加胡桃肉常服。

3. 滑泄

症见泄下不禁，有如滑出。此为中焦气弱，脾胃受寒所致，病者腹部不宜着冷，尤忌夏月露天睡眠，其有误服下剂，再受寒邪，泻后四肢厥逆，冷汗不止，腹痛如绞，不论舌苔如何，皆宜补中益气丸，或再加四神丸以扶正气而免亡阳。治滑泄有桃花汤，其意义为赤石脂涩之，干姜温之，粳米和之，皆所以防脱也。

4. 久泄

泄泻日久，元气为之下陷，甚则肛门脱垂，谷道不合，可用升举之法，酌用温针，灸天枢、气海两穴。补中益气丸本为升阳之剂，加煨诃子、肉桂、五味子、乌梅，当能收效。

5. 洞泄

症见虽泄而如无物，肛门滴下稀水不多，有似蟹沫，门户洞开，证属难治。用药只可每日酌用煨诃子煎汤，送服柿饼炭 3g，常服或能见效。

6. 飧泄

一般称肠鸣飧泄，因其泄前必有肠鸣，或经常肠鸣，如水走肠间，实则非水，乃为气之推动，此证往往治之无效，但泄泻亦不剧烈。针灸可补"阳陵泉"穴，亦属治法之一。

许芝泉

养阴法治疗重症小儿腹泻

许芝泉（1925~2009），安徽省徽州卫生学校主任医师

杨某 女，2岁。1971年7月20日就诊。

患孩7个月早产，出生以后又因母乳缺乏，人工喂养，罹患消化不良，长期腹泻，每日少则二三次，多则七八次。西医诊为重度脱水、酸中毒、低血钾症、重度营养不良及多种维生素缺乏症合并口腔霉菌感染。虽然先后住县医院及地区医院近2月，而病情仍无明显好转，邀余前往诊治。其时患孩每天腹泻七八次，发热39℃左右，口渴，尿少，烦躁不宁，哭无泪，身无汗，形体极度消瘦，眼眶凹陷，舌红无苔，扪之无津，脉象细数。即使每天输液，亦无济无事。症脉合参，显属脾胃之阴重伤。养阴益胃滋脾，以消息之。养胃汤加减。

北沙参（原拟用西洋参，因缺改沙参）10g 麦冬5g 鲜石斛9g 生扁豆9g 鲜芦根1尺 鲜荷叶1角 木瓜5g 乌梅炭5g

3剂后，泄泻由每天七八次减至二三次，身热减轻，夜寐较宁，哭有泪，身有汗，舌上微起薄白苔，此乃津液来复之渐。原方加粳米一撮，再服3剂，热退泻止。嗣以山药、莲肉、芡实、扁豆、薏苡仁、生谷芽等善后调理。先后服药12剂而痊愈出院。

小儿腹泻一证，多因饮食失节、寒温失调引起，临床上一般分寒湿腹泻、湿热腹泻、伤食腹泻、脾虚腹泻等。其治法不外温中利湿、

清热利湿、导滞利湿、健脾利湿等。均秉"湿胜则濡泻"意。而本例重症腹泻，若从湿治则谬矣！

观其临床表现，一派脾胃阴伤之象，故遵叶天士养胃汤化裁，加入乌梅、木瓜二味。即养胃阴法以甘寒滋阴为主，酸甘合伍，一敛一滋，从而加强了养阴滋脾益胃的作用。服后阴液得复，热退泻止，果然效如桴鼓，可见中医辨证施治之可贵。

（许从真　整理）

徐小圃

湿热葛根芩连，脾虚七味白术

徐小圃（1887~1959），上海名医，儿科大家

小儿泄泻为常见病之一，尤以婴幼儿发病率为高。病因不外感受外邪，内伤乳食，脾胃虚弱。根据临床表现，以湿热泻、伤食泻、脾虚泻最为多见。先生治疗本病善用古方化裁。如湿热泻，其主症泄泻如注，大便次多，发热，苔黄腻，脉数。治疗用葛根芩连汤为主，清热祛湿，每加车前子、赤茯苓利小便实大便，藿香、扁豆花祛暑化湿。又如伤食泻，其主症大便稀溏，挟有残渣，气味酸臭，腹痛腹胀，泻后痛减。治疗用保和丸为主，消食导滞。再如脾虚泻，其主症大便溏薄，或色淡不化，不思乳食，神倦色萎，睡时露睛，治疗用七味白术散为主，健脾止泻。中寒加炮姜，阳虚加附子，由脾及肾加四神丸。先生对泄泻而见舌干口渴一证，必辨阴阳，指出伤阴者，唇多干红，舌必光绛，甚则口糜；伤阳则必兼见面㿠，脉软，溺清等症。多泻伤阴，见口干、舌光、啼哭少泪等症，药用稆豆衣、乌梅炭、西洋参、石斛、蛤粉等养阴生津，而无滋腻滑润之弊，或用熟地、阿胶、鸡子黄等养血育阴；多泻伤阳，见面㿠，肢冷，汗多，脉软等症，方用附桂理中丸合四神丸为主，温培脾肾。汗多，加牡蛎、龙骨、黄芪皮等敛汗固脱。虚寒泄泻或兼呕吐，面青唇淡，嗜卧昏睡等症，有转成慢脾风之势，以《福幼编》逐寒荡惊汤为主，温中逐寒补

土敌木。

曾幼

便泄二日，昼夜十余次，稀薄如注，肌热汗微，四肢颤动。舌腻，脉数。暑邪挟滞。治宜表里双解。方用葛根芩连汤加味。

粉葛根 4.5g　黄芩 4.5g　小川连 2.1g　藿梗 9g　广木香 4.5g　赤茯苓 9g　焦楂炭 9g　扁豆花 9g　钩藤后下，9g　活磁石先煎，30g

本例暑邪挟滞，下迫大肠，传化失职，导致泄泻，证属表里同病。又暴泻多属实，因于表实，用葛根以解表清热；因于里实，用黄芩、黄连以清热燥湿。复用藿梗、扁豆花解暑化湿；木香、山楂炭行气化滞，赤苓分利小便，所谓表里双解。至于四肢颤动，有热甚风动之象，钩藤、磁石功能平肝息风，作未雨绸缪之计，亦属紧要。

马幼

便泄昨起，完谷不化，肌热无汗，引饮溺少。舌薄白，濡数。当节饮食。湿热挟滞。方用葛根芩连汤加减。

粉葛根 4.5g　小川连 1.5g　藿梗 6g　姜炭炮，1.8g　朱茯苓 9g　木香 2.1g　麦芽炒，12g　鸡内金炙，9g　扁豆衣 9g　荷蒂 2 枚

方用葛根解肌升清；川连清化湿热；藿梗、炮姜炭、木香、赤苓、扁豆衣和中理气，健脾燥湿；鸡内金、麦芽助脾消食；荷蒂升举清阳。

王幼

泄泻六日不止，神倦肢清，啼泣泪少，纳呆，舌糙，脉息濡软，口渴引饮。脾胃两虚，津不上承。治宜健脾温下。方用七味白术散加味。

党参炒，9g　焦白术 9g　茯苓 9g　甘草 2.1g　干葛根 4.5g　藿梗 3g　木香 2.1g　黄厚附片先煎，9g　乌梅炭 4.5g　稽豆衣 9g

复诊诸症均除，舌亦转润。

此案泄泻虽见舌干口渴，以其神倦肢清，脉来濡软，故断为脾肾两虚，津不上承。乃予七味白术散培脾和中，加附子以温阳。又用乌梅酸收生津，稽豆衣养阴，二味均无滋腻滑润之弊。

王幼

多泻伤阴，肌热无汗，啼浅无泪，舌光口糜，脉息软数。恐涉慢途，先以和中。泄泻伤阴。治宜生津和中。

西洋参 3g　稽豆衣 9g　朱茯苓 9g　活磁石 先煎，15g　生龙齿 先煎，15g　肉果 煨，4.5g　诃子 煨，4.5g　酸枣仁 9g　乌梅炭 4.5g　蛤粉 9g　荷蒂 4 枚

本例患儿症见肌热，啼哭无泪，舌光口糜，乃泄泻伤阴所致。方用西洋参、稽豆衣、乌梅炭、蛤粉和中养胃，生津滋液；肉果、诃子涩肠止泻；荷蒂升其清阳。恐木旺侮土而成慢脾风，加磁石、龙齿、朱茯苓、枣仁平肝宁神。

薛幼

便泄经久，色淡不化，神疲肢冷，溺清眶陷，寐则露睛。舌少苔，脉濡软。脾肾两伤。治宜温培脾肾。方用四神丸加桂附方。

黄厚附片 先煎，9g　上安桂 后下，1.5g　茯苓　怀山药 9g　肉果 煨，9g　诃子 煨，9g　破故纸 9g　益智 煨，9g　活磁石 先煎，30g

翌日复诊，肢略温，泻略减，继投原方 2 剂。服后肢温泻止，阳气已复，乃改用四君子汤加味，以理脾胃。

此案久泻，脾肾两伤，阳虚之征毕露，故除用茯苓、山药健脾，四神丸温脾暖肾之外，更予附、桂温阳而补命火。

朱幼

脾运失职，便泄完谷，汗多肢冷，舌中剥，脉息虚软。温培脾胃。方用四神丸加桂附方。

黄附片 先煎，9g　川桂枝 4.5g　生牡蛎 先煎，30g　花龙骨 先煎，30g

炒白术 12g　茯苓 12g　益智仁煨，12g　破故纸 12g　肉果煨，6g　诃子煨，6g　稽豆衣 12g　麻黄根 4.5g　带壳砂仁 4.5g

本例便泄完谷，兼汗多肢冷，乃于温培脾肾之中加牡蛎、龙骨等敛汗固脱。

章幼

泄泻经久，色淡不化，曾经呕吐，时欲嗳气，神倦嗜卧，啼后有泪不多。舌白，脉濡。脾阳不足，恐入慢途，治以温中，以冀奏效。

脾阳不足，运化失职。治宜温中补脾，佐以益肾镇惊。方用逐寒荡惊汤加减。

上安桂后下，1.8g　姜炭炮，4.5g　白术炮，12g　赤茯苓 12g　广藿梗 4.5g　姜半夏 9g　陈皮 4.5g　生龙齿先煎，30g　益智煨，12g　破故纸 12g　伏龙肝包，30g

本例泄泻经久，色淡不化，神倦嗜卧，由于脾阳不足，运化失职，有转成慢脾风之兆，故治以温中补脾为主，佐以益肾镇惊。方中白术、茯苓、藿梗、半夏、陈皮补脾和中；肉桂、炮姜炭、伏龙肝药性温暖，具温中逐寒、补土敌木之功。本方由《福幼编》逐寒荡惊汤化裁而来。又因小儿稚阴稚阳，脾阳不足，每易损及肾阳，故加益智仁、破故纸温肾助阳，亦补火生土之意。至龙齿一药，乃取其镇惊固涩之功耳。

邱幼

便泄两月，呕吐五日，虚热多汗，虚痞密布，神倦肢冷，寐则露睛，涕泪俱无，脉软，舌白，津液不能上承，口渴引饮。将入慢途，治以温中潜阳。脾肾阳衰，胃不司降。治宜温中潜阳。方用逐寒荡惊汤加减。

上安桂后下，1.2g　淡干姜 2.1g　小川连 2.1g　朱茯苓 12g　活磁石先煎，30g　生龙齿先煎，30g　益智煨，12g　破故纸 12g　肉果煨，6g　诃子煨，

6g　乌梅炭 4.5g　伏龙肝包，30g

本案便泄日久，又兼呕吐，神倦，肢冷，脉软，乃脾肾阳衰，胃不司降，有转为慢脾风之势。方从逐寒荡惊汤出入，安桂、干姜、伏龙肝温中回阳，止泻止吐；川连降逆和胃；磁石、龙齿、朱茯苓潜阳安神；益智仁、破故纸、肉果、诃子温肾固涩；乌梅炭酸涩生津。

奚幼

一诊：泄泻伤阳，汗出肢冷，寐则睛露口张。舌白起糜苔，脉虚软。将涉慢途，治以温培。

上安桂后下，1.2g　姜炭炒，4.5g　白术炮，12g　朱茯苓 12g　酸枣仁 12g　生牡蛎先煎，30g　生龙齿先煎，30g　益智仁煨，12g　破故纸 12g　肉果煨，6g　诃子煨，6g　稽豆衣 12g　乌梅炭 4.5g

二诊：便泄得解，自汗肢冷，有泪不多。舌无苔起糜，脉虚软。将成慢脾，再宗前法。

上安桂后下，1.2g　姜炭炮，4.5g　白术炒，12g　朱茯苓 12g　酸枣仁 15g　生牡蛎先煎，30g　花龙骨先煎，30g　黄芪皮 12g　麻黄根 4.5g　益智仁煨，12g　稽豆衣 12g　乌梅炭 4.5g

本例泄泻伤阳，将涉慢脾，方从逐寒荡惊汤化裁，温培脾肾之阳，辅以镇惊安神、敛汗生津之品。二诊便泄已止，再予原法，以求全功。

章幼

一诊：泄泻日久，知饥不寐，寐则口张，色㿠，脉软，恐其成慢。

上安桂后下，1.5g　阿胶珠 9g　朱茯神 18g　活磁石先煎，30g　生龙齿先煎，30g　酸枣仁 18g　益智仁 12g　破故纸 12g　肉果煨，4.5g　诃子煨，4.5g　稽豆衣 9g　乌梅炭 4.5g　鸡子黄打冲，1 枚

二诊：泄泻略减，气阴两虚，舌无苔，脉软，再宗前法。

上安桂后下，1.5g　熟地 30g　阿胶珠 9g　茯神 12g　活磁石先煎，30g　生龙齿先煎，30g　花龙骨先煎，18g　酸枣仁 15g　益智仁 12g　破故纸 12g　肉果煨，4.5g　鸡子黄打冲，1 枚

本例泄泻日久，见不寐，色㿠，脉软，为气阴两伤。方用安桂、益智仁、破故纸、肉果、诃子温肾固涩；阿胶、鸡子黄、稆豆衣、乌梅炭育阴生津；磁石、龙齿、枣仁、茯神潜阳安神。二诊泄泻略减，原方去稆豆衣、乌梅炭，加熟地补脾肾之阴，龙骨固涩镇惊。先生治疗小儿泄泻而见面色㿠白，舌无苔，脉软等阴阳俱伤之症，每以肉桂、熟地同用。此法乃从《景岳全书·新方八阵》胃关煎化裁而来。

沈幼

便泄两月有余，脾肾俱伤，形体瘦削，两目起翳，苔薄白，中无苔，脉息虚软。已入慢途，不易图治。脾肾俱伤。治宜温中补脾，温肾涩肠。

上安桂后下，1.8g　白术炒，12g　怀山药 12g　稆豆衣 12g　沙苑子 12g　枸杞子 9g　益智 12g　破故纸 12g　肉果煨，9g　诃子煨，9g　菟丝子 12g　生牡蛎先煎，60g

本例泄泻，为脾肾俱伤之证，方以安桂、白术、山药温中补脾；益智仁、菟丝子、破故纸、肉果、诃子温肾涩肠；两目起翳，乃脾阴不足，肝失血养，以沙苑子、稆豆衣、枸杞子养肝明目；更用大量牡蛎，乃取其养阴潜阳之功。

（陆鸿元　邓嘉诚　整理）

肖性初

小儿腹泻主以葛根

肖性初（1912~？），湖北医科大学教授，主任医师

肖氏对小儿腹泻的治疗颇有独到之处。临证以葛根为主药，配伍其他方药，治疗寒湿、湿热或脾虚等各类证型的小儿腹泻均取得较好的疗效。

小儿体质有强弱，病邪有不同，发病有久暂，且小儿患病，易虚易实，故临床见证往往错综复杂，变化多端，但总不外乎"脾虚湿困"。根据审因论治的原则，治法有温、清、消、补之别。寒湿者宜温中分利，湿热者宜清利，食积者宜消导，久泻必升提，滑脱宜固涩。肖氏认为温不可过用辛燥，太燥则伤阴；清热不可纯用苦寒，太苦寒则伤脾胃；补不可纯用甘温，太甘则生湿；固涩不可太早，早则留滞余邪；攻下不可多用，久用则伤正气；淡渗不可太多，恐津伤阳陷。

肖氏多年的临床经验，不论哪一种证型的泄泻，均以葛根为主，配合各型方药，用之确很奏效。

葛根味甘平，入脾胃经。本品轻扬升散，有解肌退热，透发斑疹之作用。且能鼓舞胃气上行，有生津止渴之功效。

葛根生用能退热生津止泻，煨熟用则减其发散之力而专入阳明之里，以升发清阳之气而止泻。

合藿香正气散以解表化湿

许某 男，1岁2个月。1982年11月9日就诊。

近日晚上睡觉受凉，腹泻，日3~4次，大便清稀带泡沫，晚上哭闹不入睡，伴鼻塞流清涕，舌苔白滑，脉细沉，指纹淡红。外感寒湿腹泻。治宜解表化湿，调理胃肠。方用葛根合藿香正气散加减。

生葛根 5g　藿香 5g　紫苏 3g　白术 4g　薏苡仁 10g　茯苓 6g　陈皮 3g　甘草 3g

服3剂，腹泻即告痊愈。

此证风寒之邪外袭，影响脾胃运化功能，胃不能腐熟水谷，脾不能运化升清，水反为湿，谷反为滞，清浊不分，乃致合污下降而腹泻。方中生葛根能协助藿香、紫苏解表散寒，且又能退热生津，健脾止泻，又能制约紫苏、藿香等药发散汗出过多，维护津液（小儿腹泻易引起轻、中度脱水，尤应注意阴液）。藿香、紫苏芳香化浊以祛寒湿；茯苓、白术、薏苡仁健脾渗湿，调理肠胃；陈皮理气燥湿，诸药互相配合，治有法度，疗效迅速。

合芩连汤以清化湿热

熊某 女，1岁。1979年6月8日初诊。

患儿于5月22日开始感冒，微发热流清涕，哭闹拒吃奶，继之呕吐，腹泻，先为稀黄便，后为水样便，日8~10次。血常规白细胞 12×10^9/L，大便镜检（－）。经本单位医务室治疗，服用多种抗生素及健胃止泻药均未见效，遂来求治。诊时，患儿中度脱水，精神不振，腹泻蛋花样便，肛门红，苔黄厚，指纹红紫。湿热腹泻。治宜清热利湿，调理脾胃。方用葛根芩连汤加减。

葛根煨, 5g　藿香 5g　黄芩 5g　黄连 5g　车前草 5g　薏苡仁 5g
半夏 5g　神曲 6g　扁豆花 6g　麦芽 4g

3 剂后，腹泻次数明显减少，精神振作，乳食增加。

二诊守上方加通草 3g，继服 3 剂，腹泻告愈。

夏秋季节最易感受湿热之邪，如婴幼儿正气不足，湿热内侵，易伤及脾胃，水谷运化失常，清浊不分，下注大肠而致腹泻。治宜清利湿热，湿热分消而腹泻自止。方中煨葛根配伍黄连、黄芩清热利湿，煨葛根能减其发散之力，专入阳明之里，升发清阳之气以生津液；藿香、扁豆花芳香化湿，祛暑清热。

合参苓白术散以健运脾胃

钟某　男，8 个月。1979 年 7 月 6 日初诊。

患儿系人工喂养，5~6 月曾因腹泻在某院儿科住院 3 次，并输血浆 2 次，疗效不佳。出院后即来我处就诊。

检查：身体极度消瘦，毛发干枯带黄，面色萎黄，皮肤粗糙，精神萎靡，食欲不振，腹泻日 10 余次，状如蛋花样，带少许黏液，大便镜检有少许脓球，苔薄黄，舌淡，脉细微数，指纹淡。脾胃虚弱兼有湿热。治宜清热利湿，健脾和胃。方用葛根芩连汤加味。

葛根煨, 5g　黄芩 3g　黄连 2g　桔梗 3g　茯苓 6g　藿香 6g　车前草 6g　扁豆花 5g　薏苡仁 5g　神曲 6g　二芽炒，各 6g　甘草 3g

二诊：服上方 3 剂后大便次数减少，日 5~6 次，小便量较前增多，能吃少许稀饭。续用前方去桔梗加山药，继服 3 剂。

三诊：精神仍差，大便次数减少至日 4~5 次，镜检无脓球，苔薄白，指纹淡。湿热已除，再拟健脾和胃，理肠收涩之剂以缓图。方用葛根合参苓白术散加诃子治之。

葛根 5g　白术 5g　茯苓 5g　扁豆 5g　冬瓜仁 5g　藿香 5g　山药煨, 6g　车前草 6g　薏苡仁 6g　神曲 6g　诃子 5g　二芽炒, 各 5g

四诊：服上方 10 剂，患儿大便转稠，日 2~3 次，食欲增加，精神振作，面色红润。继用上方加条参 5g，每 2 天 1 剂，再服 10 剂，慢性腹泻即告治愈。

1982 年 11 月随访，患儿腹泻愈后未复发，且至今未患其他重病，发育良好。

此案为脾胃虚弱，湿热内侵所致虚实夹杂之证，治以清热利湿，健脾和胃之剂。而湿热一去，则以健脾和胃，佐以理肠收涩之品而收功。对于久泻患儿，宜加用固涩之药如诃子之类，但应注意的是必须邪气已去，纯属脾胃虚弱方可用之，否则用之过早，反有留滞余邪之弊。

肖氏在治疗小儿腹泻中很注意利小便而实大便。泄泻总离不开"湿"，故分利小便十分重要。要根据患儿病情，酌加淡渗利湿之药，如车前草、泽泻、薏苡仁、冬瓜仁、茯苓、通草、扁豆花之类。但淡渗利尿药过用则有伤耗阴液之虑，肖氏认为配用葛根能生津止渴，鼓舞清阳，且不伤阴液，对因泄泻引起脱水的患儿来说，至关重要。

（梁延熙　整理）

秦廉泉

小儿泄泻用药经验

秦廉泉（1897~1976），江苏省泰兴名中医

破积滞除腹满，桃仁山楂力宏

小儿泄泻不外乎感外邪、伤饮食、脾胃虚弱、脾肾阳虚之四大原因，其中内伤饮食乃为常见发病因素之一。盖小儿为娇嫩之体，脾常不足，最易为乳食所伤而酿成泄泻或完谷不化之证。凡见脘腹胀满，腹痛腹泻，泻后痛减，便色黄白相兼，水谷夹杂，苔白厚腻等是为食滞泄泻。欲治其泻，当消导。消者散其结，导者行其气。食滞肠胃，只行其气，不活其血，病暂、病轻者可，病久、病重者多收效不显，是以未有气滞而血能和者，血不和则气亦滞矣，气血同治则气行血和可收事半功倍之效。所以常用桃仁、山楂治疗此疾。桃仁功擅活血化瘀，亦有止膨胀、逐郁滞之效；山楂专主消食导滞，亦能活血化瘀，二味同用破滞除满之力颇宏。常用方：

山楂 10g　桃仁 6g　枳壳 6g　神曲 6g　白术 6g　茯苓 6g　陈皮 3g
鸡内金 5g

李某　男，4 岁。

泄泻 4 天。症见面色萎黄，精神不振，纳少腹胀，叩之如鼓，夜

卧不安，时诉腹痛，泻后痛减，便日 3~4 次或日 4~5 次不等。前医曾投健脾消食导滞之品，疗效不著，因来就诊。秦氏认为此乃食滞肠胃形成气滞血瘀之证，非桃仁、山楂之属难以奏效。遂投上方 2 剂，腹胀大减，夜已能安，便泄亦和。守方加山药 10g，又进 2 剂，诸症悉平。

清大肠导湿热，黄连车前功著

湿热泄泻一般多见于夏秋之季，受暑热时邪而成。夏季气候炎热，湿土司令，湿与热合，邪从口鼻而入，影响脾胃之运化功能，以致脾失升清，胃失和降，清浊不分，下注大肠而为泄泻。其特点是泻下急迫如注，滞下不爽，便色青黄相兼，气味恶臭，肛门灼热，烦渴溲赤。治宜清肠泄热。黄连、车前子二味对不论是湿重于热，还是热重于湿之湿热泄泻证皆可用之。常用方：

川连 1g　车前子 5g　焦白术 5g　炒白芍 5g　地锦草 5g　六一散包，10g
陈皮 3g　焦山楂 6g　荷叶 1 角

秦某　男，5 岁。

便泄 5 天，粪色深黄而臭，水分较多，每日 6~10 次，腹痛即泻，不发热。曾服胃苓汤加减未效而来就诊。诊见舌质红苔黄，脉濡数。乃予上方 4 剂，泻止病愈。

健脾气抑肝气，白术白芍有功

泄泻之病理机转，主要责之脾胃。脾健胃和，则水入能运，谷入能化。然脾的运化有赖于肝的疏泄，若肝失疏泄，肝气郁结，横逆犯脾，以致脾虚不能运化水谷精微，则水反为湿，谷反为滞，清阳不升，乃致合污而下，成为脾虚泄泻。小儿肝常有余，脾常不足。临床上因肝气犯脾而致泻泄者殊为多见。其症性情急躁，脘闷食少，腹痛必泻，每日便次不多，舌质红苔薄，脉弦，治宜抑肝扶脾。白术为补气健脾之要药，白芍为泻肝补脾之妙品，二味并用治肝气犯脾之泻颇有功效。常用方：

白术 6g　茯苓 6g　山楂 6g　白芍 6g　青皮 3g　陈皮 3g　防风 5g
柴胡 3g

吴某　女，6 岁。

昨起患泻每日 2~3 次。每便前自诉腹痛、肠鸣且多矢气，舌红苔薄，脉弦。经投上方 3 剂，腹痛止，肠鸣矢气亦除，惟便仍稀。再以原方去柴、防、青，加党参、山药各 10g，扁豆 6g 以健脾和胃。连进 3 剂病愈。

补命火生脾土，故纸苁蓉效彰

小儿为稚阴稚阳之体，阴既不足，阳亦未充。泄泻久治不愈，每有久泻无火与久泻伤阴两种不同的演变结果。若见脘腹冷痛，喜暖畏寒，泻物色白不臭，手足不温，舌质淡，苔白滑，脉沉迟，是灶中无火之证。析其成因，乃脾不得肾阳温煦之故。肾阳不足，命门火衰不能温煦脾阳，腐熟水谷，而致泄泻。治疗在于补命门之火，命火充足，脾得温煦其泻自愈。补命火药中以补骨脂、肉苁蓉为佳。此二味温而不燥，适用于小儿。只要有肾阳不足，命门火衰之见症，即可用之，不必待其泻在五更乃投也。常用方：

补骨脂 6g　肉苁蓉 6g　巴戟天 6g　党参 6g　白术 6g　茯苓 6g　甘
草炙，2g　陈皮 3g

王某　女，3 岁。

泄泻 20 余天，曾经多次诊治，未见明显效果。其症食入即泻，粪质清稀，完谷不化，面色㿠白，形寒肢冷，舌淡苔白边有齿印。用上方加炮姜 3g，益智仁 2g。2 剂泻止。

去炮姜加山药 10g，继服 2 剂而愈。

养脾阴生津液，擅用黄精石斛

小儿泄泻既能伤阳，又能伤阴。泄泻伤阴者多由热泻传变而成；或暴泻损津所致；或因脾阳久虚化源不足而引起。临床表现为眼窝及前囟凹陷，皮肤干燥，烦躁干呕，口渴溲赤，泻下如溅射状，有腥臭味，舌光无苔，脉细数。治当益脾养阴，俾脾阴来复，其泻即和。用黄精、石斛二味伍用，对泄泻脾阴受损之证尤为适宜。常用方：

黄精 6g　乌梅 6g　谷芽 6g　扁豆炒，6g　芡实 6g　太子参 6g　石斛 6g　山药 10g　砂仁后下，1.5g

陆某　男，9 个月。

泄泻 3 天，日泻 10 余次。精神萎倦，哭无泪涕，时时发烦。肌肤灼热，眼窝凹陷，烦躁不宁，口唇干，唇色樱红，舌苔干黄，舌质红绛。予上方加黄连 1g，芦根 10g。药进 3 剂，精神转佳，便次减少。去黄连、芦根，继服 2 剂即获痊愈。

涩大肠固滑脱，诃子粟壳效彰

由于小儿脏腑娇嫩，形气未充之生理特点，其患泄泻，一旦消耗过度，正气虚亏，则每致滑脱不禁，而出现大便自遗，稀薄不臭，甚或脱肛等症。治疗"虽经温补，未克奏功"时，则须结合固涩法。"久泻不尽，宜补而兼涩"。诃子、罂粟壳二味，涩肠固脱之效尤彰。投之得当，每收立竿见影之效。常用方：

　　诃子 5g　白术 5g　罂粟壳 5g　黄芪 6g　党参 6g　茯苓 6g　姜炮，3g　柴胡 2g　陈皮 2g　炙草 2g

　　阳虚甚者加补骨脂、巴戟天、淡苁蓉，或附子、肉桂；偏于阴伤者佐以黄精、石斛、沙参、生地等。

　　徐某　男，10个月。

　　泄泻1月有余，近日来精神萎靡，不爱吃奶，便次增多，而来就诊。见其面色㿠白，精神萎颓，睡时露睛。泻下清稀，舌淡苔白滑。医者诊为脾肾阳虚之泄泻。投附子理中汤加味治之，服药 2 剂，仍泄利无度。后经邀诊，仍以原方增入诃子、罂粟壳各 5g。2 剂告愈。

（秦仁生　整理）

傅少岩

香砂六君子汤为主治疗小儿腹泻

傅少岩（1928~　），江西抚州地区医院主任医师

调理脾胃，不能简单地理解为补益脾胃，而是健运脾机、和降胃气。小儿脾常不足，更宜审慎调理，使其功能无伤。扶其本，顺其正，逐其邪，安其乱，则病愈而根本固，多用香砂六君子汤随证化裁。治疗小儿泄泻，病情急重时配以针灸或简易推拿手法，取得了较好的疗效。

香砂六君子汤内寓有四君子、二陈、异功、六君子汤等诸方，具有"健脾化湿，和胃畅中"之功效。而且药性平和，甘温不滞，芳香不燥，能使脾健胃和，湿化滞行，小儿脾常不足用之最宜。

一、脾胃虚寒泄泻

宜健脾益气，温中化湿。药用：

潞党参 10g　焦白术 6g　结茯苓 6g　广陈皮 3g　法半夏 5g　广木香 3g　西砂仁 3g　干姜炮，3g　甘草炙，2g

脾虚久泻者，仿参苓白术散酌加：炒薏米 15g，炒扁豆 10g，炒怀山药 10g，炒芡实 10g。

针灸：取天枢（双）、关元，毫针浅刺行温补手法，针后加温灸，并温灸足三里（双）。脘腹胀闷者加刺灸中脘，或关元。久泻成疳积

者，配合捏脊疗法。

二、脾肾阳虚泄泻

宜补肾温阳，健脾止泻。药用：

西党参 10g　焦白术 6g　结茯苓 6g　广陈皮 3g　上肉桂 2g　肉蔻煨，6g　制附子 6g　诃子煨，6g　干姜炮，2g　甘草炙，2g　补骨脂炒，6g

针灸：温灸足三里、关元、志室、命门；温和手法揉丹田穴。

三、乳食积滞泄泻

宜健脾和中，消积导滞。药用：

党参炒，10g　苍术炒，6g　结茯苓 6g　广陈皮 3g　焦楂炭 6g　建曲炒，5g　谷芽炒，6g　麦芽炒，6g　广木香 3g　西砂仁 3g　甘草炙，2g

脘痞腹胀者，去党参和甘草，酌加川厚朴 3g，煨腹皮、鸡内金、炒莱菔子各 6g，炒枳壳 2g，炒莱菔子 6g；虚胀者，腹饱而不实，仍须用炒党参为君。

针关元、中脘、足三里。

腹胀者加刺气海、建里，毫针浅刺，略予加灸，并刺四缝穴。还可以指针揉中脘、神阙、气海、足三里；推脾土、搓脐；以及捏脊疗法。

四、外感寒湿泄泻

宜解表散寒，化湿和中。药用：

广藿香 5g　紫苏叶 3g　苍术炒，6g　结茯苓 10g　广陈皮 3g　法半夏 5g　西砂仁 3g　建神曲 5g　大腹皮 6g　川厚朴 5g　甘草炙，2g　淡生姜 2 片

温灸足三里、中脘、神阙穴。

寒邪遏阳较重，面唇苍白，伴有恶心呕吐者，则用食盐填脐上，隔盐灸神阙3~5壮。发热者，开天门，推坎宫，掐合谷，推三关，拿曲池以取微汗；同时指揉中脘、天枢、气海穴。

五、外感暑湿泄泻

宜清暑益气，化湿健脾。药用：

太子参10g　漂白术6g　结茯苓6g　广陈皮3g　藿香梗3g　净香薷6g　生扁豆6g　鲜荷叶5寸　方粉甘草2g　陈谷米30g

暑热偏重者，去白术，加鲜马齿苋30g，炒金银花10g，净连翘10g，怀山药10g，淡竹叶5g，六一散10g。高热者去白术，加生石膏20g，肥知母6g，大青叶10g。湿邪偏重者加白蔻壳3g，川厚朴5g，福泽泻6g。暑热伤津口渴者，则仿钱氏白术散：红参须10g，漂白术6g，怀山药10g，结茯苓6g，粉葛根10g，藿香梗3g，陈谷米30g，贡白莲10g，粉甘草2g。

气阴俱伤者，酌加鲜石斛6g，鲜荷叶5寸方，鲜生地10g（腹胀勿用），五味子7粒。

隔盐灸神阙3壮，毫针浅刺曲池、合谷、四缝穴，速刺泄热手法；指针点揉足三里。清天河水，摩脐，推脾土。

民间验方：鲜荷叶、陈粳米各100g，共煎水代茶，解渴止泻。

此类泄泻多发于夏秋季节，多数病孩兼有伤食积滞和寒热夹杂，暑湿内扰，虚虚实实，易现变证。如出现腹满鼓肠，便泄不畅，热结旁流，发热抽搐，囟门目窝陷下，目斜上视少神，口唇干裂，舌苔厚腻焦黄起刺，四肢不温，呼吸浅促，干恶作哕，证似阳明腑实者，是虚中见实，为脾气衰惫之候。如尚有壮热是正邪交争，说明正气尚存，五官气色尚未败露，指纹红紫尚有润色，尚可一救。实证可用人参白虎汤合调味承气汤加炒莱菔子；虚证可用五味异功散加藿香叶、焦楂、麦芽；口舌不干者酌加制附子、砂仁、煨草果少许。另用粗毫针刺四缝穴，点刺气海、天枢、中脘，1岁以上小儿可以浅刺足三里、梁丘。根据补虚泻实手法原则，促进其肠蠕动，才能消胀。小儿分次给药，反复针刺或指针点摩气海、关元、天枢、建里等穴。待其腹胀见消，病有转机时，改用钱氏白术散加炒谷芽、山楂肉、鸡内金、胡黄连少许；然后再以香砂六君子汤加减以善后。

六、久泻气虚脱肛

宜补中益气，升提举陷。药用：

黄芪炙，15g 党参炒，10g 焦白术 6g 怀山药炒，10g 全当归 6g 广陈皮 3g 绿升麻 4g 北柴胡 3g 石榴壳 10g 罂粟壳 6g 甘草炙，2g 益智仁炒，6g 大红枣 3枚 淡生姜 2片

此方是先父早年拟制的"益气缩泉汤"，用以治疗妇女气虚下陷子宫脱垂经验方，并用以治疗脱肛和夜尿症。

并温灸百会、关元、长强、足三里。

七、肝木克脾泄泻

宜健脾制肝，定惊止泻。药用：

潞党参 10g 焦白术 6g 白芍炒，6g 抱神木 10g 广陈皮 3g 杭青皮 3g 北防风 4g 麦芽炒，6g 朱砂拌云茯神 10g 粉甘草 2g

小儿惊恐夜啼不安，酌加琥珀末 3g，煅龙骨 6g，煅牡蛎 5g；抽搐者加双钩藤 5g；如泄泻日久则加炒芡实 10g，贡白莲 10g。

毫针点刺：印堂、鸠尾、关元；推脾土，掐劳宫，大推天河火，指弹神阙穴。

此类泄泻，古称"惊泻"，民间称它"娇儿泻"。小儿脾土薄弱，娇生惯养，胆怯怕惊，或一不顺意即怒，哭闹不休，面青惊搐，屎尿

并流。实与心、肝、脾三者有关。

泄泻的关键在于湿困脾阳，所以用药多为炒制。一是加强健脾燥湿的功效，如炒党参、炒怀山，焦白术须用陈壁土炒焦等；一是改变药物的副作用，如炒莱菔子，生用含有油质，反而滞湿碍脾，加重腹胀和泄泻，炒焦研去油后则降气化痰，宽膈消中；还有白扁豆，生用消暑祛湿，炒熟则能健脾止泻。

脾虚夹滞，常用厚朴、枳实、枳壳、腹皮和谷芽、麦芽、山楂、建曲、鸡内金、莱菔子等消导宽中理气之品。临证经验，一要炒制，二要量小。这些药物用量过大，就会破气，攻削脾土，尤不可生用。应少用苦寒药，因为小儿脾常不足，泄泻又损脾胃，纵有实邪，亦非大实，故忌用寒凉，以防伤脾败胃。

沈六吉

乳儿腹泻病，武侯行军散

沈六吉（1901~1987），上海市华东医院主任医师

小儿，尤其是乳儿，患重症吐泻，排泄大量绿黄色或棕黄色水样大便，或伴有高热，恶心呕吐，因大量水分之丧失，有精神倦怠，张目无力，眼窝凹陷，口干舌燥，烦躁而哭声微弱，手足厥冷等脱水现象。此时若无适当的治疗，严重的酸中毒和休克将接踵而至，病儿可能在发病后几天内死亡。

对严重吐泻、见脱水症状时，先用武侯行军散（见注解）。如果是一足岁的小儿，行军散1瓶（约0.3g）分作4次，每隔3小时，用温开水入调匙内和匀灌1次。如被吐去，须继续再灌1次。再用生地（鲜生地加倍）、天冬、麦冬、鲜金斛各6g，连翘、玄参、淡竹叶各4.5g，钩藤3g，黄连1g，甘草2g，煎取头盅，分作4次，随行军散后灌下。如是常常在未尽剂时，已不再呕吐。高热、泄泻相继减退，手足回暖，其他一般症状也迅速消失，次日照原方再服1剂，或酌情修改一二。如果次日吐泻已止而热尽退，即可不用行军散，仅服汤药，如此不出五六天，即能痊愈。

董某 9个月。1954年9月11日就诊。

高热39.5℃，呕吐泄泻，手足厥冷，目陷神呆。

先将诊所常储的行军散的1/4瓶（因情势严重，不因年龄略小而

削减剂量）用开水调灌，当即被吐出，接着再灌1次，并给以上述处方，命其回去马上煎服。

次日复诊，热已退至37.5℃，吐止泻减，照原方去钩藤加银花6g，白芍、北沙参各3g，黄芩2g，行军散1瓶，服法如前。

至第3天，其母见病已好转，煎了2盅药，1天内分4次灌服。

至第4天来诊，热退泻止，神色转佳，略有咳嗽，照原方去鲜生地、天冬、玄参，加川贝母2g，白茯苓5g，石莲肉5g，桑叶、焦山栀各2g，服法如前，不再用行军散。

服2剂后即痊愈。

根据经验，要想治疗有把握，必须注意下列几点：

（1）当大热天气，而病人所居的是朝北或朝西房屋，应及时设法迁至比较凉爽的地方，否则病易增重而难治。

（2）吐泻大渴时，切忌以乳代茶，须酌情减少其哺乳，以温开水或米汤解渴为妥。

（3）如果服药一半以上被吐出，必须速将汤药再煎1剂，如行军散被吐掉，亦须再开1瓶，以补足其应用的剂量。

（4）治病如救火，须争取时间，以免缓不济急。对于离药店远的病家，医师最好事先在著名药铺购储行军散或自己配制（切勿购储贪工减料的冒牌廉价行军散），当场给与，以免延误治疗时机。

（5）汤药须用清水浸透，煎沸为度，不可多煎。民间习惯因小儿灌药困难而主张浓煎，哪知浓煎的药，香气全部挥发干净，不少有效成分亦因受热过久而破坏，使效力大减。而且因药汁浓度稠浊而更难吃，宜只取头煎药汁，分次灌服。这样每次剂量也不多，而且清香可口，灌服无困难，浪费少，实效好。

注：《中国医学大辞典》1555页上有武侯行军散的配方和制法，其中用法（每服3~5分）是指成人而言，据沈氏经验，小儿每服1~2分已见效。

黎炳南

清温并进宜慎苦寒，除湿勿忘扶中运脾

黎炳南（1914~2012），广州中医药大学教授

婴幼儿泄泻，其证常见虚实易变，寒热夹杂。治疗失当，每致缠绵难愈，变证叠起。故病机复杂者，当综合权衡治疗，"间者并行"，是之谓也。

湿热并见，清温并进宜慎苦寒

湿热泄泻，或曰可以葛根黄芩黄连汤统治之。以余之见，似有欠妥之处。湿者，阴邪；热者，阳邪也。其性不同，用药迥异。用清用温，各有所宜。湿重者，非温而不可化。若症见泻下稀溏，挟带黏液，臭味不甚，口唇虽干，而不欲多饮，舌虽红而苔白腻，此为湿重于热。余常重用砂仁、藿香、木香等芳香温通之品，以化湿浊；佐用薏苡仁、茯苓等份利水湿，辅以清热。食积化湿者，兼用神曲消食导滞。

若便下黄褐臭秽，口渴烦热，舌红苔黄，是热重于湿，自当以清热为主，辅以除湿。然幼儿阴阳稚弱，药性过偏，易伤其正。芩、连性属大寒，过用易伤胃气，反有助湿之弊。元气不固者，更可因而洞泄不止，临床屡见不鲜。故体虚羸弱者，以及秋冬寒冷之时，芩、连

切勿滥用。且其味苦难咽，于婴儿亦非所宜。余喜用性味平和之火炭母、连翘、地榆之类，配合芳香温通之品，寒温调配得宜，使湿热分途而去，每获捷效。

脾虚湿盛，除湿勿忘扶中运脾

泄泻者，实证无不因于湿盛，虚证多起于脾虚，此为治泻最当着眼之处。脾喜刚燥而恶湿，且小儿脾常不足，易为湿邪所伤，致使运化失司，中气虚弱。脾胃一虚，湿邪更易内蕴。如此相因而至，每见虚实兼夹，缠绵难愈。此时纯用祛湿，仅可清流而未能澄源，必须标本同治，方见其功。

久泄脾虚者，固当健脾除湿并施；即使其症初起而中气已馁者，亦可用除湿而参合扶中运脾之法。脾虚非仅见于面黄肌瘦者，肥胖者亦属不少，此以面白舌淡而肌肉不实为辨。处方以四君子汤加化湿消导之品最为合拍，令其除湿而不伤脾，扶正而不恋邪。视邪正之进退，或三分攻七分补，或七分攻三分补，灵活施治，自无"闭门留寇"之弊。虚甚者可以红参或参须另炖，兼烦渴多饮或处暑热之时，用西洋参炖服效果更佳。泻必伤脾，即使初期虚象尚微者，亦可投薏米、扁豆等除湿兼能护正之品，以早安中州之土。

此外，纳呆多因于湿困，健脾去湿，胃纳自开，过用消磨之品，反损胃气。除湿着重渗利，然小便如常者，不可过用清利，免伤阴液。口渴未必属热，舌淡苔少且不欲多饮者，健脾可也，气复而津液自生。脾为阴土，得阳始动，苦寒或滋腻之品，均忌滥用。凡此种种，皆应注意。

气虚不固，早用补涩不碍祛邪

幼儿胃气未全，肾气未充。若泄泻频频，初则脾胃受伤，继而肾气不固，乃成滑脱不禁。与其"滑者涩之"，何如未雨绸缪，防患于未然？故泄泻气虚，不妨早用补涩，不必至洞泄已成，方匆匆投用。

补者，治本也。脾虚欲陷者，重用党参、白术、黄芪，加葛根以助其升阳举陷。肾气不固者，选用补骨脂、巴戟天、肉桂，以固其关门。涩者，治标也。泻下不止，补之未见速效，气液已随泻日耗，当涩肠以存气阴，而后正气方易渐复。涩肠之品，轻者用乌梅，重者用五味子加龙骨。

余喜用酸收之品，取其涩肠之外，尚可合甘药以酸甘化阴也。肾虚者加用益智仁，效果亦佳。

虚实夹杂者，甚为多见。早用补涩，每令人视为畏途。

其实，药物为祛邪之手段，正气方为祛邪之主导。若气馁于内，专于攻邪，则邪恋未去而先伤正气，反致迁延难愈。故泻频而兼虚者，可于祛邪中并用补涩，冀涩肠以存正，补气以复正。正气回复，其邪易去。此不碍祛邪，实有助祛邪也。

方某　男，3个月。1983年4月29日就诊。

患儿出生1个多月时出现泄泻，即在某医院住院治疗。选用各种抗生素，及中药人参须、焦三仙、石榴皮等，输血浆数次，并请数家医院专家会诊，均未见显效，乃诊为"难治性消化不良"。

遂邀余会诊。其时患儿泄泻已月余，大便稀溏，时如蛋花汤样，日解6~7次，间有肠鸣。虽体重略减，但形体仍未消瘦，体温正常，乳食尚可，口干饮少，囟门、目眶不陷，舌略淡，苔薄白。此证外形虚象虽不甚显，但泄泻月余未止，脾胃已伤；久病及肾，关门不固，则易滑而不收。细察其面色略黄少华，唇舌稍淡，虚象已见端倪。脾肾气虚，湿多热少。治宜温肾固涩、健脾化湿为主，佐用清肠之法。

补骨脂 6g　益智仁 4g　地榆 4g　党参 15g　白术 5g　藿香 5g　火炭母 5g　怀山药 8g　葛根 10g　甘草炙，3g　乌梅 1 枚

每日 1 剂。并嘱暂减乳食，另予腊鸭肫 1 个（切碎），怀山药 15g，大米适量，煮粥水代作饮料。

服药后，大便逐日减少，3 天之后，日解 1 次。因自加牛奶、橙汁之类，5 月 4 日解便 4 次，乃再来求方。虑其元气初复，又为乳食所伤，故于前方中去乌梅、葛根、火炭母、地榆，加肉豆蔻、鸡内金各 5g，五味子、木香各 3g，边条参 5g 另炖，以加强补涩止泻、行气消食之功。如法调理，其疾乃愈。

因运化无力，虚失固摄为病之本，故前用消食、固涩之品罔效；虽曾用参须，而火不暖土，单用补土亦难以为功。

孙一民

自拟小儿止泻散治疗小儿腹泻

孙一民（1919~　），安阳市中医院主任医师

小儿脏腑娇嫩，形气未充，神气怯弱，故素有脾常不足之说。小儿泄泻，除有与成人病因相同之处外，常与饮食积滞、内热炽盛、忽受惊吓或用药不当有关，使脾胃受损而致泄泻不止。其根本原因当责之于脾。临床治疗以健脾利水为大法。自拟小儿止泻散，疗效颇佳。

小儿止泻散

苍术炭 4.5g　白术炭 4.5g　莲子 6g　扁豆炒，9g　山药炒，9g　通草 1.5g　茯苓 6g　车前子 4.5g　诃子煨，6g　肉豆蔻煨，3g　姜厚朴 4.5g　甘草 1.5g

上药为 1 岁儿童用量，每日 1 剂，分 3~4 次服完。

本方治疗小儿久泻者，常获桴鼓之效。本方由健脾、利水、止泻三组药物组成。脾虚，消化运输功能失职，排泄水湿功能失常，致水留肠道（湿盛），清浊不分，并走大肠发为泄泻，方中苍术、白术、莲子、扁豆、山药健脾，可恢复消化功能；通草、茯苓、车前子利水，可使水湿从小肠吸收，自小便排出，此即"别开支河"；诃子、肉豆蔻止泻。健脾、利水是治其本，所以方中以健脾利水两组药为主，方中收敛药为辅。标本兼治，收效良好。

对一些兼证，要辨证兼治。有因惊者，惊不去则泻不止；有因热

者，热不清则泻不止；有因食积者，积不去则泻不止。

小儿神气怯弱，神经系统发育不完善，易受外界的刺激。因惊而泻的主要表现为：指纹呈青紫色；白睛变蓝色两耳尖皮肤温度偏低；头发呈束状或向上呈直竖状；人中周围至鼻唇沟外皮肤呈青色；山根及太阳穴处色青；双手握拳时，拇指夹在食指与中指之间为惊泻轻症，拇指夹在中指与无名指间为惊泻重症；睡觉露睛；大人抱着时，小儿双手抱紧大人的颈部，或用手抓紧大人的衣领、头发等；小儿吃奶时常咬奶头；白天时时惊战，睡时突然哭叫；大便色绿发黏。凡此 12 症，临床但见 2~3 症即是，不必悉具。治疗时，可在上方中加钩藤、蝉蜕等药。亦可用挑惊疗法，主穴选百会、风府、长强。配穴选双侧耳尖、印堂、人中，每次选 3~4 穴。使惊去而泻止。

内热过盛的患儿，通常表现为烦躁不安，大便热臭味大、发黏、色褐。方中可加黄连炭，达清热止泻之目的。

饮食积滞者，则宜加和胃助消化药，如谷芽、麦芽、鸡内金。

此外，小儿用药须戒克伐脾胃之品，临诊时常见因医者用芒硝而致婴儿久泻不愈者。

在临床摸索出一套小儿腹泻用药规律，可辨证应用：

1. 便稀而次数多

苍术炭、白术炭、莲子、炒扁豆、炒山药健脾止泻。

2. 便稀如水

干姜、附子温阳止泻。

3. 久泻不止

罂粟壳、赤石脂、禹余粮收敛止泻（新患腹泻不宜用）。

4. 腹胀

姜厚朴、诃子、香附行气散满消胀。

5. 纳食不佳

神曲、谷芽、麦芽、鸡内金和胃助消化。

6. 恶心

陈皮、竹茹、藿香和中。

7. 呕吐

砂仁、豆蔻仁、扁豆衣、扁豆花止吐。

8. 发热

苇根、连翘、桑叶、豆豉解表退热。

9. 惊战

钩藤、蝉蜕、茯神、朱砂安神去惊。

10. 口干唇干

石斛、麦冬生津养阴。

11. 精神萎靡

人参、党参、太子参补脾益气。

12. 四肢发凉

附子、肉桂温里回阳。

13. 小便量少

通草、茯苓、车前子、薏苡仁、赤小豆淡渗利湿。

14. 小便黄热

泽泻、竹叶、山栀利尿清热。

15. 脱肛（久泻阳虚下陷）

黄芪、升麻、桔梗补气升阳。

16. 肛门红

黄连炭清热止泻。

陈茂梧

小儿腹泻外治法

陈茂梧（1926~1994），江西名中医

小儿之病，苦于针药难施，而使用药物外治，不仅易为患儿接受，且每有立竿见影之效。外治主要是以药物煎水熏洗擦浴或以药物敷贴。熏蒸犹如汗法，擦背犹如捏脊，洗腹犹如揉腹，洗脚擦脚可通透足三阴、足三阳，使经脉气血流畅，从而达到治疗的目的。

一、寒泻

寒邪内侵，客于肠胃。

症见肠鸣腹泻，便色淡黄，气不甚臭，面唇淡白或淡黄，精神疲倦，眼白珠青蓝，腹部柔软，肛门周围不红，四肢欠温，舌质淡、苔薄脉浮（或指纹色鲜红）。

用鹅不食草30g，老生姜煎水，以温中散寒，化湿止泻。天冷用药水洗擦手脚和臂部；天热将药水置浴盆内，令小儿坐其中，全身擦洗，以达热蒸微汗出而解。

若无鹅不食草，可用附桂理中汤或四逆汤类代，用法亦同。

二、热泻

热邪内侵，迫于肠胃。

症见肠鸣腹痛，痛泻阵作，泻下如注或夹肠垢黏稠，便色深黄，气秽臭，唇面微红，目睛脉络红赤或有眼眵，烦躁啼哭，口渴喜冷，腹部胀满，四肢温或手心热，肛门四周发红，舌质红少津，脉数（或指纹色紫）。

用鬼针草、凤尾草各 30g，煎水外用，以清热利湿，泻火解毒。

若无鬼针草或凤尾草，可随证选用黄芩汤或葛根黄芩黄连汤，下利赤白或里急后重者用白头翁汤。用法同上。

三、脾虚腹泻

喂养不善，伤及脾胃。

症见便如鸭溏，体质消瘦，面色淡黄，食欲呆滞，或腹部胀大，青筋暴露，精神困倦，憔悴不安，声音低微，皮肤干燥，甚则甲错，舌质淡，苔薄白或少苔，脉沉无力（或指纹色淡）。

用爵床、地锦草、铁苋各 30g，煎水外用，可健脾利湿止泻。

若无爵床、地锦草、铁苋，可选用五味异功散或七味白术散加减。用法同上。

四、宿食腹泻

过食油腻、生冷，食物不化。

症见面黄肌瘦，或有伤食斑，时腹胀痛，便后缓解，厌食欲吐，大便腐臭或酸臭色暗，夜卧不安，日常啼哭，舌苔厚浊成团，脉滑（指纹色滞）。

用马鞭草 30g，焦山楂 20g，炒枳实 20g，煎水外用，以消食化积，和中止泻。

若无马鞭草，可用枳实导滞丸或保和丸改汤剂外用。用法同上。

陈某　男，半岁。1963 年 5 月就诊。

腹泻 2 月余，服药少效，患儿面色淡黄，肛门周围不红，便色淡黄，舌质淡，苔少，指纹色红。此寒泻也。

鹅不食草 30g　老生姜 15g

3 剂。煎水外用熏洗，每日 1 剂，6 次而愈。

李某　女，7 个月。1980 年 7 月就诊。

腹泻 3 月余，面色微红，时常烦躁啼哭，肛门四周鲜红，便下如注，色深黄臭秽，舌红少苔，指纹暗红。此属热泻。

鬼针草 30g　凤尾草 30g

每日 1 剂，煎水外用，连洗 3 日而愈。

洪哲明

小儿急性腹泻专方——自拟治中散

洪哲明（1903~1990），吉林省名中医

自拟治中散

党参 50g　苍术 50g　干姜 50g　甘草 50g

共为细末，年幼儿每服 10g，年长儿每服 15g。呕吐剧烈，拒药不入者，以冷水调服。

泄泻之作，不离乎湿，总因湿犯中焦，清浊相干，分利失职而致，故从太阴论治。

本方即理中汤方，但以苍术易白术。一味之变，疗效倍增。苍术气味雄厚，走而不守，宣上彻下，芳香辟秽，可胜时疫恶气。味辛性泄，可解束表之寒湿。暑湿交蒸，寒热身重，头重痛如裹，用之最宜。性温而烈，燥湿健脾，寒湿困脾，中阳不振，胸痞呕恶，腹泻下痢，膜胀肿满，痰饮内停，倦怠嗜卧，舌苔厚腻者，服之多效。其温中燥湿之功力优于白术，且兼发散，故使原方效力更彰。

此方洪氏已用 60 余年，屡试不爽，堪称专方。

（徐杰　整理）

朱永厚

治疗婴幼儿腹泻八法

朱永厚（1928~　），长春中医药大学教授

消导止泻法

本法用于乳食不节，脾胃有伤，乳食不化所致腹泻。症见：口渴，嗳腐吐酸，腹泻胀满，大便酸臭，质稀薄，色黄褐，杂有未消化乳食，小便短赤，苔白腻脉滑数。

自拟消导止泻汤

佛手 5~10g　山楂 5~10g　麦芽 5~10g　连翘 5g~10g　陈皮 3~5g　白术 5~10g

吐甚者加藿香 5~10g，半夏 5g；腹胀痛者加厚朴 5~10g，木香 3~5g，身热者加葛根 5~10g，黄芩 5~10g；尿少者加车前 5~10g，木通 5~10g。

王某　男，1岁。1978年6月来诊。

因进油腻生冷，次日作泻，日 2~3 次。大便色黄，臭秽，夹有乳块。后渐重，日泻 6~8 次，曾服参苓白术散、痢特灵无效。患儿面黄，唇红，苔微黄，脉滑数，腹微胀，轻度压痛。乳食不节，食积泄泻。治宜消导止泻。方用消导止泻汤。

佛手 15g　山楂 15g　麦芽 10g　连翘 10g　陈皮 5g　白术 5g　藿香 5g

水煎服，2剂。

二诊：服上药后病情好转，大便日2~3次。再服1剂而愈。

清利止泻法

本法用于感受暑湿，交注下迫，传化失常所致之腹泻。症见厌食呕吐，烦躁口渴，腹胀腹泻。泻下急迫，水样便或黄或绿，或有少许黏液，杂有不化乳食。日10余次，肛门灼热红赤，尿短赤。舌质红，苔黄腻，脉濡数。治以清热利湿健脾。

自拟消利止泻汤

秦皮5~10g　白头翁5~10g　黄芩6g　葛根5~10g　防风5~10g　山楂5~10g

泻重者加车前5~15g，白术5~10g，茯苓5~15g；暑热甚者加香薷5~10g，大青叶5~10g，黄连5~10g；呕吐重者加半夏5~10g，竹茹5~10g；纳呆者加鸡内金5~10g，麦芽5~10g。

范某　女，4个月。1978年8月16日来诊。

腹泻3天，每日8~9次。大便呈蛋花样，含少量黏液及稀水。服白术散、痢特灵不效，现症发热口渴，腹微胀，肛门红赤，唇红，舌质红，苔白腻，脉濡数。湿热泄泻。治宜清热利湿。方用消利止泻汤。

秦皮5g　白头翁5g　黄芩3g　葛根3g　防风5g　车前子包煎,5g

2剂。

二诊：服上药后热退，腹泻每日3~4次，脉象和缓，再服2剂。

三诊：大便正常。

解表止泻法

本法用于平素脾胃虚弱，复感时邪，影响受纳运化，气机升降失常所致腹泻。上为呕吐，下为腹泻。症见恶寒发热，头痛无汗，鼻塞流涕，咳嗽，胸闷，食少，时有呕吐，便稀多沫，每日腹泻 3~6 次，溲黄，苔厚腻，脉浮紧。治宜解表化湿。

自拟解表止泻汤

葛根 5~15g　防风 5~15g　藿香 5~15g　白术 5g　山豆根 5~10g

头痛甚加菊花 5~10g，川芎 5~10g，薄荷 5~15g；咳嗽痰多加前胡 5~15g；发热甚加大青叶 5~15g，白薇 5~10g；呕吐甚加枳壳 5~10g，砂仁 5~15g。

高某　男，5 个月。1979 年 5 月 8 日来诊。

发热、咳嗽 3 天。恶心，时呕吐，腹泻，每日 4~6 次，小便黄，面黄，颊赤，喉中痰鸣，咽喉肿痛，苔厚腻。治宜解表健脾。方用解表止泻汤。

苏叶 5g　葛根 5g　藿香 5g　桑皮 5g　山楂 5g　白术 5g　山豆根 5g

2 剂。

二诊：热退，咳止。腹泻日 1~2 次，继服 1 剂而愈。

镇惊止渴法

本法用于因惊恐等精神因素所致，肝木乘脾引起的腹泻。症见面色青白，精神萎靡，睡时露睛，善惊易惕，泻下黏稠，色青如苔，舌质淡苔白，脉弦弱。治宜平肝健脾。

自拟平肝健脾汤

白术 3~5g　白芍 5~10g　诃子 5~10g　钩藤 5~10g　远志 5~10g　柴

胡 3~5g

惊甚者加朱砂 0.1~0.3g，琥珀（冲服）0.2~0.5g，夜交藤 5~10g；呕吐重者加半夏 5~10g，生赭石 5~10g。

李某 男，3 个月。1978 年 3 月 13 日来诊。

腹泻 2 个月，大便青绿，每日 3~5 次，食少，恶心，睡眠不安。服白术散、痢特灵等不效。现面色青白，印堂色青，烦躁，腹膨胀，唇淡，苔白滑，脉弦数。治宜镇惊益脾。方用平肝健脾汤。

白术 5g　白芍 10g　诃子 5g　钩藤 5g　远志 10g　柴胡 5g　佛手 10g

2 剂。

治疗经过：二诊诸症减。

三诊治愈。

温中止泻法

本法用于脾胃虚寒，水谷不化所致腹泻。症见面色萎黄，形瘦神疲，畏寒肢冷，肢体乏力，口淡不渴，口唇淡白，腹泻时作，水谷不化，大便稀溏，色淡白，每日 5~6 次，舌淡体胖苔白滑，脉缓无力。治宜温中健脾。

自拟温中止泻汤

太子参 5~10g　白术 5~15g　黄芪 5~10g　肉桂 3g~5g　木香 3~5g

腹泻频者诃子 3~5g，肉豆蔻 5~10g；食少加内金 5~10g，山楂 5~15g；睡眠不宁加远志 5~15g，柏子仁 5~10g

丁某 男，1.5 岁。1978 年 4 月 10 日来诊。

腹泻 1 个月，大便溏薄，夹有未化乳食，日 5~6 次。服黄连素、链霉素等不效。现面色㿠白，方头发疏，肌瘦无力，四肢发凉，唇淡舌淡，苔白滑，脉缓无力。治宜温中健脾。方用温中止泻汤。

太子参 5g　白术 10g　黄芪 5g　肉桂 3g　木香 3g　陈皮 5g　茯苓 10g
2 剂。

二诊：服上药 2 剂后好转，大便日 2~3 次。上方加山楂 15g，服 2
剂而愈。

益气止泻法

本法用于久泻不愈，脾虚下陷所致腹泻。症见面色㿠白或萎黄，
气短乏力，手足欠温，唇淡，便稀薄，夹有不化乳食，甚则完谷不
化，日便 5~6 次，舌淡嫩，苔白滑，脉沉而弱。治宜益气健脾。

自拟益气健脾汤

黄芪炙，5~10g　党参 5~15g　甘草炙，5~10g

腹胀加木香 3~5g，香附 5~10g；自汗加防风 5~10g，牡蛎 5~10g；
小便不利加茯苓 5~10g，泽泻 5~10g；气虚加人参 3~5g。

陈某　男，1.5 岁。1978 年 5 月 19 日来诊。

腹泻 9 个月，日大便 5~6 次。质稀薄，杂有不化乳食。伴有食少、
倦怠、嗜卧。曾服用合霉素、止泻散等泻仍不止。患儿面色萎黄无
华，瘦弱无力。治宜益气健脾。方用益气健脾汤。

黄芪炙，5g　党参 10g　白术 15g　芡实 5g　五味子 10g　升麻 3g
甘草炙，10g

5 剂而愈。

收涩止泻法

本法用于久泻不愈，日夜无度，中焦虚寒滑脱不禁之证。症见面
色㿠白或萎黄，形体瘦弱，懒言无力，四肢不温，睡时露睛，大便稀

溏或泻水，每日 5~10 次，小便短少，舌质淡，苔薄白，脉微细。治宜收涩固肠，温阳健脾。

自拟收涩止泻汤

防风 5~15g　诃子 5~15g　茯苓 5g　党参 5~15g　白术 5g　木香 3~5g　白芍 5~10g　秦皮 5g

泻水甚者加车前 5~10g，茯苓 5~10g，粟壳 5~10g；体弱者加太子参 5~10g，黄芪 5g。

王某　男，1 岁。1979 年 5 月 5 日来诊。

腹泻 40 余天，每日 5~6 次，杂有不消化乳食，多汗夜惊，曾用链霉素等不效。患儿面色㿠白，体弱乏力，肌瘦，舌胖嫩，舌质淡红，苔薄白，脉细弱。治宜收涩固肠，健脾止泻。方用收涩止泻汤。

防风 10g　诃子 10g　茯苓 5g　党参 5g　白术 5g　木香 3g　秦皮 10g　白芍 5g

2 剂。

二诊：服药 2 剂后，日泻 2~3 次。复取 2 剂，诸症悉除。

养阴止泻法

养阴止泻法用于暴泻伤阴，久泻伤阳，阴液丢失之证。症见面色萎白，精神萎靡，二目无神，前囟及眼窝凹陷，哭声低微而无泪，四肢厥冷，皮肤干涩，大便水样，小便短少，舌光无苔，唇红，脉沉细数无力。治宜养阴益气生津，补肾健脾。

自拟养阴止泻汤

人参 3~10g　黄芪 3~10g　熟地 3~10g　黄精 3~20g　芡实 3~10g　寸冬 5~10g　大枣 5~10g　白术 3~10g　诃子 5~10g　粟壳 3~10g　山楂 5~10g

煎如浓茶水样，频频饮服。

婴幼儿腹泻可大致分为以上八型，临床时辨证而定，或用一法，或数法并用，活法圆机，方能收到满意之效。

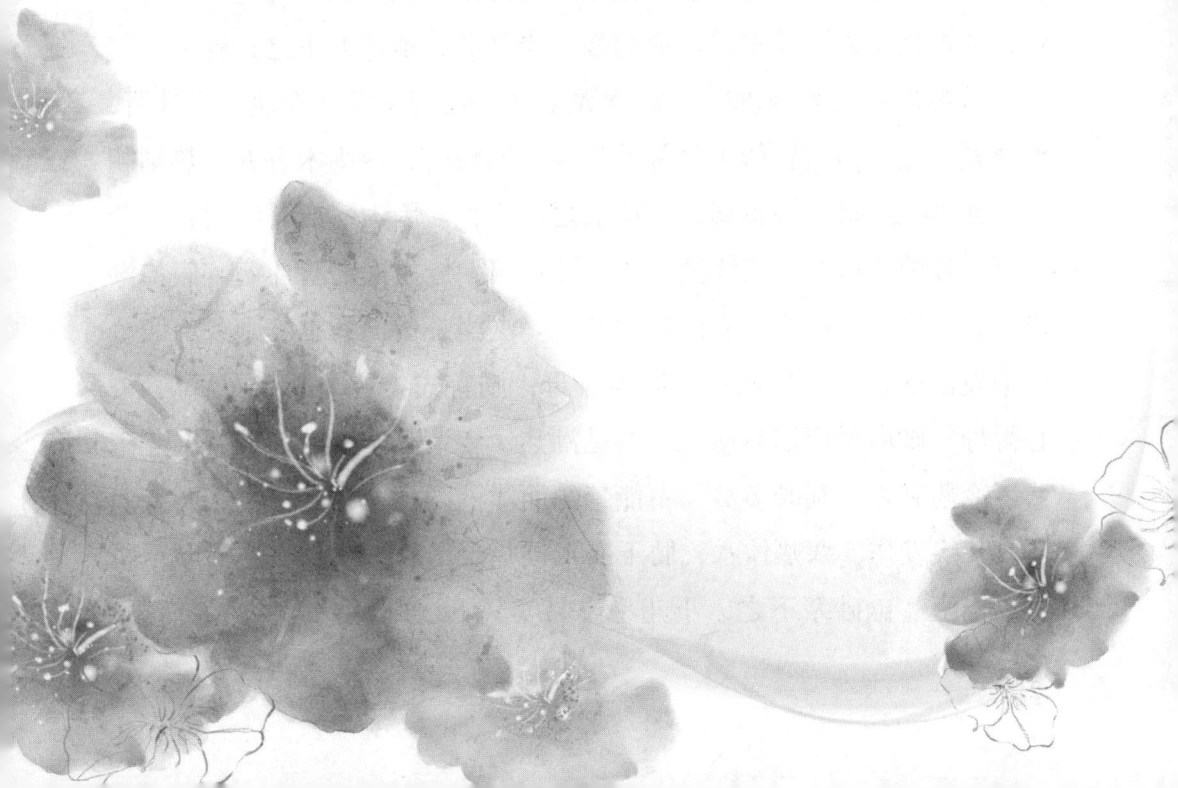

疳

疾

钱 乙

诸疳药证直诀

钱乙（1032~1113），字仲阳，宋代儿科医家

疳在内，目肿腹胀，利色无常，或沫青白，渐瘦弱，此冷证也；疳在外，鼻下赤烂，目燥，鼻头上有疮不著痂，渐绕耳生疮。治鼻疮烂，兰香散。诸疮，白粉散主之。肝疳，白膜遮睛，当补肝，地黄丸主之；心疳，面黄颊赤，身壮热，当补心，安神丸主之；脾疳，体黄腹大，食泥土，当补脾，益黄散主之；肾疳，极瘦，身有疮疥，当补肾，地黄丸主之；筋疳，泻血而瘦，当补肝，地黄丸主之；肺疳，气喘，口鼻生疮，当补脾肺，益黄散主之；骨疳，喜卧冷地，当补肾，地黄丸主之。诸疳皆依本脏补其母及与治疳药，冷则木香丸，热则胡黄连丸主之。疳皆脾胃病，亡津液之所作也。因大病或吐泻后，以药吐下，致脾胃虚弱，亡津液。且小儿病疳，皆愚医之所坏病。假如潮热，是一脏虚一脏实，而内发虚热也。法当补母而泻本脏则愈。假令日中发潮热，是心虚热也，肝为心母，则宜先补肝，肝实而后泻心，心得母气则内平而潮热愈也。医见潮热，妄谓其实，乃以大黄、牙硝辈诸冷药利之，利既多矣，不能禁约而津液内亡，即成疳也。又有病癖，其疾发作，寒热饮水，胁下有形硬痛。治癖之法，当渐消磨，医反以巴豆、硇砂辈下之，小儿易虚易实，下之既过，胃中津液耗损，

210

渐令疳瘦。又有病伤寒，五六日间有下证，以冷药下之太过，致脾胃津液少，即使引饮不止而生热也。热气内耗，肌肉外消，他邪相干，证变诸端，因亦成疳。又有吐泻久病，或医妄下之，其虚益甚，津液燥损，亦能成疳。又有肥疳，即脾疳也，身瘦黄，皮干而有疮疥，其候不一，种种异端，今略举纲纪，目涩或生白膜，唇赤，身黄干或黑，喜卧冷地，或食泥土，身有疥疮，泻青白黄沫水，利色变易，腹满，身耳鼻皆有疮，发鬓作穗，头大项细，极瘦饮水，皆其证也。

大抵疳病当辨冷热肥瘦，其初病者为肥热疳，久病者为瘦冷疳。冷者木香圆，热者黄连圆主之。冷热之疳，尤宜如圣圆。故小儿之脏腑柔弱，不可痛击，大下必亡津液而成疳。凡有可下，量大小虚实而下之，则不至为疳也。初病津液少者，当生胃中津液，白术散主之，惟多则妙。

（《小儿药证直诀》）

佚名氏

五　疳　论

　　小儿疳病，诸论丛杂，惟五疳之说为当。其证候外则传变不同，内则悉属五脏。一曰肝疳，其候摇头揉目，白膜遮睛，遍身多汗，喜覆面而卧，眼中涩痒，色泽青黄，发竖头焦，筋青胸热，腹中积聚，下痢频多，日渐羸瘦。二曰心疳，其候浑身壮热，颊赤面黄，心胸膈脘烦躁满闷，口舌生疮，盗汗多惊，下利脓血，神彩衰耗。三曰脾疳，其候腹大如鼓，上多筋脉，喘促气粗，心腹壅胀，多啼咳逆，水谷不消，唇口干燥，好食泥土，情意不乐，憎明好暗，利多酸臭，肌肉内消，形枯力劣，甚则大肉陷下。四曰肺疳，其候咳嗽气逆，皮毛焦落，咽喉不利，揉鼻咬甲，口鼻生疮，腹内气胀，乳食不进，大肠不调，泄利不常，憎寒体栗，粪中米出，洞下白泔。五曰肾疳，其候上热下冷，寒热时作，齿龂生疮，耳焦胸热，手足逆冷，吐逆滑泄，下部生蜃，脱肛不收，夜啼饶哭，渐成困重，甚则高骨乃败。小儿疳疾，乃与大人劳瘵相似，故亦名疳劳。大人劳者，因肾脏虚损，精髓衰枯。小儿疳者，因脾脏虚损，津液消亡，病久相传，至五脏皆损也。大人劳疾，骨削而气耗。小儿疳疾，腹鼓而神羸。以其病之始也，其脏之传受不同故也。至于传久，五脏皆损则一也。故五损者，经言：一损于皮毛，皮聚毛落，肺也。二损于肌肉，肌肉消瘦，饮食不为肌肉，脾也。三损于血脉，血脉虚少，不能荣于脏腑，心也。四损于筋，筋缓不能自收持，肝也。五损于骨，骨痿不能起于床，肾也。病极则大肉陷下，高骨败坏，以至死矣。凡小儿疳疾，多是下药所坏。小儿脏腑嫩软，易虚易实，一切于诸病误行转下，致脾胃虚弱，津液内耗，皆能成疳。且如潮热，日中时发者，是脾脏虚，心脏实。（日中乃心用事之时。）而内发其热，法当先补其肝母（肝乃心之母也）。肝实而后泻心。心得母气则平，而潮热乃愈。医见潮热，妄谓其实，便以大黄、牙硝等冷药利之，利既多而不能禁，则津液内亡，渐成疳也。又如癖病发作，寒热饮水，胁下有形而硬痛，法当用药渐消磨之。医见有癖，便以巴豆、硇砂辈快药下之。下既多而津液耗，则渐成疳也。又如伤寒五六日之后，有下证，因以冷药下之太过，致脾胃虚而津液耗，即便引饮不止而热生，如此则热气内耗于津液，肌肉外消而羸瘦，他邪相干，证变百端，亦因成疳也。又如吐泻病久津液耗亡，亦能成疳也。又如小儿食肥甘物多，因伤为积，则蕴利发热，津液内耗，亦能作疳，故甘即疳也。

《圣济经》云：肥甘之过，积为疳黄，乃谓是矣，故诸病皆能成疳也。甘疳之候，眼涩多困，或生白膜，唇口淡白，身色黄黑，食泥土生米，喜卧冷地，疥癣头疮，洞泄青白黄沫，下痢脓血，腹满喘咳，耳鼻生疮，发稀作穗，头大项细，肚大青筋，脚手垂軃，瘦瘠饮水，筋痿骨重，形劣尩羸，皆其证也。本因脾虚津耗，久则传变而成。传缓者则为慢疳；传紧者则为急疳。又当辨认冷热肥瘦。其肥热疳者，乃因食肥甘，积聚生热而作，故多病于初也，钱乙治用黄连丸。其瘦冷疳者，乃因转下泻利生冷而作，故多病于久也，钱乙用木香丸。通治冷热疳也，钱乙用如圣丸。凡治小儿之病，必量虚实冷热，不可妄行转下，恐变生疳也。若病初之脾虚津少，发渴欲饮者，当生胃中津液，煎钱乙白术散与服，惟多则才好。其钱乙诸方，本集载之。

又有一证，其候腹中有块，身体羸瘦，毛发焦稀，腹大气喘，冷痢脱肛，吃食爱吐，俗曰无辜。《宝鉴》云：按《玄中记》有无辜之禽，一名姑荓，一名钓星鬼，但喜夜飞。人有暴露小儿衣袂褓包，其禽飞立在上，令儿患此疾也。予性好寻阅异书，十余年间，竟不知《玄中记》所出。又此禽既云夜飞，必有形状，世间亦莫之曾见，是必巫觋假以鬼名而伪言者也。今详其证，而对其病，实乃疳疾之候耳，特为破其邪说，以祛惑乱矣。

治五脏疳方

地黄丸　治肝疳拘急，疳气入眼隐涩，或生白膜晕翳赤脉等疾。

熟地黄八钱　山茱萸取肉四钱　干山药四钱　泽泻三钱　牡丹皮去心，三钱　白茯苓去黑皮三钱

上为细末，炼蜜和丸桐子大。三岁下儿一二丸，上者三四丸，温水化下，空心。

熊胆天麻丸　治肝疳羸瘦，摇头揉目，百脉拘急。

熊胆　天麻　羌活去芦　蝉壳去土　使君子去壳　胡黄连各一两　芦荟　干蟾涂酥炙黄，各半两

上为细末，粳米饭和丸黍米大。每服十丸，煎荆芥汤下，量大小与，无时。

夺命丹　治心疳体热，惊搐烦渴，发稀肚大，泄泻羸瘦。

朱砂　麝香　牛黄　脑子　芦荟　没药　硼砂　熊胆　麒麟竭各半两　粉霜一钱　使君子去壳，十个　青黛三钱

上为末，滴水和丸豌豆大。每服一粒，薄荷水化下，日三，儿大二三丸。

朱黄丹　治心疳挟惊，发热烦渴，盗汗羸瘦。

朱砂研，一分　水飞天竺黄研，半两　干全蝎微炒，去毒，二十一个　天浆子去壳，微炒，十四个　人参去芦一两　胡黄连一两　青黛一分　研龙脑一钱

研上为末拌匀，炼蜜和丸黍米大。每服十粒，人参汤下，无时。

黄垩丸 治脾疳，发黄身肿。

黄土末一两　陈皮去白，一两　木香一分　巴豆去皮膜，出油尽，二十个

上为末，饭和丸粟米大。每服三二丸，煎黑豆汁送下，无时。

木香煎 治脾疳因不知饥饱，积滞内停，腹大脚细，下利无度。

南木香锉，一两　肉豆蔻面裹，煨，去面，一两　干蟾酥炙，二个　胡黄连一两　使君子去壳，一两　五灵脂一两　巴豆去皮、心、膜，纸裹，出油尽，七个　麝香研，一分

上为末细匀，滴水和剂，入石臼杵一二百下，圆如黍米大。每服一二丸至五七丸，量大小与，温生姜汤下，乳食后，一岁下者一丸，二岁上者三丸，以意加之。

肉豆蔻丹 治脾疳。如前。

肉豆蔻面裹，煨，一两　使君子去壳，一两　青皮去穰，炒黄，一两　牵牛子炒黄，一分　芦荟研，一分　麝香研，半钱

前四味为末，共研匀细，糯米饭和丸黍米大。每服十丸，生姜汤下，食后。

香连散 治脾疳泄泻，腹大脚细，渐成瘦弱，及诸脾胃不和，气不调顺，并能治之。

木香一分　黄连去须，半两　炒诃子煨，去核取皮，一分　肉豆蔻面裹，煨，去面，三个　甘草炙，一分

上为细末，每服一字或半钱，米饮汤调下，乳食前。

麝香丹 治肺疳皮毛枯燥，咳嗽上气。

胡黄连一两　半夏汤洗七次，半两　紫苏子微炒，一分　五味子一分　干蟾酥炙焦，一个　麝香研，一分　芦荟研，一分　朱砂研，一分

前五味先为末。共为末细匀，枣肉和丸黍米大。每服五七粒，米饮下，无时。

灵砂丹 治肺疳因咳嗽羸瘦，皮枯毛落。

人参去芦，半两　甜葶苈炒，一分　五灵脂一分　胡黄连一分　辰砂研，半两　麝香研，一分　芦荟研，一分　杏仁去皮，尖，麸炒黄，一分

前四味先为末。上为末拌匀，粳米饭和丸黍米大。每服十丸，人参汤下，无时。

石绿散　治肾疳耳上生疮，及治肥疳头疮鼻烂，浸久不瘥。

石绿　白芷各等份

上为末。先以生甘草水洗疮，拭干敷药，一日愈。

乌金膏　治肾疳入经，灌注阴囊，黄亮色肿。

通草烧，一分　黄皮烧，一分　大黄烧，各存性，一分

上同研为末，每用一钱，以獖猪胆调成膏。于阴肿处遍涂之。如未退，更煎蛇床子汤洗之，再调涂必效。

二肝丸　治疳痢不止。

龙胆草去芦，一两　漏芦去芦，一两　菖蒲九节者，一两　胡黄连半两　地榆半两　鸡肝锉，一两　猪肝锉，一两

前五味先为末。将药末入二肝内裹定，以水二盏，入盐少许，煮至肝熟，于石臼中杵一二百下成膏，丸黍米大，每服十粒，麝香汤下，食前。

金灵散　治肾疳时久，骨沉力弱，项细头重，致天柱骨倒，不能擎举抬头。

白僵蚕不拘多少，拣直者去丝、嘴。

炒焦为末。每服半钱或一字一钱，薄荷酒调下，日三，须臾用生力散涂之。

生力散

鳖子三个　蓖麻子三十个

各去壳取肉同研细。每用一钱许，津唾调摊纸上，先紧抱定儿，揩项上令热，贴之。

治疳泻痢方

赤石脂散　治疳泻不止。

赤石脂　川芎各等份

上为细末，量大小多寡，米饮调下，乳食前。

二圣丸　治泻久不愈，羸瘦成疳，宜常服之。

川黄连去须　黄柏去粗皮，各一两

上为细末，将药入猪胆内，汤煮熟取出，丸绿豆大。每服二三十丸，米饮下，无时。

竹茹丸　治疳气泄泻烦渴，其效如神。

好黄连去须土锉作块子，一一相似，一两　吴茱萸拣去枝梗，一两

上二味，以蜜相和拌匀，炒赤黄色，去茱萸，只用黄连为末，薄糊和丸萝卜子大。每服十丸，煎竹茹米饮送下，无时。

六神丹　治疳气羸瘦，脏腑怯弱，泄泻虚滑，乳食减少，引饮无度，心腹胀满。

丁香　木香　肉豆蔻并面裹，煨用，各半两　诃子煨去核，称，半两使君子去壳，半两　芦荟细研，一两

上为细末，枣肉和丸麻子大。每服五七丸，温米饮下，乳食前。服此药于夏秋间，应小儿泄泻色白，或泻多服药不瘥者，但与之便定。

如圣丸　治冷热疳泻。

胡黄连　川黄连去须、土　白芜荑去扇取仁，炒，各二两　使君子去壳，一两　麝香研，半钱　干蟾锉，酒熬膏，三个

以上细末，入蟾膏和丸麻子大。二三岁以下者五七丸，以上者十丸一十五丸，人参汤下，食前。

木香散　治疳泻腹胀。

木香　青皮去穰，各一两　陈粟米一合　巴豆去皮，同米炒至巴豆黑色，

去巴豆，留米用，三十粒　草豆蔻一个生用，一个面裹煨熟蜣螂二个，去头足、翅，糯米炒焦，去米，二个

上为细末，每服一字或半钱，米饮调下，食前。

硫黄丸　治疳泻色白如米泔。

巴豆去皮、膜，出油尽，十四个　硫黄末，一钱　青黛末一钱　芜荑去皮，末，一钱

上拌研匀细，水浸蒸饼和丸绿豆大。米泔水送下三丸，食前。

金粟丹　治疳瘦泄泻腹大，好食泥土。

母丁香　草龙胆去芦　厚朴去粗皮　生姜制朱砂研　飞青黛研，各一两　夜明砂微炒　蝉壳去土尽　诃子肉微炒，各五钱

上为细末，和蜜一半面糊一半，和丸黍米大。每服十粒，米饮下，无时。

橘香丸　治疳积黄瘦，盗汗腹胀泄泻，宿滞不化，气促发喘。

陈皮　木香各一两　姜黄切片　草豆蔻仁　白术锉，炒　牵牛子炒，各半两

上为细末，滴水和丸麻子大。每服十丸，葱白米饮下，食后。

木香芥粒丸　治疳积黄瘦，盗汗腹胀泄泻，宿滞不化，气促发喘。

陈粟米二合　巴豆去皮膜，同米炒至米焦，去巴豆，用米，半两　陈皮半两　槟榔研细，一两　人参去芦，一分　木香一分

上为细末，饭和丸芥子大。每用看虚实大小加减，三五丸，米汤下，不拘时。

麝香丸　治脾热生疳泄泻，气弱不食。

川苦楝取肉用童子小便浸一宿，一两　焙干巴豆去皮膜，同苦楝慢火炒至微紫色，去巴豆不用，半两　芦荟　槟榔　芜荑去扇，各半两　没石子一分　麝香少许

上为细末，猪胆汁浸蒸饼和丸黄米大。每服十丸，米饮下，食后。

吴婆散 治疳泻不止，不计度数，渐成羸瘦，饮食减少，众药不效。

桃根白皮一分 黄柏蜜炙，一分 芜荑去皮，一分 黄连去须，微炒，一分 没石子一钱半 厚朴去粗皮，姜制，一钱 木香一钱 丁香一钱 楝根白皮半分 槟榔一钱

上为末，三岁以下儿每用半钱，三岁以上至六七岁者一钱，煎紫苏、木瓜米饮调下，食前。日三，屡验。此药性小温，暴热泻者不可服。

一方无没石子、丁香、槟榔三味。

水蓼丹 治疳气羸瘦血痢。

蛇蜕一两 牛黄别研末，一分 鸡头壳一两（二味烧存性） 胡黄连半两 水蓼半两 焙朱砂研，半两 芦荟研，一分 粉霜研，一分

上拌匀细，软饭和丸黍米大。每服五七粒，麝香汤下，无时。

龙骨汤 治疳气瘦弱，下痢白脓，久而不瘥。

龙骨半两 诃黎勒皮焙炮，半两 赤石脂半两 酸石榴皮炒黄，一分 木香一分 使君子仁一分

上为细末，每服一字或半钱，麝香汤调下，无时。

丁香散 治疳气瘦弱，下痢白脓，久而不瘥。

丁香二个 黄连一寸 大枣去核，一个

上以枣裹二药，麻缠，火上烧存性，研为细末，米饮调下，无时。

茺蔚粥 治气瘦弱，下痢白脓，久而不瘥。

茺蔚叶即益母草

煮粥食之，或取汁饮亦妙。

蔷薇汁 治疳气瘦弱，下痢白脓，久而不瘥。

生蔷薇根

洗净细切煎浓汁，稍稍饮之。

胜金丸 治疳气瘦弱，下痢白脓，久而不瘥，及腹胀。

鸡子一枚 巴豆去皮，一粒 腻粉一钱 麝香少许

上以鸡子一枚，打一眼子，如豆大，入去皮巴豆一粒，腻粉一钱在内，以五十重纸裹，于饭甑内蒸三次，取鸡子肉同药研，更入麝香少许细匀，添少糊，丸如黍米大。食后临卧温汤下二三丸，量大小与服。一方用鸡子一枚打破，和腻粉炒干为散，米饮调一字或半钱服。

薤糯饼 治疳气瘦弱，下痢白脓，久而不瘥。

薤白一握

生杵如泥，同蜜和糯米粉作饼，炙熟与吃，不过二三次，瘥。

樗白棋子 治疳气瘦弱，下痢白脓，久而不瘥。

樗根白皮

捣细碎，面拌和，切作小颗棋子，日晒少时，又拌面一次。凡三过为度，水煮熟，加盐醋顿服，量大小与困重者服之。瘥。

樗根米泔汁 治疳气瘦弱，下痢白脓，久而不瘥。

樗根白皮

煮浓汁，半鸡子壳，和粟米泔半鸡子壳，同灌下部，再作即瘥，其验如神。

木香使君丹 治疳气赢瘠，虽能食，不生肌肉，时时泄利无休。

使君子去壳，炒，二两 木香一两 丁香一两 厚朴去粗皮，生姜制，一两 没石子一两 胡黄连一两 肉豆蔻面裹，煨，去面，以上先为末，一两 芦荟研，一分 麝香研，一分

上为末同匀，以粟米饭和丸黍米大。每服十粒，煎陈橘皮汤下，无时，乳食前。

君子丸　治疳劳发热，挦眉咬甲，发疏腹胀，不思乳食，羸瘦虚滑，下痢无度，爱食泥土。

厚朴去粗皮，姜制　甘草炙　青黛　诃子炒，去核，取皮用，各半两（一方一两，半生半熟）　陈皮去白，一分　白芜荑去扇，三分　使君子去壳，面裹，煨熟，一两

上为末，炼蜜和丸鸡头子大。三岁下儿半丸，上者一丸，乳汁或米饮化下。若夹惊热泻，用之极妙。

青黛散　治诸疳泻痢，毛焦羸瘦。

青黛

研为细散，水调服之，量大小与。

赤虎丸　治疳积泻痢。

朱砂别研　胡黄连　川黄连去须　芦荟　腻粉各一分　硫黄别研，二钱　肉豆蔻面裹煨，去面，一个　巴豆去皮用，麸炒至麸黑，去麸，用巴豆，二十四个　别研麝香少许

上为细末，研匀细，面糊和丸如萝卜子大。甘草汤送下，一岁儿一丸，以意加减。

漏芦煮肝散　治疳气肝胀，冷热不调，泻痢无度。

漏芦一两　猪肝一两

上以漏芦一两为末，每服一钱匕，猪肝一两，盐少许，水煮熟，空心顿服，大治无辜疳。

君子散　治五疳小便白浊，泻痢无度。

使君子仁

上为末，米饮调服，食前。

厚脾丸　治疳劳虚冷，白痢泄泻，手足逆冷。

厚朴去粗皮，姜制，半两　肉豆蔻面裹煨，去面，一个　龙骨半两　煅诃子肉煨，去核用，半两

上为细末，糊丸绿豆大。米饮下十丸，无时。

虾蟆丸　治诸疳疳泻。

芦荟研　黄连去须　谷精草　桂心　朱砂研，各一钱　缩砂仁二钱　熊胆温水化研，半钱　麝香研，半钱

上除研药外，锉细，用一大虾蟆去了肚肠，入锉药在内，以线缝合。先用好醋浸少时，次慢火炙，酒醋又炙，至焦黑，放冷，杵研为末，入研药拌匀，取猳猪胆汁和丸绿豆大。每服五七丸，米饮下，量大小加减。此乃知信州王绍祖方。

治诸疳虫动方

肥儿丸　治诸疳，久患脏腑。胃虚虫动，日渐羸瘦，腹大不能行，发竖作穗，肌体发热，精神衰弱。

黄连去须　神曲炒，各一两　使君子仁　肉豆蔻面裹煨，去面　麦蘖炒，各半两　木香二钱　槟榔不见火，二个

上为细末，面糊和丸萝卜子大，每服二三十丸，熟水下，食空服。

芦荟丸　治五疳羸瘦，虫咬腹痛，肚大青筋，一切疳疾。

芦荟　木香　胡黄连各一个　干蟾酒浸炙焦，一个　槟榔二钱　炮青黛二钱　青皮切碎，入去皮巴豆十个，炒令焦，去巴豆，只用青皮，去穰，一分　使君子仁三十个　芜荑仁一钱　麝香一字

上为细末，用猪胆汁和丸黍米大。每服十丸，米饮下，无时。

（《小儿卫生总微论方》）

杨士瀛

疳 疾 方 治

杨士瀛，字登父，号仁斋，南宋医家

儿童二十岁以下其病为疳，二十岁以上其病为痨。疳与痨，皆气血虚惫，肠胃受伤致之，同出而异名也。何者？小儿脏腑娇嫩，饱则易伤，乳哺饮食，一或失常，不为疳者鲜矣。疳皆乳食不调，甘肥无节而作也。或婴幼阙乳，粥饭太早，耗伤形气，则疳之根生。或三两岁后，乳食稍多，过饱无度，则疳因积成。或乳母寒暄失理，饮食乖常，喜怒房劳，即与儿乳，则疳因母患传气而入。此非病家不能调适之过乎？疳皆脾胃受病，内无津液而作也。有因吐泻之后，妄施吐下，津液虚竭得之者；有因潮热大下，利无禁约，胃中焦燥得之者；有因伤寒里证，冷驶太过，渴引水浆，变而生热，热气未散，复于他邪得之者；又有病癖寒热，胁下痛硬，或者不能渐与消磨，遂以硇、巴峻决，津液暴伤得之者。此非医家轻药坏病之过乎？

疳之为候，头皮光急，毛发焦稀，腮缩鼻干，口馋唇白，两眼昏烂，揉鼻挦眉，脊耸体黄，斗牙咬甲，焦渴自汗，尿白泻酸，肚胀肠鸣，癖结潮热，酷嗜瓜果咸酸、炭米泥土，皆其候也。

蚵蚾（虾蟆）丸 治无辜疳、诸疳，一服虚热退，二服烦渴止，三服泻痢住。

蟾蜍（夏日沟渠中取，腹大不跳不鸣者，其身多癞）1枚，上取粪虫1勺，置桶中，以尿浸之，桶上要干，不与虫走，却将蟾酥打杀，顿在虫中，恁与虫食一日夜。次以新布作袋尽包，系定，置之急流一宿，取出瓦上焙为末，入麝一字，粳饭揉丸，麻子大，每二三十丸，米饮下。

集圣丸　诸疳通用。

芦荟　北五灵脂　好夜明砂焙　缩砂　橘皮　青皮去白　蓬莪术煨　木香　使君子略煨、取肉，各2钱　鹰爪黄连净　虾蟆日干炙焦，各3钱

上末，雄猪胆2枚，取汁和药，入糕糊丸，麻子大，每10丸，米饮下。疳痨瘦弱，本方加当归1.5钱、川芎3钱。

（《仁斋小儿方论·疳》）

冯兆张

小儿疳症秘录

冯兆张，字楚瞻，清代医家

　　二十以上其症为痨，二十以下其症为疳，总皆气血虚损，同出而异名也。有因幼少乳食，肠胃未充，食物太早，耗伤真气而成者；有因肥甘肆进，饮食过餐，积滞日久，面黄肌削而成者；有因乳母寒热不调，或喜怒房劳之后，乳哺而成者；有因病后失调，元气未复而成者；如身体虽肥润，而内气如火，善饥善渴，小便赤色，此为骨蒸。继此朝凉夜热而即成疳。若平时小便变色，或黄赤恶臭，淋闭溺难，浑浊如米泔者，此为溲白，于此失治，则阴阳不分，为泻为痢；渴热不去，为疟为淋，而变成疳。论脏则有五疳，成疳又有时候。如春日眼目多痛，吐痢频频，疳虫泻痢，白膜遮睛，筋青脑热，此乃风疳之候。风疳者，肝脏受热所致，甚至肉削骨露，眼成雀盲，左胁结硬，频频吐涎，眼角有黑气者，死。如夏日身发壮热，脸赤唇红，舌疮眼赤，五心昏热，胸膈烦闷，盗汗频渴，小便赤涩，口中苦燥，此乃惊疳之候。惊疳者，心脏受热所致，甚至热消津液，饮水不已，食则惊啼，舌上黯黑，形容枯槁者，死。如面黄肢热，泻下酸臭，减食餐泥，腹大脚细，吐逆中满，水谷不化，睛黄眼肿，合面昏睡，此乃食疳之候。食疳者，脾经受伤所致，又名肥疳，甚至吃土不已，泻痢频频，水谷难消，饮食恶进，面黄肌削，唇白腹高，人中平满者，死。

如秋日发热恶寒，鼻下两傍湿疮赤痒，咳嗽不已，咽喉哑痛，毛焦气胀，喘急多饥，此乃气疳之候。气疳者，壅热伤肺所致，甚至面如枯骨，咳逆气促，泻频白沫，身上粟生斑黑者，死。如内症，则脑热肚痛，寒热往来，滑泄频频，口臭干湿，耳内疮脓，外症则身体壮热，足冷如冰，面黧爪黑，疮疥，肌削齿龂口疮，俗名走马。盖齿属肾，肾气一虚，则虚火壅于上焦，故乃口臭，名曰臭息。继此齿黑，名曰崩砂。更若龈烂，名曰溃槽。如热血逆出，名曰宣露。甚至牙为脱落，名曰腐根。其根既腐，病纵得痊，齿不可再，此乃急疳之候。急疳者，肾疳也。一名骨疳，乃肾脏久受伤损所致，甚至饮水好咸，小便如乳，耳焦牙黑骨枯者，死。又有冷疳者，多渴溏泻，好卧冷地，减食咳逆，目肿面黧，体软唇坚，肚大筋青，眼膜羞明，身瘦肢冷是也。又有肥热疳者，身体肥热，焦渴自汗，酷喜瓜果，肚胀肠鸣，尿白泻酸，睡多啼，善食灰土炭米等物是也。精液既耗，脏腑枯槁，则燥渴不已，名为疳渴。中气不足，健运失常，泻痢久作，名为疳泻、疳痢。五心烦躁，毛长皮枯，胸骨高起，时时咳嗽，名为疳嗽。又有烟疳，是因乳哺不调，食肉太早，停蓄肠胃而为虫，其候皱眉多啼，腹痛吐沫，肚胀青筋，唇口紫黑，肠头作痒，然症类似脾疳。又有脊疳，乃虫食脊膂，身热羸瘦，烦痛下痢，齿啮爪甲，肚腹如鼓鸣，脊骨如锯齿，十指生疮，其症类似肚疳。又有脑疳，头皮光急，头疮如饼，头热如火，发结如穗，囟门肿高，是因脑中素受风热，或难产，或临产多欲所致耳，然症类似心疳。又疳肿胀者，是因虚中有积，故令肚胀紧胀，脾又受湿，故四肢头面皆浮也。又疳痨者，肚胀脐突，肉削骨露，潮热往来，五心烦热，盗汗喘嗽，骨蒸枯悴，而生疮疥是也。又有干疳者，谓五脏津液枯竭也。又有无辜疳者，因浣衣夜露，为无辜落羽所污，小儿服之令身体发热，日渐黄瘦，便痢脓血者是也。《心鉴》曰：其脑后项边有核如弹，按之转动，软而不痛，其间有灰如米粉，如有速破而去之，则虫随热气流散，遍体生疮，一入脏腑，便痢脓血，须以银针刺破，贴以膏药可也。其自然疳者，起于久痢久泄，久热久寒，久渴久吐，久汗久疟，久嗽久血，久淋而成也。其丁奚者，手足极细，项小骨高，尻削体瘰，腹大脐突，号哭胸陷，乃生谷癥。其哺露者，虚热往来，头骨分开，翻食吐虫，烦渴呕哕，柴骨枯露，总因脾胃虚弱，不能传水谷以资精血，是以精血枯涸，肌肤枯黯而成也。更有疳虫或如发丝，或如马尾，出于头顶腹背之间，黄白及赤者，生。紫黑青者，死。又有冷热疳者，久则卧地烦躁，内则滑泄无时，肌肉日削，饮食渐减是也。然治寒以温，治热以凉，此用药之常法，殊不知疳之受病，皆虚所致，即热者，亦虚中之热，寒者，亦虚中之寒，积者，亦虚中之积，故治积不可峻取，治寒不可骤温，治热不可过凉。虽积者，疳之母，而治疳先于去积，然遇虚极者而迅攻之，则积未去，而疳愈危矣。故壮者，先去积而后扶胃气；衰者，先扶胃气而后利之。书曰：壮人无积，虚则有之。可见虚为积之本，积反为虚之标也。如恶食滑泻，脚心不知痛痒，乳食直下，牙龈黑烂，头项软倒，舌白喘促，四肢厥冷，干呕寒噎，下痢肿胀，刺痛气短耳。焦肩耸面，色如银肚，硬如石皮发紫疮，鹤膝解颅，粪门如筒，肌肉青黑，口舌臭烂，口吐黑血，吐利蜗虫，流涎臭秽者，并皆不治。

（《冯氏锦囊秘录》）

吴　谦

疳积金鉴

吴谦（1689~1748），字六吉，清代医家

脾属土，色黄主肌肉。故脾疳则见面黄，肌肉消瘦，身体发热，困倦喜睡，心下痞硬，乳食懒进，睡卧喜冷，好食泥土，肚腹坚硬疼痛，头大颈细，有时吐泻，口干烦渴，大便腥黏之症也。宜先攻其积，用消疳理脾汤、肥儿丸主之。积退，然后调理其脾，以参苓白术散主之。

肺属金，色白，主皮毛，故肺疳则见面白，气逆咳嗽，毛发枯焦，皮上生粟，肌肤干燥，憎寒发热，常流清涕，鼻颊生疮也。先用生地清肺饮以疏解之，继用甘露饮清之。日久肺虚者，当以补肺散主之。

心属火，色赤主血脉，故心疳则见面红，目脉络赤，壮热有汗，时时惊烦，咬牙弄舌，口舌干燥，渴饮生疮，小便红赤，胸膈满闷，睡喜伏卧，懒食干瘦，或吐或利也。热盛者，泻心导赤汤主之；热盛兼惊者，珍珠散主之；病久心虚者，茯神汤调理之。

肝属木，色青主筋，故肝疳则见面目爪皆青，眼生眵泪，隐涩难睁，摇头揉目，合面睡卧，耳疮流脓，腹大青筋，身体羸瘦，燥渴烦急，粪青如苔之症也。治宜先清其热，用柴胡清肝散、芦荟肥儿丸主之。若病势稍退，当以逍遥散、抑肝扶脾汤调理。

肾属水，色黑主骨。患此疳者，初必有解颅、鹤膝、齿迟、行迟、肾气不足等症，更因甘肥失节，久则渐成肾疳，故见面色黧黑，齿龈出血，口中气臭，足冷如冰，腹痛泄泻，啼哭不已之症。先用金蟾丸治其疳，继以九味地黄丸调补之。若禀赋不足者，调元散主之。

（《医宗金鉴·幼科杂病心法要诀》）

黄　岩

疳积辨治精要

黄岩（约1751~1830），字峻寿，号耐庵，清代医家

耐庵曰：积是伤食所致（考《内经》凡饮食血气风寒皆能致积，独小儿则食伤者多），疳因积久而成。面黄肚大罩青筋，体瘦身疮可认。甚则骨蒸潮热，（或）白膜隐隐遮睛，（或）牙龈臭烂肾疳成，可把（六味）地黄汤进。治用三棱莪术（俱醋炒），神曲（炒）二连（胡连、黄连）君子（使君子去壳，水浸去皮，二钱），青皮（醋制）槟榔芦荟麦（芽，炒），芜荑（炒）香附（炒）陈皮（微炒）并取，南木香同研细末，（猪）胆调陈米成糜，为丸栗子大最为宜。（三岁以下须服）三分五分（五岁以下五分，微炒）须酌彼。伤目杀精木鳖（用陈壁土拌炒，去油）牡蛎（虾）蛤粉称奇，夜明砂使（君肉焙）等份节，掺入猪肝煮饵（此奇效疳疾猪肝方，每服八分或一钱，用猪肝一片，以竹刀开一口，入药末在内，线扎紧，砂锅燉熟，连汤与病者服）。疳甚发热作渴，更见泻利危哉，蟾仙丸子早安排，免使疳虫肆害，记取蟾蜍三两个（要腹大不跳不鸣，身多块瘰者为佳），将刀细细剁开投，（与）粪蛆食尽取蛆来（取粪蛆一大杓，先置桶中以粪浸之，却将蟾蜍剁碎，投与蛆食，一昼夜，用夏布盛蛆置急水中一宿，取出瓦上焙干为末待用），漂净焙干留待，加上麝香一字，饭丸麻（子）样偏该。只三服便除三灾（每服二三十丸，米饮下，一服虚热退，二服烦渴止，

三服泻痢愈，其效如神），方信仙方足爱。

积者阴气也，脏病也，饮食无节，脾不及化停滞中焦，著而不去则血脉凝滞，转输不通而肠胃之络脉伤，络脉伤则血溢于肠外，肠外有寒沫，沫与血相搏，则合并凝聚，而成积矣。其始发也有常处，其痛也不离其部，上下有所穷处。在肝曰肥气，居左胁下，如覆杯。在心曰伏梁，起于脐上，大如臂，上至心下。在脾曰痞气，居胃脘，覆大如杯。在肺曰息贲，居右胁。在肾曰奔豚，发少腹，上下无时，状若豚也。初起在肠胃之内，或胀或痛，可攻可消。轻则大小和中饮，重则赤金豆，攻坚破结之神方也。攻补俱未便者，则芍药枳实丸。消腹胀，除积聚，止腹痛，进饮食，又为补脾调胃之妙剂乎！然而壮人无积，虚则有之。审其神气薄弱者，又当专补脾胃为主，此洁古所谓养正而积自除也。况积多在肠胃之外，募原之间，攻之殊不易及，必且渐渐消磨，斯称圣治，急则败也。或其积久不治，必成疳。疳，干也。在小儿为五疳，在大人为五痨，则其为精血枯竭之症，夫复何疑？盖人饮食入胃，游溢精气，上输于脾，脾气散精，上归于肺，通调水道，下输膀胱，水精四布（水即血），五经并行，则体充发泽，何病之有？脾胃有伤，则治节不行，虽曰饮食，脾已不能输其精气，以灌溉四旁，则五脏干枯，有火无水，而疳已成矣。在肝曰肝疳，白膜遮睛，泻血而瘦，喜咬指甲。在心曰心疳，面黄颊赤，身体壮热。在脾曰肥疳，体黄瘦削，腹大，嗜土嗜米。在肺曰气疳，咳嗽气促，鼻痒出涕。在肾曰骨疳，头皮光急，口臭龈烂，身耳生疮，或食自发也。然积者，疳之母，而疳者，积之子也。治疳必先去积，积去则胃气复而疳亦可愈也。但当辨质体之强弱，病情之久暂。强而暂者，可先去积而后扶胃气。弱而久者，当先扶胃气而后去积。若不审虚实，但知攻积，则积未去而疳危矣。经曰：毋虚虚，毋实实，此之谓也。扶胃气以四君子汤、六神汤，去积用消疳丸（注上总歌），热盛成利，清热导滞汤。

凡看病，必识此病之源委，精察其所以致此之故，确辨其在气、在血、是实、是虚，然后酌选对症之药治之，虽重必愈。如疳积一症，其始由于伤食，伤食不治，久则成积，积久生热，热久生虫，积、热、虫三者合，而疳以成也，此疳症不易之理也。热盛、虫盛，诸恶症生焉，则疳深而症危矣。善治者，当其始伤于食，即能审其症之轻重，酌量消导之药以治之，一剂可愈（伤之重者，即初起唇口眉间必有晦暗色，甚则眼眨、口噤、手足搐搦等症，都有极似慢脾风症，但其腹必胀，按之必痛，于此可辨治法。伤之重者，以消导为主，微加健脾之药。伤之轻者，以健脾为主，微加消导之药，一剂便愈。挟风加苏叶、柴胡。若作惊风施治而用驱风化痰、定惊止搐，死不旋踵。此症世医从无一识者，故小儿之死于此症，一年之中盖不知其几万千人矣，哀哉！此症即食即伤，即伤即病。盖饮食入胃，随食随化则无病，一有阻滞则气滞痰生而病作矣。世医以其忽然而来，故多以风治。不知伤食之症，本由脾气之弱，风药泻肺，损不足矣。故古今误治之害，惟伤食死人最多，最速。余义详伤食门）。失此不治，食积久而生痰，痰与食搅成一块，黏滞胃中，留而不去，则为积矣。审其面黄不食，肚大青筋，大便酸臭而已。仍当用前治伤食法，加三棱、莪术，破其积滞则愈（或单用蟾蜍一只，去皮、肠、肚，和秋米煮服，绝妙。或用蟾蜍一只，去肠、肚，于新瓦上焙去烟，加仙子一两，山楂、神曲、麦芽各二钱，陈米糊麻子大，米饮下三五分亦妙。松贤消积散燉猪鸡肝亦妙。）

松贤消积散

朱砂　硼砂　牙硝各一钱　蛤粉二钱

共为末，掺猪肝燉服。麻后口疮、牙疳，用清胃败毒汤、僵蚕、丹皮、甘草、连翘心、生地、桑皮、沙参、茯苓、银花、黄柏。

若肌肉消瘦，饮食少思，肚大颈细，发稀成穗，项间结核，口鼻头面耳内生疮，则积重成疳矣。到此时，则积生热，热生虫，有火无水，只有清热、消积、杀虫三法，更无别方可治，消疳丸古今第一方也。若牙床腐烂，牙齿脱落，甚则穿腮，则以六味地黄汤吞消疳丸，外用苦茶煎水，洗净，掺白绿香散（铜绿三分，麝香一分半，妇人溺桶中白垢火煅一钱，共为末，掺之。或用人中白，煅，五分，青黛、白僵蚕各五分，冰片一分，寒水石井水飞过三钱，牛黄二分，为末，掺，亦妙）。若目生云翳，闭合不开，必用奇效疳疾猪肝方（疳积伤目，目未有不闭者，但上下皮未紧闭者易治。目皮若紧闭，虽铁尺也不开者，其症最重。又其眼合闭，有一只闭者、有二只闭者、有先后闭者、有一齐闭者，但闭十二三日者，可断痊愈，闭半月余外或二十余日者，虽开亦瞎矣。两只虽闭却有先后，先者二十余日，后者终十余日，救得一只。须知）。再甚，发热不止，烦渴不止，泻痢不止，则危甚矣。解用蟾仙丸可救十七，治疳之秘诀秘方，尽泄于此，能者从之（疳泻无冷症，故温之而益甚，清之、消之而自愈）。

大和中饮 治饮食留滞积聚等症。

陈皮　枳实　砂仁　泽泻　厚朴　唐毬（即山楂）　麦芽

小和中饮

扁豆　陈皮　甘草　楂肉　云苓　厚朴

（《医学精要》）

陈复正

诸 疳 证 治

陈复正（约 1736~1795），字飞霞，清代医家

夫疳之为病，亦小儿恶候。十六岁以前，其病为疳，十六岁以上，其病为痨，皆真元怯弱，气血虚衰之所致也。究其病源，莫不由于脾胃。盖胃者，水谷之海也。水谷之精气为荣，悍气为卫，荣卫丰盈，灌溉诸脏。

凡人身充皮毛、肥腠理者，气也；润皮肤、美颜色者，血也。所以水谷素强者无病，水谷减少者病，水去谷亡则死矣。凡病疳而形不魁者，气衰也；色不华者，血弱也。气衰血弱，知其脾胃必伤。有因幼少乳食，肠胃未坚，食物太早，耗伤真气而成者；有因甘肥肆进，饮食过餐，积滞日久，面黄肌削而成者；有因乳母寒热不调，喜怒房劳之后，乳哺而成者；有二三岁后，谷肉果菜恣其饮啖，因而停滞中焦，食久成积，积久成疳；复有因取积太过，耗损胃气，或因大病之后，吐泻疟痢，乳食减少，以致脾胃失养。二者虽所因不同，然皆总归于虚也。其证头皮光急，毛发焦稀，腮缩鼻干，口馋唇白，两眼昏烂，揉眉擦鼻，脊耸体黄，斗牙咬甲，焦渴自汗，尿白泻酸，肚胀肠鸣，癖结潮热，酷嗜瓜果、咸炭、水泥者，皆其候也。然治寒以温，治热以凉，此用药之常法。殊不知疳之为病，皆虚所致，即热者亦虚中之热，寒者亦虚中之寒，积者亦虚中之积，故治积不可骤攻，治寒

不宜峻温，治热不可过凉。虽积为疳之母，而治疳必先于去积，然遇极虚者而迅攻之，则积未去而疳危矣。故壮者先去积，而后扶胃气；衰者先扶胃气，而后消之。书曰：壮人无积，虚则有之。可见虚为积之本，积反为虚之标也。

如恶食滑泻，乳食直下，牙龈黑烂，头项软倒，四肢厥冷，下痢肿胀，面色如银，肚硬如石，肌肉青黑，肛门如筒，口吐黑血，吐利蛔虫，并为不治。

初病者以集圣丸为主，久病者但以肥儿丸调之，以补为消可也。

凡疳之初起者，集圣丸为主方，其有五脏兼证，从权加减，不必多求方法。

集圣丸　治冷热新久一切疳证，以此为主。

真芦荟酒蒸　五灵脂炒　夜明砂炒　真广皮酒炒　杭青皮醋炒　蓬莪术煨　使君肉炒　南木香屑　白当归炒　正川芎酒炒，各二钱　官拣参切片，焙干，三钱　正川连姜制　干蟾蜍酥炙，各三钱　西砂仁酒炒，二钱

上为细末，用公猪胆一枚取汁，将前末和匀，粟米糊丸龙眼核大。每服一丸，米饮调下。

各证加减法

病有咬牙舒舌，舌上生疮，爱饮冷水，唇红面白，喜伏地卧，此心疳也，又名惊疳。本方去莪术、砂仁、青皮、陈皮、川芎、木香六味，加生地、茯苓、胆星各二钱，朱砂、炙甘草各一钱。

面青，目生白膜，泄泻夹水或青色，此肝疳也。本方去莪术、砂仁、陈皮、木香四味，加胆草、栀仁、防风、天麻、蝉蜕各二钱，青黛一钱五分。

爱食泥土、冷物，饮食无度，身面俱黄，发稀作穗，头大项小，腹胀脚弱，间或泄泻，肌瘦，昼凉夜热，不思乳食，此脾疳也。专用本方。

鼻下赤烂，手足枯细，口中腥臭，或作喘嗽，右腮㿠白，此肺疳也。本方去莪术、砂仁、青皮、川芎、木香五味，加桑皮、桔梗、苏叶、阿胶、炙甘草各二钱，外用泽兰叶、铜绿、轻粉等份为末，贴烂处。

两耳内外生疮，脚如鹤膝，头缝不合，或齿缝臭烂，变成走马疳，此肾疳也。本方去莪术、砂仁、青皮、陈皮、木香、灵脂六味，加熟地、茯苓、山药、萸肉各三钱，丹皮、泽泻各二钱。

食积久而成疳，其症形瘦腹紧，时发潮热，羞见生人，见之则哭。本方去芦荟、灵脂二味，加人参、黄芪、白术、茯苓、半夏、枳实、厚朴、炙草、神曲、麦芽、鳖甲、三棱各二钱。

久泄不止，胃虚成疳，此疳泻也。本方去芦荟、莪术、灵脂三味，加白术、茯苓、肉蔻、诃子各二钱，加人参三钱。

久痢不止，胃虚成疳，此疳痢也。本方去芦荟、莪术、青皮、灵脂四味，加诃子肉、建莲肉各三钱。

疟久未已，胃虚成疳，此必有癖，谓之疳疟。本方去芦荟、灵脂二味，加黄芪、鳖甲、柴胡、半夏、神曲、三棱各二钱，倍人参三钱。

脑疳，皮毛光急，满头疮饼，脑热如火，发结如穗，遍身多汗，腮肿囟高，令儿眼痛，其病在肝。本方去莪术、砂仁、青皮、陈皮四味，加胆草、川芎、升麻、羌活、防风各二钱。

脊疳，虫食脊膂，发热黄瘦，积中生热，烦渴下痢，拍背如鼓鸣，脊骨如锯齿，或十指皆疮，频啮指甲，宜安虫丸。盖五疳或有停食成积，积久生虫，或如丝发、如马尾，多出于头项背腹之间，虫色黄白赤者可治，青黑者难治也。安虫丸，即本方去莪术、砂仁、青皮、陈皮、当归、川芎六味，加苦楝根白皮、贯众、芜荑、槟榔各二钱，名安虫丸。

蛔疳，皱眉多哭，呕吐清沫，腹中乍痛，痛时腹中结聚成块，摸之梗起，满肚青筋，唇口紫黑，肠头啮痒者是也。蛔从口鼻出者难治，宜安虫丸，即上方。

丁奚疳，手足极细，项小骨高，尻削体瘦，腹大脐突，号叫胸陷者是也，集圣丸本方。

哺露疳，虚热往来，头骨分开，翻食吐虫，烦躁呕哕者是也，集圣丸本方。

无辜疳，因浣衣夜露，被无辜鸟落毛所污，小儿服之，身体发热，日渐黄瘦，脑后项边有核如弹丸，按之随动，软而不痛，其中有虫如米粉，宜刺破其核，以膏药贴之，内以本方去莪术、砂仁、灵脂三味，加黄芪、鳖甲、槟榔各二钱。

疳热，由于胃脾虚弱，阳浮于外，气不归元，只以补脾为主，使阳气收敛，热自退矣。用参苓白术散多服为妙，或兼脾阴虚者，间服六味地黄丸。

疳渴，由胃气下陷，津液不生故也。宜补其胃，使清阳上升，津液渐生，渴自止矣。七味白术散。

走马疳，虫病也。齿属肾，肾主虚，才受热邪，直奔上焦，初起口臭，名曰臭息，次则齿黑，名曰崩砂，甚则龈烂，名曰溃槽，有血迸出，名曰宣露，甚至齿皆脱落，名曰腐根，纵得全活，齿不复生。外证脑热肌瘦，手足如冰，寒热时有，滑泄肚痛，口臭干渴，齿龈破烂，爪甲黧黑，身多疮疥。痘疹之后，多有此证，不可救治，毒归于肾故也。初起者清胃散。另有治法，在齿牙本门。

魃病，儿将周岁，母复有娠，儿饮其乳，谓之魃（音忮）乳，以成此证，或有母患别病，儿饮其乳，以类母病者有之。盖母之血气若调，乳则长养精神，血气一病，乳则反为病根，母既妊娠，精华下荫，冲任之脉，不能上行，气则壅而为热，血则郁而为毒，小儿神气未全，易于感动。其候寒热时作，微微下利，毛发脱落，意殊不悦，甚则面色痿黄，腹胀青筋，泻青多吐，日渐尪羸，竟成疳证，俗以孕在胎中，因儿饮乳，其魄识嫉而致儿病，故谓之胎妒，龙胆汤。

骨蒸之病，多起于胃，其始也，邪火上冲而能唉，火消烁而善饥。盖胃为气血之海，气血不足，邪火杀谷，水谷之精气不足济之，渐成口秒烦躁，夜热朝凉，毛焦口渴，气促盗汗，形如骨立，谓之消瘅。若大便日十余行，肢瘦腹大，频食多饥，谓之食并，此皆邪火为害，耗伤津液而致者，大肥儿丸。

参苓白术散　治脾胃虚弱，饮食不进，或呕吐泻痢，大病之后，补救脾胃，此方为神。

官拣参切片，焙干　漂白术土炒　白云苓乳蒸　怀山药炒，各一两五钱　芽桔梗焙　薏苡仁炒　建莲肉去心　甘草炙，各一两

共为细末。每服一二钱，姜、枣汤调服。

清胃散　治走马牙疳。

雅黄连　白当归　绿升麻　怀生地　粉丹皮　白芷梢等份　北细辛减半

净水煎滚，热服。

龙胆汤　治小儿魅病。

草龙胆　钩藤钩　北柴胡　芽桔梗　赤芍药　正川芎　官拣参　白云苓各一钱　甘草炙，五分

井水煎服。外以夜明砂不拘多少，以红纱作一小袋盛之，系儿胸前。

大肥儿丸　治小儿脾胃虚弱，泄泻骨蒸。

官拣参切片，焙干　山楂肉炒　漂白术土炒　真广皮炒　蓬莪术炒　川厚朴姜制　六神曲炒　雅川连姜制　胡黄连炒　杭青皮醋炒　白云苓

乳蒸　杭白芍酒炒　地骨皮酒炒　宣泽泻炒　肉豆蔻煨　尖槟榔　正川芎炒　北柴胡酒炒　使君肉炒　干蟾蜍煅　炙甘草各五钱　五谷虫一两

共为末，炼蜜为丸弹子大。米饮化下。

加减肥儿丸　治一切久病成疳，总归虚处，不可以前法治之，只宜以此丸久服，以补为消，无不愈者。

官拣参切片、焙干　嫩黄芪蜜炙　漂白术土炒　白云苓乳蒸　广陈皮酒炒　杭青皮醋炒　白归身酒洗　大鳖甲醋炙　正川连姜制　南木香屑　使君肉炒　干蟾蜍酥炙　甘草炙，各等份

上为细末，另以山药打糊为丸。量儿大小加减，日日服之，以米汤调下。病愈药停。

疳证简便方

小儿疳积，黄瘦骨立，头上疮痂，发如麦穗。用干蟾蜍三五只，去四足，以香油涂之，炙焦为末，蒸黑枣去核，取肉捣膏，和蟾末为丸龙眼核大。每日三服，积垢自下，多服之，形容自变，其病如失。

又方　买天浆虫四两，洗极净，晒干，微炒为末，加甘草细末五钱，米糊为丸弹子大。每服一丸，米饮下。

小儿诸疳日久，身面生疮，烂成孔凹，如大人杨梅疮样。用蒸糯米饭时，甑盖四边滴下气水，以碗盛取，扫疮上，数日即效。百药不验者，此方如神。

疳蚀口烂，用粪蛆洗漂极净，晒干，微炒为末，褐衣烧灰减半，共研匀，频吹口内效。

小儿口疳破烂。人中白煅过，厚黄柏蜜炙焦，二味等份，少加冰片，共研末，以盐茶洗口后，以药搽之。

（《幼幼集成》）

吴鞠通

疳 疾 论

吴鞠通（1758~1836），名瑭，清代医家

　　疳者，干也，人所共知。不知干生于湿，湿生于土虚，土虚生于饮食不节，饮食不节生于儿之父母之爱其子，惟恐其儿之饥渴也。盖小儿之脏腑薄弱，能化一合者，与一合有半即不能化，而脾气郁矣。再小儿初能饮食，见食即爱，不择精粗，不知满足，及脾气已郁而不舒，有拘急之象，儿之父母犹认为饥渴而强与之。日复一日，脾因郁而水谷之气不化，水谷之气不化而脾愈郁，不为胃行津液，湿斯停矣。土恶湿，湿停而脾胃俱病矣。中焦受气取汁变化而赤，是谓血。中焦不受水谷之气，无以生血而血干矣。再水谷之精气，内入五脏，为五脏之汁；水谷之悍气，循太阳外出，捍卫外侮之邪而为卫气。中焦受伤，无以散精气，则五脏之汁亦干，无以行悍气，而卫气亦馁。卫气馁故多汗，汗多而营血愈虚，血虚故肢体日瘦，中焦湿聚不化而腹满，腹日满而肢愈瘦，故曰干生于湿也。医者诚能识得干生于湿，湿生于土虚，且扶土之不暇，犹敢恣用苦寒，峻伤其胃气，重泄其脾气哉？治法允推东垣、钱氏、陈氏、薛氏、叶氏，诚得仲景之心法者也。疏补中焦，第一妙法；升降胃气，第二妙法；升陷下之脾阳，第三妙法；甘淡养胃，第四妙法；调和营卫，第五妙法；食后击鼓，以鼓动脾阳，第六妙法（即古者以乐侑食之义，鼓荡阳气，使之运用

也）；《难经》谓伤其脾胃者，调其饮食，第七妙法；如果生有疳虫，再少用苦寒酸辛，如芦荟、胡黄连、乌梅、史君、川椒之类，此第八妙法，若见疳即与苦寒杀虫便误矣；考洁古、东垣，每用丸药缓运脾阳，缓宣胃气，盖有取乎渣质有形，与汤药异歧，亦第九妙法也。

近日都下相传一方，以全蝎三钱，烘干为末，每用精牛肉四两，作肉团数枚，加蝎末少许，蒸熟，令儿逐日食之，以全蝎末完为度，治疳疾有殊功。愚思蝎色青，属木，肝经之虫，善窜而疏土，其性阴，兼通阴络，疏脾郁之久病在络者最良，然其性慓悍有毒。牛肉甘温，得坤土之精，最善补土，禀牡马之贞，其性健顺，既能补脾之体，又能运脾之用。牛肉得全蝎而愈健，全蝎得牛肉而不悍，一通一补，相需成功，亦可备用。一味金鸡散亦妙（用鸡内金不经水洗者，不拘多少，烘干为末，不拘何食物皆加之，性能杀虫磨积。即鸡之脾，能复脾之本性）。小儿疳疾，有爱食生米、黄土、石灰、纸、布之类者，皆因小儿无知。初饮食时，不拘何物即食之，脾不能运，久而生虫，愈爱食之矣。全在提携之者，有以谨之于先。若既病治法，亦惟有暂运脾阳，有虫者兼与杀虫，断勿令再食，以新推陈，换其脏腑之性，复其本来之真方妙。

（《温病条辨》）

钱乙诸疳论治笺正

张山雷（1873~1934），名寿颐，晚清民国医家

疳在内，目肿，腹胀，利色无常，或沫清白，渐瘦弱，此冷证也。

【笺正】小儿之疳，即大人之虚劳。五脏虚证，皆谓之疳，故有五疳之称，然惟脾胃病最多。则幼孩嗜食，往往过度，能容而不能化，驯致腹胀如蛛，消瘦骨立，多由父母溺爱，惟求其能食之祸。此节以虚寒言之，胀而利下，色青或白，或止有白沫，绝是脾阳失司之候。治宜理中，甚者必加附子，而辅以消积行气之药，庶为近之。

疳在外，鼻下赤烂，目燥，鼻头上有疮，不著痂，渐绕耳生疮。治鼻疮烂，兰香散主之；诸疮，白粉散主之。

【笺正】此则疳之发于外者，良由肺胃热炽，故疮发于鼻头鼻下。其绕耳生疮者，多在耳后折缝间，后世谓之璇耳疮，属少阳经之热，痛痒流水，最为难愈，宜内清少阳之火，外敷止痒收湿之药。此虽外证，然皆由诸经蕴热而生。兰香散、白粉散，俱用轻粉，止痒杀虫，诚是外科之佳方。然精于疡科者，则别有灵验药粉。

肝疳，白膜遮睛，当补肝，地黄丸主之。

【笺正】此肝肾阴虚，而虚火上炎。内服药物，固宜滋养肝肾真阴，而兼之以化瘀退翳；且须外用消翳点药。但病已顽痼，极不易

效，而乃以六味地黄作为通用品，则竟同于赵养葵之谫陋，孰谓仲阳而至于此？

心疳，面黄颊赤，身壮热，当补心，安神丸主之。

【笺正】此火盛之症，故谓之心病，安神丸清润泄火，导热下行，虽曰补心，实是泻火之剂。

脾疳，体黄腹大，食泥土，当补脾，益黄散主之。

【笺正】腹大而嗜食泥土，是为癖积，且有虫也。法当扶脾健运，消积杀虫。益黄散温中行气，不可谓此症主剂。

今西药有山道年，专攻虫积，为效颇捷。（市肆中盛行疳积糖，即山道年和糖所制。）国产药品则使君子、雷丸、鹤虱等物，杀虫皆验。而仲景之乌梅丸，苦辛合剂，真良法也。

肾疳，极瘦，身有疮疥，当补肾，地黄丸主之。

【笺正】此节太嫌浮泛，不可为训。

筋疳，泻血而瘦，当补肝，地黄丸主之。

【笺正】筋属肝，故曰当补肝。然泻血之病源，殊不一致，自当求其病因而治之。六味地黄，胡可统治各种泻血之证，庸陋之尤，何以仲阳竟至于此？

肺疳，气喘，口鼻生疮，当补脾，益黄散主之。

【笺正】此肺热之证，气喘固亦有肺火闭塞之一候，口鼻生疮，法宜清泄肺胃。益黄散乃温运脾虚之药，治此症甚非所宜，此盖狃于脾为肺母，以为补土生金之计，拘于虚则补其母之套语，而不顾病情之虚实寒热。仲阳何竟愦愦若是耶？

骨疳，喜卧冷也。当补肾，地黄丸主之。

【笺正】此骨蒸内热之候，故喜冷也，补肾是也，然必滋填肝肾真阴，大剂频投，或可有效。六味地黄，泛而不切，何能胜此重任？似此语气，庸劣鄙陋，可笑孰甚？

诸疳，皆依本脏补其母，及与治疳药。冷则木香丸，热则胡黄连丸主之。

【笺正】五脏分主五疳，虽是有理，然其实已不免于附会。若谓各依本脏补其母，浮泛肤浅，空套话头，奚能取效？胡黄连丸虽可治实热症，而木香丸中有槟榔、千金子，又岂可以治寒症？似此谫陋简略，徒授庸医粗疏恶习！仲阳号为儿科圣手，不当浑浑至此！

疳皆脾胃病，亡津液之所作也。因大病或吐泻后，以药吐下，致脾胃虚弱，亡津液。且小儿病疳，皆愚医之所坏病。假如潮热，是一脏虚，一脏实，而内发虚热也。法当补母而泻本脏则愈。假令日中发潮热，是心虚热也。肝为心母，则宜先补肝，肝实而后泻心，心得母气则内平而潮热愈也。医见潮热，妄谓其实，乃以大黄、牙硝辈诸冷药利之。利既多矣，不能禁约，而津液内亡，即成疳也。又有病癖，其疾发作，寒热饮水，胁下有形硬痛。治癖之法，当渐消磨，医反以巴豆、硇砂辈下之。小儿易虚易实，下之既过，胃中津液耗损，渐令疳瘦。

【笺正】此谓疳皆脾胃之病，由伤津液而来，最是真谛。盖五疳形证，虽似分途，而其致病之源，止有两道：一为食物太杂不能消化，积滞多而生内热，则形日癯而腹日胀；一为攻伐太过，脾阴日伤，津液耗而生内热，则气不运而腹自膨。虽一虚一实，其源不同，而在腹胀肉脱之时，则实者亦虚，其症乃同归于一致，岂非皆由脾胃而来？仲阳虽止言误下而不及伤食一层，究竟伤食成疳，亦是阴竭阳亢，津液耗伤之候。仲阳此论，探源头于星宿之海，提纲挈领，较之上文以五脏筋骨分条，凭见证而不详病源者，大有泾渭之别。或谓误下多利，脾肾虚寒，当为慢惊之虚症，不当为腹膨之实症。寿颐则谓误下之变，亦有两端：过下而亡其脾肾之阳，则阴霾上凌，汩没太空，是为虚寒之慢惊；过下而亡其脾肾之阴，则孤阳独亢，消烁津血，是为虚热之疳积。故治疳者虽不可不化其积滞，而养胃存津，尤为必要。惟所论潮热，泛言一脏虚一脏实，当补母而泻本脏云云，则又是空泛之套语，不可为训。

又有病伤寒五六日，间有下证，以冷药下之太过，致脾胃津液少，即使引饮不止，而生热也，热气内耗，肌肉外消，他邪相干，证变诸端，因亦成疳。

又有吐泻久病，或医妄下之，其虚益甚，津液燥损，亦能成疳。

【笺正】此二节申言误下所以成疳之故。盖其初纵有当下之症，而攻伐太过，阴虚血燥，脾胃无健运之权，即是所以成疳之实在病理。

又有肥疳，即脾疳也。身瘦黄，皮干而有疮疥。其候不一，种种异端，今略举纲纪。目涩或生白膜，唇赤，身黄干或黑，喜卧冷地，或食泥土，身有疮疥，泻青白黄沫，水利色变，易腹满，身耳鼻皆有疮，发鬘作穗，头大项细极瘦，饮水，皆其证也。

【笺正】此节言肥疳，似以实症立论。然至于泻出青白黄沫，已是虚候。盖疳积已成，终是脾胃皆虚，下节肥热冷瘦之名，不过以初病久病，稍为区别，非初病果皆大实证也。

大抵疳病当辨冷热肥瘦，其初病者为肥热疳；久病者为瘦冷疳。冷者木香丸，热者黄连丸主之。冷热之疳，尤宜如圣丸。故小儿之脏腑柔弱，不可痛击，大下必亡津液而成疳。凡有可下，量大小虚实而下之，则不至为疳也。初病津液少者，当生胃中津液，白术散主之。惟多则妙。余见下。

【笺正】此节特出白术散一方，养胃生津液，鼓舞中州清阳之气，而不升提以摇动肾肝。脾胃家之良方，当在东垣之上，多服为佳。明人缪仲淳之资生丸子，实即脱胎于此。

（《小儿药证直诀笺正》）

程文囿

疳 证 二 案

程文囿（1736~1820），字杏轩，清代医家

予甥习方，稚年出麻，麻后热久不退，干咳无痰，肌瘠食少，粪如羊矢，神形疲困，诸医束手，姊氏忧惶，抱负来舍。予曰：此麻疳也，病属难治。姊嘱拯治。思麻后热久，阴血必伤，咳干便难，津液必涸，计惟养阴保液、清肺润肠，庶可望效。方定麦味地黄汤，加石斛、沙参、玉竹、芝麻、阿胶、梨汁、白蜜，并令饮人乳，食猪肚汤。姊言前医以咳嗽热未清，戒勿食荤。予曰：谷肉果菜食养尽之，今病久肠胃干枯，须假物类脂膏以补人身血液，古方有猪肤汤、猪肚丸可法也。于是药食并进，热嗽渐减，便润食加，调治一月，诸候均愈，肌肉复生，乃送归焉。

予弟绮兰，服贾庐江，戊辰冬，予自中州回，道经彼地，羁留信宿。有王策勋先生者，与予弟善，抱其幼孙恩为诊治。视其体热面黄，肢细腹大，发焦目暗，颈起结核。予曰：此乃疳积。疳者干也，小儿肠胃柔脆，乳食失调，运化不及，停积发热，热久津干，故名曰疳，又谓丁奚哺露。丁奚者，言奚童枯瘠如丁；哺露者，言愈哺而骨愈露。但是疾每多生虫，虫蛋日滋，侵蚀脏腑，非寻常药饵所能去病，古方有布袋丸治此症多验，药用人参、白术、茯苓、使君子肉各一两，芦荟、夜明砂、芜荑、甘草各五钱，共为末，蒸饼糊丸，每粒约

重三钱，日用一丸，以夏布袋盛之，另切精猪肉二两，同煮汁服，肉亦可食，如法制就，服完一料而愈。

（《杏轩医案》）

董廷瑶

本虚标实论病机，消补合度承家法

董廷瑶（1903~2002），上海市中医文献馆中医门诊部主任医师

本虚标实论病机

疳疾之临床表现，为一系列虚弱干枯的证候。如初起常有身热潮热，面黄肌瘦，烦躁易怒，夜眠欠安，小溲泔白，脘腹胀满；久之头皮光洁，毛发焦枯，腮缩羞明，揉鼻挦眉，腹大膨硬，或反凹陷，大便酸臭，干溏不一，啮衣咬甲，口馋嗜食，甚至喜吃异物，如炭、生米、泥土等，啖如甘饴；并时兼见睑烂睛昏，睛生白翳，或患牙疳，或生虫积。种种症状，无一非起于哺食乖度、损伤脾胃者。

盖小儿之体，生机旺盛，其所需之营养精微，尤为迫切；然其气阳原弱，脾胃不足，稍有不慎，辄易积滞。故疳疾的病因，首在失于调将，若恣进肥甘、生冷、炙煿厚味，势必停滞成积，积久成疳。亦有起于断乳之后，犹恋乳食，生养亏乏，脾气暗耗，同时饮食不调，滞结而成者。此外，或因感染虫卵，蕴酿成虫，于是食不运化，口馋嗜异，能食而瘦瘠，则疳成焉；或因吐泻之后，中气不复，及有妄施攻伐，津液枯竭，均使肠胃虚惫，食滞而积，渐致疳疾。

于此可知，前贤之辨别疳积证治，虽颇繁伙，但总不外伤及脾

胃而变生诸疾，譬之花草，施肥不足，不能生发；施肥过多，反令枯萎。诚如先辈所云："大抵疳之为病，皆因过飧饮食，于脾家一脏，有积不治，传之余脏，而成五疳之疾"（曾世荣《活幼心书》）；故"虽有五脏之不同，实皆脾胃之病也"（万全《幼科发挥》）。吾承庭训，于疳积之病因分析及证候辨证，归结为本虚标实。此即：疳疾之脾胃损伤，气血亏弱及营阴虚耗为是病之本，而食积内滞，气机闭结及蕴生郁热为是病之标。这样的观察和认识，就能把握其病之实质，并从而指导临床诊治的权变。历经数十年实践，可谓屡验不爽。

消补合度承家法

明乎疳疾不离脾胃，及疳之以虚为本，则治疳之法，必须时时顾护胃气，即治积不骤攻，行滞不峻利，而益气避升燥，滋营忌腻浊；视患儿的体质强弱、病情浅深，相机地使用消补二法。其初起或虽久而体气尚实者，予先消后补法；对病久体质已虚者，用先补后消法；还有三补七消，半补半消，或九补一消等法，均据具体情况而定。待其脾胃纳化逐渐恢复，则相应地侧重于滋养强壮。

家传治疳诸方，主治疳积羸瘦，面色萎黄，口馋嗜食，发结如穗，泻下酸馊，水谷不化，或腹部胀硬等症，分别以消为主、消扶兼施及以补为主的三个基本方，摘录如下。

甲方

煨三棱　煨莪术　炙干蟾皮　炒青皮　陈皮　广木香　醋炒五谷虫　胡黄连　佛手　焦山楂　炒莱菔子

此以疳积已成，腹部膨硬，而形体尚实者，宜本方以消为主治之。

乙方

米炒党参　土炒白术　茯苓　清炙甘草　陈皮　炒青皮　醋炒五谷虫　神曲　煨三棱　煨莪术

此为疳症已久，体质较虚，或服消疳药后其疳渐化，则宜本方以半补半消主治之。

丙方

米炒党参　土炒白术　茯苓　清炙甘草　陈皮　怀山药　炒扁豆　醋炒五谷虫　神曲

此在疳疾渐趋痊愈之时，宜以调补为主，参以少量消导之品以去余积。

随证加味法：如飧泄不化者，加炮姜、煨肉果、煨诃子等；疳热不清，应配胡黄连、青蒿之属；面㿠自汗肢冷而阳虚者，可加附子、肉桂；舌光剥而口干唇红阴亏者，加生地、麦冬、石斛、乌梅等。兼咳嗽痰多，于消疳健运中加入半夏、百部诸肃肺化痰之药；兼有虫积者，可参使君子、苦楝根皮及芜荑、槟榔、贯众等品。白膜遮睛、两目羞明，当佐谷精珠、夜明砂、密蒙花、鸡肝散（使君子肉、雷丸各10g，鲜鸡肝1具）等；如患牙疳，则以牙疳散（人中白、绿矾、五倍子、冰片）外敷。

吾家擅用五谷虫、三棱、莪术、蟾皮等，此类药物之气性缓急有异，适用于症情的轻重亦不相同。兹略加说明于后。

五谷虫，气味咸寒，专入脾胃，功能消积化食行滞。长期临床运用体会，其性平和，而无克伐之弊，故可常服。若在剂量与配伍上加以掌握，几可通治疳积虚实各证，实为一治疳之良药也。用法可以醋炒，增其消导之力，常用量为4.5~9g。

三棱、莪术，古时即有用治疳积之记载。两品均能行气消积，散结除胀。据前贤论述，三棱善破血中之气，莪术则行气中之血，为

"坚者削之"之谓。故适用于腹部膨胀，按之硬满者；若兼见腹部青筋，尚须佐以活血之品，如当归、赤芍之类。历年经验，认为两品在攻积药中，尚属平稳之剂；与益气健脾药相配，可保无损。诚如张锡纯之言，两药"性非猛烈，而建功甚速；若与参术芪诸药并用，大能开胃进食"（《医学衷中参西录》），询非虚语。用法可煨之使缓其性，而与脾胃之气相合，常用量为 3~6g。

干蟾皮，古方中亦常用于疳积之实证。其性辛凉微毒，有消积除胀之功。然本品仅用于体壮证实，以消为主之时；只可暂用，中病即止。常用量为 4.5~9g。

针刺四缝明食忌

家法治疳，在服用汤方的同时，必配合针刺四缝穴，并需适当忌食 1 月左右。长期临床的实践证明，确是行之有效的辅助疗法。

针刺四缝治疗疳积，早见于《针灸大成》。四缝为经外奇穴，位于两手除拇指外其余四指的掌面，由掌起第一与第二指节横纹中央即是。针刺方法是用三棱针刺入穴位，约 1.5~3mm，刺出稠质黏液。间日或三四日刺 1 次，一般 3~6 次，至黏液渐少，到无液仅血为止。同时，积多年的观察，针刺四缝且有诊断意义。即疳重者全是黏液，疳轻者或经治后则见黏液夹血，未成疳者或治愈以后刺时只有出血。故刺四缝不仅可判断疳症之重轻，亦可了解其治效和预后。前哲认为，此穴的部位与三焦、肾命和大小肠有内在联系（见杨继洲《针灸大成》、熊应雄《小儿推拿广意》），具有调整三焦、扶元理肠之功。

再者，在治疗疳疾时，亦嘱注意饮食禁忌，大致有这样一些内容：各种麦类制品，如面条、馒头之类；各种豆类和豆制品，如豆腐、豆浆等；诸香炒零食，如花生、瓜子、芝麻之属，及巧克力糖等；各种冷饮。忌食的原因是：麦豆诸物，性壅碍气，疳疾患儿中宫乏力，素有积滞，则应暂停这类食品。炒炙香食，火性内存，患儿每有嗜者，但诸物气燥而灼津，于疳之阴液亏少者甚不相宜。至甘腻厚味之窒填中焦，冷饮食品之损伤阳气，其弊易明。于治疗期中暂忌上述诸食，显然是有利于胃肠消化功能的恢复。

临证圆机具良效

前面介绍之治疳三法，已传数世，反复琢砺，疗效较著，深得群众信仰。现特举例数则于下。

董某　女，11 个月。门诊号 14417。

疳积腹胀，按之硬满，口馋嗜食，大便坚硬，面色萎黄，毛发焦枯，夜眠烦扰，易醒汗多，舌红苔黄。针四缝穴液多。疳积重症。治宜消疳化积。

干蟾皮 4.5g　三棱煨, 4.5g　莪术煨, 4.5g　枳实炒, 4.5g　香橼 6g　白芍 6g　醋炒五谷虫 9g　谷芽炒, 9g　木香 3g　胡黄连 2g

7 剂。并针四缝穴。

后又连服 1 周，其间针四缝穴尚有黏液。

二诊：疳积渐化，腹仍胀满，但按之已软，纳食如常，形神较振，大便通调，夜烦多汗时见，舌苔薄润。以扶脾消疳法主之（针四缝穴液少夹血）。

怀山药 9g　焦白术 9g　朱茯苓 9g　玉屏风散包, 9g　米炒党参 6g　醋炒五谷虫 6g　青皮 4.5g　三棱煨, 4.5g　莪术煨, 4.5g　清炙甘草 3g

7 剂。其后诸症渐平，色润发泽，续以调补而愈。

潘某　男，5 岁。门诊号 17167。

疳疾已久，形体瘦小，面色㿠白，毛发稀枯，腹部胀满，按之稍硬，大便松散，时有腹痛，纳食较少，啮甲嗜香。针四缝穴液多。脉弱，舌苔薄腻。疳久脾虚。治宜消疳和中。

胡黄连 2g　醋炒五谷虫 9g　神曲 9g　焦白术 9g　怀山药 9g　谷芽炒，9g　青皮 6g　煨三棱 6g　莪术煨，6g　佛手 6g　木香煨，3g

7 剂。并针四缝穴。

二诊：针四缝穴液已大减，纳食见增，腹胀而软，大便已和，腹痛未作，舌苔薄润。疳积初化，脾气尚弱，兹拟健脾扶中。

米炒党参 9g　土炒白术 9g　茯苓 9g　神曲 9g　谷芽炒，9g　扁豆炒，9g　怀山药 9g　醋炒五谷虫 9g　清炙甘草 3g　佛手 6g

7 剂。此后其恙颇安，面润便实，腹胀已减，体质转佳，益气补脾善后。

沈某　女，6 岁。门诊号 53322。

咳已三月。自诉心慌、汗多，时易感冒，面萎形羸，胃纳不振，偏嗜零食，腹部膨满，按之尚软，大便干结，毛发干枯。舌苔薄腻，脉细弱。针四缝穴液甚多。疳久土不生金，肺脾两虚。消疳扶脾为先，以安肺金。

陈皮 3g　木香 3g　醋炒五谷虫 6g　百部 6g　紫菀 6g　生白术 9g　茯苓 9g　姜半夏 9g　生扁豆 9g　怀山药 9g

7 剂。并针四缝穴。

二诊：纳食见增，汗出显减，腹软便调，而咳嗽初和。

针四缝穴液少。舌苔薄腻。续以扶脾调中。

党参 6g　醋炒五谷虫 6g　白芍 6g　百部 6g　焦白术 9g　茯苓 9g　薏苡仁 9g　神曲 9g　青皮 4.5g　佛手 4.5g　陈皮 3g　清炙甘草 3g

7 剂。此后咳愈汗少，诸症俱安。继续调理，前后 2 月左右，面色转润，形体渐丰矣。

（宋知行　倪菊秀　整理）

李聪甫

证析虚实，治兼攻补

李聪甫（1905~1989），湖南中医研究院研究员

欲求疳疾病因，必先明了小儿的生理特点。吴鞠通《温病条辨·解儿难》载："古称小儿纯阳，……非阳盛之谓，小儿稚阳未充、稚阴未长者也。"由于稚阳未充，则肌表之卫气不固，故易感外邪；稚阴未长，则脏腑之精气不足，故疾病易于传变。

若妇人妊娠之期，母体衰弱，或罹重病，或摄生不慎，则胎元禀赋不足，小儿出生之后，憔悴无华，吮乳不香，遗尿便结，渐至发黄枯竖，肌肤甲错，这是先天不足导致疳疾的突出表现。

但是临证所见，因于后天失调的疳疾为多。后天失调的原因大约分为三类：一是"不及"，即婴儿失乳，营养不良，常呈饥饿，胃气耗伤；二是"太过"，即饮食不节，恣吃肥甘滋腻和生冷炙煿之物，以致脾失运化，停积生蛔；三是"失治"，即小儿先天不足，体质原虚，过服消导克伐和辛燥伤津等药物以致脾胃受伤，营卫两虚，不能抵御外邪，化热伤阴；或者吐泻之后，胃气已虚，脾阳亦败。这都是由后天失调所致之疳疾病变。

无论是先天不足还是后天失调，归根结底在于脾胃功能的损伤。诚如《幼幼集成》所说："夫疳之为病，……皆真元怯弱，气血虚衰之故也。究其病源，莫不由于脾胃。"

小儿疳疾发病责在脾胃。《素问·灵兰秘典论》说："脾胃者，仓廪之官，五味出焉。"因为胃主纳，脾主化，乳食入胃，必须通过脾胃的纳与化，才能将饮食的精微物质转输于五脏，洒陈于六腑。倘若乳食不及或太过，必然导致脾胃纳化失司，进而脾胃积热，耗伤阴液，积热成疳。

因为脾为太阴之脏，体阴而用阳，脾的清阳之气上升能煦心肺，心肺和煦则下济肝肾；胃为阳明之腑，体阳而用阴，胃的浊阴之气下降可濡肝肾，肝肾濡润则上滋心肺。由此可见，以胃纳脾运为中心的生理活动，推动着心、肺、肝、肾四脏的生理活动。儿科所谓心、肺、肝、肾、脾五疳，虽然其所见症状颇有差异，但其发病机理仍不外乎脾胃的纳化失司。所以说，疳疾是脾胃纳化失司所导致形气两伤而发生的病变。

凡见小儿肌肉干瘦，毛发焦竖，宜预防成疳，当审证求因。有从五脏见证而定名，如有心烦舌烂之心疳，有眼烂焦躁之肝疳，有多食多泻之脾疳，有耳疮溺泔之肾疳，有干咳皮皱之肺疳的五疳；有从反映症状而定名，如疳热、疳渴、疳泻、疳痢、疳肿、疳劳之类；亦有专从病位而定名，如眼疳、鼻疳、牙疳、脊疳、脑疳等；又有专从疳病形态而定名，如腹大颈细之丁奚疳，烂龈腐颊之走马疳，头项结核之无辜疳和寒热吐蛔之哺露疳。如此等等，名目繁多。如果不运用中医的基本理论进行辨证施治，则难免临证茫然无所适从。

虽然有上述多种疳疾名称，从本人长期临证观察，实际上可以归纳为二类，即因"积"成疳与因"疳"成疳。

因"积"成疳

积之由来，一因小儿乳哺不足，二是嗜食膏粱厚味。这两种哺养方法都能造成小儿脾胃损伤，食物不化，因而成积，积久化热，热郁伤阴而成疳。症见指纹沉滞青暗，舌上白苔，嗜食杂物，多食多粪，气味酸臭。此时运化失职肝脾肿大，胁有痞块，时有蛔虫扰动，腹痛耕起，日久肌肉消瘦，皮肤皱褶，腹部膨胀，青筋暴露。此时小儿体质极虚，胃气衰弱，易于发生呕吐、泄泻、咳嗽、烦热等症，"浊气在上"，肺胃同病，又促使机体更加衰弱。这种"疳"与"积"的矛盾，实质上就是"虚"与"实"的矛盾。疳是本虚，积是邪实。所以疳积既是虚证，又是实证，虚中有实，实中有虚。

疳与积、虚与实之间的矛盾如何辨析和解决？如果专于攻积以治实，必然更虚其虚；如果专于扶正以治虚，又会助长积实。正确的治法，应该是以补虚为主兼用去实，即在补益脾胃的基础上，适当予以消积治实，则脾胃机能健运，积实之邪可化。代表方剂有肥儿丸（党参、白术、茯苓、山药、莲肉、当归、陈皮、青皮、木香、神曲、使君子肉、麦芽、桔梗、砂仁、炙甘草，青荷叶浸水煮粳米汁和丸）。临证加减法是：腹胀大加枳实、炒莱菔子；腹痛耕起加槟榔、炒芜荑、炒雷丸；身热加胡黄连、银柴胡；咳嗽加贝母；食不化加焦山楂；口渴去砂仁，加天花粉；便秘去莲肉，加麻仁；便泻加煨肉蔻；目朦加谷精珠、夜明砂；烦躁加酒炒白芍、米炒麦冬；小便多加炒鸡内金、五味子。

李孩　男，2岁。

乳哺不足，又未断乳，饮食杂进，消化不良。症见身热不清，烦哭不止，口渴干咳，恶食少纳，大便燥结，肌肉消瘦，面色萎黄，皮肤皱褶，手足枯细，哭声低嘎，腹胀大而青筋暴露，身潮热而四末反凉，病情严重，始来就诊。

指纹沉滞青暗，冲上命关，舌干脉细，症状口渴尿频，毛发焦竖，目陷息促，睡眠不安，精神疲惫。乃为疳积重证。由于饮食不节，饥饱失调，食积停滞于肠胃，久积成疳。脾胃内伤，肌肉失营，实中有虚。法当益脾厚胃，化积驱蛔。仿肥儿丸方。

党参　炒白术　茯苓　当归身　酒白芍　炒神曲　鸡内金　槟榔各 3g　山药　炒麦芽各 5g　陈皮　炒枳实　炙甘草各 2g

复诊：服药 10 剂。身热减退，睡眠安静。但久病伤津，肺胃燥涸，当滋胃阴以养肺气：原方去神曲、枳实，加米炒麦门冬 3g 以滋胃液，川贝母 3g 以养肺气。本方不增不减，连服至 20 余剂，腹胀已消过半，腹部柔软，脾机渐运。继续服 20 剂，食欲增进，体温正常，溲便自调。在治疗过程中，完全断乳，每天煮稀粥搅入蒸鸡蛋 1 枚，分三餐按时给食，不使过饥过饱。调治 2 月，面泽肌肥。

因 "疳" 成疳

"疳者，病之极也"，意味着小儿病之极度营养不良，纯属虚证。症见肌肉尽脱，头发焦黄竖立，皮肤干浊皱揭，目眶内陷，睡则露睛，音低息弱，手足不温，大便溏泻或坚硬，口渴干咳，头重不举，精神困倦，食欲不振，面黄肌削，但腹壁柔软而不膨胀，完全体现虚赢病态。

这种疳疾，脾胃衰惫，元气匮乏已极，而津液又已耗竭。所谓气液两劫，肺胃俱伤，治则当以甘温补益脾胃元气为主；"脾有生肺之能"，补脾胃即所以益肺气。取用参苓白术散（党参、土炒白术、山药、炒扁豆、茯苓、陈皮、白莲肉、炒薏苡仁、桔梗、砂仁、大枣、炙甘草）为基本方。其加味法是：大便泄泻加煨肉豆蔻、五味子；手足不温加少量姜炭，手足转温即去；烦扰不安加米炒麦门冬；口渴、小便多加山萸肉、桑螵蛸、鸡内金；食纳差加生谷芽、金石斛。

疳疾久泻不止，可能引起眼疳，翳障突起，目顿失明，不但脾阳衰败，肝阴亦损，急当以补益脾阳为主，同时滋养肝阴。方用归芍异功散（党参、白术、当归、白芍均用黄土炒，茯苓、陈皮、炙甘草），加土炒黄芪、土炒山药，煎剂；另以煅石决明、飞甘石、谷精草、夜明砂（淘净，炒）各等份，共研极细末，每次6g，放入米泔水内煮猪肝60g，连肝带汤分2~3次服，1日1剂，服至翳消复明为止。

疳热太盛，口臭极秽，须防发生牙疳，甚则穿颊脱齿，名曰走马牙疳，十分严重。急用黄连解毒汤（黄连、黄芩、黄柏、栀子）加炒芦荟、天花粉、连翘、金银花；大便闭加大黄为剂。外用人中白、青黛各3g，上冰片1g，共擂极细末，涂牙疳腐烂处，制止疳蚀的发展。

高儿 男，1岁半。

巩膜发蓝，口臭唇焦，齿龈及上腭起黄泡，口流涎唾，潮热咳嗽，喉中痰鸣，胃纳差，烦躁不安，大便燥结，小便如泔，两月以来，面黄肌瘦。指纹沉滞不泽。脾胃不足，阴火上乘，火伤元气，热灼津劫而成疳。治以扶益脾胃，滋复津液，脾胃足则肺阴滋，津液生则阴火降。

石斛 麦门冬 北沙参 鲜枇杷叶刷净 黄芪清水炙 党参 川贝母 茯苓 山药各5g 橘皮 炙甘草各2g 薄荷叶1g

复诊：服药4剂，热退眠安，小便稍清，流涎不止，口中黄泡未减。脾胃虚火上浮，津唾不摄，权去甘温，改用平剂以清热摄津。

石斛 麦门冬 山萸肉 桑叶 北沙参 鲜枇杷叶 茯苓 川贝母各3g 山药5g 炙甘草2g 北五味1g

服药10剂，食纳渐增，诸症渐退，继用参苓白术散加减以善其后，调理而痊。

总之，小儿疳疾的辨证施治，关键在于辨明虚实，善于运用消补，平衡虚实。始终注意脾胃元气的保存，即使脾胃元气未衰而邪盛，亦不能恣用三棱、莪术、牵牛、甘遂、巴豆、大黄之类以攻伐。

如何预防疳疾的发生？首先要明了小儿的生理及疳疾的病因、病机，就能够防病于未然。谚云："欲得小儿安，常带三分饥与寒。"意思是食无过饱，衣无过暖，以增强自身的抵抗力。昔谓"饥非饿也，饮食清淡有节耳；寒非冻也，不宜厚絮重棉罨成热病耳"（石寿棠《医原·儿科论》）。所以，饮食有节、寒温适宜，是预防婴孩疾病的有效措施。

其次，我们应该阐明疳疾的证治，不要对小儿滥用峻药，恣意攻伐，妄投滋补。即使辨证无误，立法得当，药用剂量亦应权衡适宜。须记小儿乃稚阳未充、稚阴未长之体，五脏脆嫩，易受损害。至于肥甘炙煿、生冷坚硬，尤宜慎食，勿使脾胃元气受挫伤，以致难于康复。

（朱世增　整理）

翟明义

疳泻护脾胃，化瘀以消积

翟明义（1918~　　），河南中医药研究院研究员

　　小儿疳泻的治疗甚为棘手，由于小儿气血未充，脏腑脆弱，略受伤戕，极易萎谢。疳泻之生，多由饮食不当，调护失宜，生冷油腻杂投，导致脾胃受伤而致。

一、治疗疳泻应始终注意卫护脾胃

　　胃为水谷之海，脾为运化之器，胃纳脾运，气血由生。若但纳不运，中焦痞塞，或但运不纳，仓廪空虚，二者有一，萎谢立至。追其因皆由饮食失节，生冷油腻杂进，"饮食自倍，胃肠乃伤"。脾伤则运化功能失职，胃伤则不能消磨水谷，宿食内停，痞满滞塞，纳运输转失灵，郁积不化，清浊混杂，并走大肠，则为疳泻。或先天禀赋素弱，或者久病迁延不愈，加之爱子心切，方食未化，随又劝进，致使娇嫩之脏腑负荷过剩，清气不能上升，浊气不能下降，上逆则呕吐恶心，下陷则疳泻无度。久之则精微失散，四肢百骸、筋骨肌肉、精血津液供应匮乏，变证丛生。精不足则骨萎，可导致鸡胸、驼背、腿弯曲；血不足则面色萎黄、㿠白不华，目视昏花，雀目夜盲，心悸怔忡；气不足则短气乏力，动则喘息，语低声微，四肢痿软，精神萎靡；津不足则毛发枯槁，唇干舌燥，皮肤松软，瘦骨嶙峋，揉眉挖

鼻，咬指磨牙。脾胃为后天之本，实为机体纳运之重器，特别是小儿"稚阴稚阳"之体，形气未充，脏腑娇嫩，卫护脾胃诚乃治疳泻的第一要着。

二、调摄饮食系防治疳泻之本

人体的精微物质来源于水谷，水谷纳入后的加工制作，则依赖于脾胃的磨运，小儿五脏六腑接受运化活动功能比较脆弱，如果不注意饮食调摄，恣意杂进香甜生冷油腻等不易消化的食物，极易戕害脾胃致生疳泻。谚云："病人不忌口，良医也棘手。"这对幼儿来说更为重要。因此，小儿的饮食调摄必须定时定量，不给零食，选择质高、量少、容易消化的食品，如牛奶、乳粉、豆汁、豆腐、稀粥、青菜等，食勿过量、过冷、过热，适可而止，养成按时定量喂养的良好习惯。它既可以预防疳泻的滋生，又可以促使已病患者的体质早日康复。

三、围绕培补脾胃而选择用药

疳泻既然由于饮食不当戕害脾胃引起，那么治疗就应围绕脾胃而设法，首先要消积理脾。根据疳泻顽固多变和幼儿"脏腑娇嫩"的特点，宜消中寓补，消积不宜过猛，如三棱、莪术、槟榔等克伐太过；理脾不宜过于香燥，如砂仁、蔻仁、木香耗气伤津；甘味易壅塞；苦寒易伐胃；草木之类量少不济事，量大难承受。因此，应选择既消积又不伤气，既理脾又不耗津，既祛邪又能扶正，用量小而效果高，并且使幼儿乐于接受的药品为上策。我在治疗疳泻时就是牢牢遵守此一原则的。我最爱使用血肉有情之品，组方是：

龟甲 10g　鳖甲 10g　穿山甲 10g　鸡内金 10g　蛇蜕 1条　刺猬皮 10g
雄猪肝中心叶 1具

在整个制作过程中忌铁器。具体制法是：前六味药研为细末过笋，然后用竹刀把猪肝中心叶割下，放在砂锅内，置于文火上，再用竹筷将猪肝穿成无数小洞，撒上药粉，捣入小洞内，随焙随撒，直至药撒完，猪肝焙干黄为度（防止火大烤成焦黑），取出用石臼杵粉、过笋，装瓶密封防潮。每日口服 3 次，每次 3g，温开水冲服或伴随饮食同吃亦可。此药无异味，疗效好，见效快，约 8~10 天即可治愈，愈后可多服几日巩固疗效。

龟甲、鳖甲性味甘咸，入肝、脾、肾三经，能滋阴补血，益肾健骨，消癥散结，治骨瘘囟门不合，骨蒸潮热，癥瘕积聚。穿山甲味淡性平，入肝胃，活血通经，腥而走窜，无微不至，能通脏腑经络，透达关窍，引诸药至病所，散癥瘕，破积聚，在此方中起开路先锋的作用。鸡内金健胃消积滞，治呕吐，止泻利，除胀满，助消化，消积之力最强，为健脾和胃消积之佳品。蛇蜕性平味咸，入肝脾，祛风定惊，杀虫，治解颅、目翳、弄舌摇头。刺猬皮降气定痛，益肾涩精止泻。猪肝能补肝、养血、明目，医血虚萎黄、雀目夜盲、脾虚浮肿、泻利。以上这些药物皆是血肉有情之品，以猪肝为君，其他药为佐为辅，补而不壅，香而不燥，攻而不猛，塞而不滞，对肝、脾、肾三脏均有补益功能；并有消积滞、散癥瘕、益气血、止泻利之效，故对痃泻具有特异的疗效。

周炳文

疳积识常变，化裁术甘汤

周炳文（1916~2008），江西吉安地区医院主任医师

积为疳之母，疳为积之变，疳积一病，除与禀赋不足、真元怯弱有关外，莫不起自脾胃所伤。脾胃一伤，则生化停滞，而诸脏受累矣；因而有"有积不治，传至诸脏，而成五疳之候"之说，故有五脏疳症之分；然从临床体会，疳积证候概括起来，不外常与变两类而已。

疳 积 常 证

即以脾疳为主之证，多由饮食所伤，或感染诸虫。此证病因单纯，病浅易愈。其症腹大硬满，青筋暴露，能食而肢体消瘦，大便异臭，或结或溏，或米泔色小便；毛发焦稀，龄牙咬指，午后低热，夜吵烦哭，口渴多汗，指纹粗滞淡黄，苔腻积，舌淡粗。此属食积脾困、纳运不健的虚实夹杂之证也。治当扶脾清热、消食化积。一般以术甘汤治之可获痊愈。

术甘汤

白术 6~9g　甘草　槟榔　枳壳　厚朴　神曲　酒制大黄　黄芩　胡连各 5g　青蒿 6g

方中术、甘扶脾守中；槟榔、枳壳、厚朴杀虫化积；神曲醒脾消食；黄芩、青蒿、胡连清火凉肝而解五脏之郁热；酒制大黄推积导滞，以助诸药清涤积热。如虫阻便燥，加芦荟；久泻完谷不化、腹平软者，去大黄、枳壳、厚朴，加党参、茯苓；若积轻脾虚，则用参苓白术散之类培补脾土；若积久伤津，口渴多汗，精神萎靡，宜用玉泉丸方，水煎服之。

某 男，3岁。1991年9月5日门诊。

患儿起病3个月，腹膨如鼓，青筋暴露，滞泻臭秽扑鼻，日三四次，微热口渴烦躁，小便长，食尚健，而面黄肌瘦，哭声不扬，舌红粗浊苔，指纹粗滞淡紫。食伤脾胃，蓄积化热，灼津成疳之证。术甘汤全方。

3剂后，日解恶浊大便数次，腹膨大消，热清渴止。

复诊守方5剂，腹转平软，青筋隐没，大便日1次，颜色正常，继以参苓白术散调理，神色恢复，嬉戏如常。

疳积变证

即由脾疳失治演变而来，以肝疳为主之证；皆因久病脾胃败坏，影响诸脏，积热伤津，气阴俱损之变证，较为难治。其症以久泻脾阴枯涸，火从中生，五心烦热，惊悸不宁，吮指咬甲，日益削瘦，腮缩骨立，肤燥毛发枯槁竖起，双目羞明，眦烂眵多，甚则翳膜遮睛，瞳损失明。进一步脾气溃败，胃之火毒上熏，口臭龈腐，尚可治疗；如延至腐黑如炭，臭秽如尸，落牙穿腮，多难救治；或绝谷不食，脸如猴形；或蒸热不退，并发剥脱性皮炎，全身皮肤水疱，糜烂剥脱成片，往往死于突然。

总之，疳积变证，须分标本虚实缓急，随证变方，灵活掌握，标以疳热为主，本有阴阳气血津液和五脏之虚。现将周氏常用治疳热验方介绍如下。

清肝化积方 治疳热。

石决明 8g　胡黄连 6g　青黛 3g　滑石 9g　赤石脂 9g　炉甘石 6g　朱茯神 8g　北沙参（生晒参更佳）9g　麦冬 6g　天花粉 6g　鲜猪肝 30~60g

此方石决明咸凉泻肝热；胡黄连化积除蒸；青黛、炉甘石镇肝清热解毒；滑石沉寒利窍，泻火解烦渴，导诸经之热下行，皆治其标热也；赤石脂温固胃肠；沙参、麦冬、花粉养肝滋肺，生津除烦渴；朱茯神镇心养神；猪肝同壶煎煮，可益脾养血而助诸药直达病所，亦固本之意。要知疳之为病，皆虚所致，即热者虚中热，积者虚中之积，故治疳积不可骤攻，治热不可过凉。阳虚中寒可入姜附；虫积腹满入芦荟；频泻不固加入公丁香；目珠生翳，加密蒙花、木贼草；出现水肿另服黄芪、薏苡仁、泽泻、桑白皮以分消之；气阴亏损，口渴尿多，酌用玉泉丸、生脉散；脾胃衰败，当用五味异功、参苓白术散之类。随证化裁，从权宜治，爰举重证疳积 2 例以说明之。

李某 女，2 岁。1975 年 9 月 23 日初诊。

患孩久泻脾伤成疳，低热腹膨，泻多腥秽异常，腮缩骨立，神靡烦渴，咬牙龅齿，饮多食少，目珠混浊，指纹粗紫。

初诊着重止泻，而与四苓散加陈皮、车前仁、薄荷、沙参、麦冬、石斛；泄泻好转，其它如前，遂用清肝化积方，3 剂即收大效，热清烦除能安睡。

停中药，数日后症情反复，突然见神昏目呆，呼吸衰竭，身热而手足厥冷，脉及指纹沉伏等厥脱现象，输氧抢救，又急诊邀治，立回阳救阴、清肝化积、相辅并行之法。方用：

红参 6g　麦冬 6g　白术 6g　附子 3g　五味子 3g　干姜炮，2g　青

黛 6g　朱砂 0.01g　熟地 9g

服完 2 剂，体温由 39℃降至 37℃，手足回温，神清目灵，脉复，指纹红嫩。

复诊仍用原方加赤石脂 5g，胡黄连 3g，猪肝 30g 同煎，精神更好；腹壁尚绷急，背部银元大褥疮，一方面以外科药处理，另拟异功散加薏苡仁、怀山药、芦荟、胡黄连、使君子、青蒿、当归、黄芪等补脾益气活血，数剂疮合痊愈出院。

罗某　男，4 岁。1990 年 10 月 5 日初诊。

患孩反复发热；泄泻月余，某医院以营养不良、低钾、泄泻收住院。因贫血而输血，输血后热势升高，出现四肢痉挛，两手握固，双足强硬，紧紧钳住，不哭无声，泄泻不止，乃转送我院，住 2 周，诸症如故而邀治。体温 39℃~40℃，大便如水，日 10 余次，口渴引饮，目睁不合，腹膨胀，指纹沉青紫，舌淡干，初按久泻液脱，脾阳不振治疗。用苓桂术甘汤合生脉散加葛芩，温脾复津，服数剂后泻次减少，痉挛稍好，两腿较能展开，但高热不降，遂改用清肝化积方加减：

胡黄连 5g　石决明 10g　滑石 10g　赤石脂 8g　青黛 3g　沙参 10g葛根 8g　白术 6g　黄芩 6g　青蒿 6g

服 2 剂，热度由 39.5℃降至 37.5℃，手足痉挛僵硬相应缓解，能吞咽稀饭。惟两膝尚不能弯屈，原方加当归、白芍、怀山药，调和营卫，服后手足伸缩自如，腹壁柔软，仅哭声低微，有时低热 38℃，又守服数剂，余热清，大便成条，后用异功散调理，痊愈出院。

（徐学义　编）

翟兴明

疳从肺治，割治鱼际

翟兴明（1901~1994），江西鹰潭市中医院主任医师

疳积之治，世书皆从脾胃论，余治疳每从肺施治。

疳积，脾胃病也。脾胃者"后天之本"，脾伤不运，胃伤少纳，日久脾胃虚损，疳积成矣。脾虚不能运化精微上归于肺，致肺气虚。肺主气，主治节，肺气有推动和调节诸气的作用。气调则营卫脏腑无所不治，升降开合无不循常道；肺气虚则治节无权，下不能制肝，肝失疏泄，横逆于脾，形成肝脾不和、肝气犯胃，发生脾运胃纳障碍，升降枢机不利，终致营卫失调、气血不足，脏腑功能紊乱，形成疳积。

疳积的核心在脾，其治理应在脾，但疗效每事与愿违。因脾虚不运水谷，药亦难运，故难于以药取效。余用传统的割治鱼际穴法治疗，意欲从肺达脾，治疗效果甚佳。鱼际穴，乃手太阴之荥穴，刺激后，可激发手太阴肺经经气，发挥其循经感传和推动调节作用，促使肺气充沛，治节有权，下制肝木，肝气条达而不乘抑脾土，并能令母实而助脾运，脾气健则能运化水谷精微上归于肺以滋养肺金，使水精四布，五经并行，以供养各脏腑组织器官之所需，从而达到康复。

对疳证，有内治和外治两大法，割治属于外治法。其术简而不繁，其效优而不劣。其治疗原理为"肺朝百脉"。虽"治疳必治脾"，但"治脾先调气"。肺气调和，脾气健运，则诸疳自愈。

（翟润民　整理）

丁伯荪

消疳理脾，宣通血气

丁伯荪（1895~1969），浙江名医

疳积病因多食甘肥，或食过于饱，食后饮水，饮食不洁等，以致腹大筋露，小便色如米泔，面黄发落，皮肤日渐干涩。宜消疳理脾为主。

胡黄连　川厚朴　焦神曲　白茯苓　地骨皮　苍术炒　川石斛　栝楼根　益智仁　白术炒　鸡内金

五脏皆能成疳，故有五疳之称。五疳之中，肝疳最重。

因肝木乃生火之本，肝火盛则诸经之火相应而起，病变搐搦躁扰，头晕，目眩，胸膈痞塞，胃肠燥涩，甚则狂越，治宜清火消疳，宣通气血，调和阴阳，当归龙荟丸主之。

当归龙荟丸

酒炒当归 6g　芦荟 2.4g　黄连炒, 2.4g　青黛水飞, 3g　黄芩炒, 3g　广木香 2.4g　麝香 0.1g　黄柏炒, 1.8g　酒炒龙胆草 3g　焦山栀 4.5g　制大黄 4.5g

疳积咳嗽，身热烦渴，宜服麦冬清肺饮；小便赤，泻心汤或导赤汤；头晕，耳鸣，阴虚烦热，宜六味地黄丸。

小儿疳积单方　治其症面黄，寒热，饮食减少，小便浑赤，目盲，视物不清，腹胀大无青筋，久之，目涩不开，不思饮食。

蟑螂，焙酥食之。

凡蟑螂，臭气甚重，惟患疳症者，不闻其臭，但闻其香，连食二三十只则疳积愈矣。

"无积不成疳"。消疳健脾为治疗正法。先师于肝疳叙述独详者，缘"五疳之中，肝疳最重"故也。当归龙荟丸，泻肝清火，宣通气血，力伟功大，非泛泛乎通套方药可同日而语。

又按：蟑螂，咸寒，有小毒，散瘀，消积，解毒，利尿，用以治疗肝疳，比草木药为优。

（楼定惠　整理）

苏必中

助运散结举清阳，斡旋疳积用柴胡

苏必中（1900~1975），浙江泰顺县名中医

疳积又称脾疳，为五疳之一，是小儿常见的脾胃病。疳之病因虽异，但其病理基础同是脾胃虚损，故有"疳病多虚"之说。如《幼幼集成》云："疳之为病，皆虚所致"。但也有人认为，疳之与积，相关甚密，临床上往往是共处并存，互为因果，疳多虚，积多实，虚中夹实是疳病常见之证，言"无积不成疳""疳之成多起于积，治疳必先治积"等。

苏老说："脾胃虚损，疳积之本也。肠胃积聚，或久积化热等皆为疳病之标。本虚标实或虚中夹实是疳之病理实质。治疳须明此理，辨证用药方有门径可循。"

柴胡，味苦，微寒，入肝、胆经，具有和解表里，疏肝、升阳的作用。临床上多用于治疗寒热往来，胸满胁痛，口苦耳聋，头晕目眩，疟疾，脱肛下痢，月经不调，子宫下垂等。《神农本草经》载"主心腹肠胃中结气，饮食积聚，寒热邪气，推陈致新"。《本草经百种录》说："柴胡，肠胃之药也，观经中所言治效，皆主肠胃，以其气轻清，能于顽土中疏理滞气，故其功用如此"。《本经正义》说："《本经》《别录》之治，皆肠胃中饮食痰水停滞积聚之证，皆因于中气无权，不能宣布使然。柴胡能振举清阳，则大气斡旋，百积自化"。

苏老根据《本经》等之记载，并结合个人临床经验实践，认为柴

胡既能入肝胆，也可走脾胃；既有疏肝利胆、升阳退热之功，又具有助运和中，去结消滞之效。所以能够治疗小儿疳积。只要配伍得当，新、久、虚、实各证，均可选用。

苏老认为疳积属于本虚标实之证，临床辨证，首先必须分清虚实，而后再深入了解虚实夹杂的病理变化，进行分析归纳，方能在虚实夹杂的病情中，理出头绪，看清疾病的本质及标本虚实的关系，为进行治疗创造有利条件。

治实不忘本虚

疳积初期的表现多为实证，如口渴善饥，肚腹胀大，便闭或溏臭，烦扰不安等。而产生这些症状的同时，患者已经存在着脾胃虚损、运化不健的病机。所以临床辨证，不仅要看到疾病的全部症状，而且要了解产生这些症状的根源，这样才能识别疾病的本质。否则，往往就会只见其症而不明其因，只看其标而忽视其本，势必造成虚实不分，标本不明，乱施攻伐，徒伤正气的局面。前人虽有"治疳先治积"之先例，但以消法治疳，当泻其标、缓其急，中病即止，切勿过之，以免标未去而本先伤。

理虚当知夹实

虚中夹实是疳积后期常有之症，因久病体虚，正气薄弱，营卫虚弱，不胜风寒，不但时邪有机可乘，就是积滞亦可随时而产生。尤其是发热一症，往往是疳积羸热与外邪发热互为相混，临诊之时，务必详细审察，辨清虚实夹杂，分别予以恰当的治疗。不可一见形体羸瘦，头大颈细，面色萎黄，皮肤干皱，便认为是百虚毕露，不加细察，漫投滋补，于病何益？

苏老治疳，不但注意虚实的辨证，而且重视结合脾胃功能的生理特性。他常说："疳是脾胃病，治疳重点在于调整脾胃，恢复运化。所以组方用药都必须根据脾胃的性能，随时注意补不留邪、攻不耗正、热不伤脾、寒不碍胃为原则"。他主张：治实证，助运和中略佐消导；治虚证，益气健脾兼扶中阳。这是苏老治疳的经验，也是他运用柴胡治疗的指导思想。兹录治验，以资说明。

某 男，2岁。1953年春初诊。

午后发热，历时半月，口渴善饥，嗜食茶叶、木炭，肚腹胀大，腹痛便泻，泻后痛减，尿如米泔，睡眠不安，磨牙啮指，面色苍黄，形体渐瘦，舌淡红，苔白厚，脉滑数。症属积滞停聚，脾胃既伤，疳积已成。属本虚标实。先治积去其标。拟助运和中，佐以消导去积。

柴胡 3g　苍术 4.5g　厚朴 2g　陈皮 1.5g　鸡内金 1.5g　山楂 4.5g　白芍 2g　枳壳 2g　黄连 1g

上方连服6剂，痛泻已愈，口渴亦除，午后发热未见再作，其他诸症均有减轻而未愈。积滞虽去，脾胃运化仍是薄弱，当予健脾培本。处方：

北沙参 4.5g　扁豆 4.5g　柴胡 3g　苍术 3g　茯苓 3g　谷芽炒，3g　陈皮 1g　甘草 1g

以该方加减，调治二旬，各症消失，嘱以食养，勿使脾胃再伤。

肚腹胀大，口渴善饥，痛泻并作，皆积滞之症。久而不愈，形体日削，面色萎黄，已成疳候。午后发热，是因中土不运，气机阻滞，邪结肠胃。初用平胃散加柴胡、山楂、鸡内金、枳壳运脾燥湿，和中消导；川连、白芍清热缓痛。柴胡一药，既可增强全方助运散结，推陈致新，促进运化；又能引清气，散郁火，和解表里，以除邪结之发热。此用柴胡可谓切中病机，故病愈较速。后用五味异功散加味，益气健脾扶正收功。

某 男，3 岁。1950 年夏初诊。

长期厌食，并发腹泻，形体羸瘦，面色无华，毛发枯稀，皮肤干皱，精神委顿，哭声低弱，脘腹常痛，且又拒按，舌质淡，苔白腻，脉细数。据述春患麻疹，并发咳喘，低热长期不愈，常服辛散攻伐之药。中气耗伤，纳化无权，酿成疳证。治宜益气升清，健脾和中，黄芪、党参、柴胡是首选之药。

黄芪 4.5g　党参 4.5g　柴胡 3g　茯苓 3g　苍术 3g　怀山药 3g　谷芽炒，3g　陈皮 1g　甘草炙，1g

经用上方治疗旬日，腹痛不作，胃纳已香，大便由溏转成形，此为佳兆，当宗原法，再补后天健中气，以充生化之源。原方去谷芽，加当归、白芍各 3g，红枣 2 枚以增养血之力。守方 2 周，则诸症均有改善。但久病之体，正气尚弱，仍需培补本元，自后以补中益气汤、归脾汤出入调治 20 余日，则形体渐丰而停药。

脾气不升，中土失运，所以长期厌食及大便溏泻。脾胃既病则生化告乏，气血亏虚，故见面黄肌瘦，精神委顿。

腹痛拒按者，乃虚中夹实之象。病在中土，治当求本，以异功散加黄芪、怀山药、炒谷芽益气健脾，和中导滞。后加当归、白芍、红枣以养血。尤其是柴胡一味与参、芪、草配合，升举清阳，以调升降；同茯苓、苍术、陈皮、谷芽相伍，健运中土，燥湿导滞。中气既旺，精微得以输送，湿浊得以下行，故病去而体健。

某 5 岁。1949 年冬初诊。

患病已半载，初起见寒热往来，头痛口渴，干呕不欲食。前医作少阳病治，未愈。家境贫困，不能求医，病情日重。现见：发热不退，进食则吐，骨瘦如柴，腹凹如舟，面无血色，四肢不温而浮肿，睡眠露睛，精神困乏似昏睡，大便泻清，完谷不化，舌淡苔腻，脉沉细。中焦虚寒，气血两败，已是疳积重症。幸气平不喘，出汗不多，尚有救药之机。急投温中逐寒、益气健脾之剂。

高丽参 4.5g　白术炒，4.5g　姜炮，3g　吴茱萸 3g　公丁香 2g　桂枝 2g　甘草炙，2g

以灶心土水煎澄清作汤，3 剂。

二诊：服药后，呕吐渐停，四肢微有转温，此阳回寒退之佳象，再与温中健脾。处方：

高丽参 4.5g　白术炒，4.5g　姜炮，2g　陈皮 2g　肉桂 2g　肉果煨，2g　甘草炙，2g

三诊：服 5 剂后，腹泻日减，饮食渐进，余症未见进步，特别是每日午后及夜间仍有发热，拟温中除热法。处方：

党参 6g　黄芪 6g　白术炒，3g　柴胡 3g　姜炮，3g　当归 3g　白芍 3g　桂枝 2g　甘草 2g

此方连服 10 余剂，发热退，诸症亦见逐步好转。病虽脱险，本元未壮，扶正之治，切不可停，以免余灰复燃。继用原方及人参养荣汤、温中地黄汤等，调治月余，则体健如故。

脾胃居中焦，司运化，中焦虚寒，健运失司，升降无权，清阳不升则见久泻不止，浊阴不降则有呕吐。四肢不温而浮肿，脉沉细，皆系阳虚之故。骨瘦如柴，面无血色，精神困乏，乃气血两损，津液枯竭所致。午后发热是阳衰及阴，气血衰惫，阴阳不调而成。初诊治以逐寒荡惊汤加味，温中散寒，降浊止呕，先开其胃。再诊用理中汤加陈皮、肉果温中健运。三诊合理中、建中、当归补血三汤于一方，其意在于健中阳，补气血，退虚热。用柴胡者，其意有二：一助参、芪、术、草振举清阳，以调升降；二合归、芍养血散结，以申抑郁之气，而退血虚之热，最后乃以培本固元善其后。

（苏如林　整理）

李浚川

治 疳 四 法

李浚川（1929~　），武汉市职工医学院教授，主任医师

疳证从古至今视为儿科四大症（痘、麻、惊、疳）之一。多因喂养不当、食积、虫积、脾虚以及多种慢性疾病之后如吐泻、积滞、厌食、肺痨等引起。临证时，李浚川教授运用健脾消疳、化湿理滞、清热养阴、和胃驱虫四种法则进行治疗，取得满意疗效，现介绍如下。

健 脾 消 疳

适用于脾胃虚弱，饮食不消，脘腹胀满者。辨证要点为面色萎黄，食欲不振，毛发稀疏，倦怠乏力，五心烦热，舌胖淡边有齿痕，苔腻，脉细缓。方用参苓白术散加减，药用条参、白术、茯苓、扁豆、川连、川朴、山药、苡仁、建曲、内金。李老认为：小儿时期易于产生疳证的主要特点，即脾胃虚弱，运化失常。由于小儿脾本薄弱，或因喂养不当，损伤脾胃，使脾失健运，胃失和降，水谷之精微不能布于机体而失于滋养；或因多种慢性疾病迁延日久，化源不充，诸脏失养而出现五脏病变。由于脾虚是本病最突出、最主要的证候，因此，李老指出：疗疳应以顾护脾胃为先。

参苓白术散具有健脾益气、和胃渗湿之功，加入少量黄连、川朴

行气清热除湿，使之补而不滞，建曲、内金健脾消食，补而不腻。

化湿理滞

适用于脾虚食积或水湿停聚中焦。辨证要点为不思饮食，脘腹胀满，困倦乏力，多汗，大便溏泻或夹有不消化物，苔腻，脉沉细，指纹淡红。方用五味异功散化裁，药用党参、苍术、白术、茯苓、陈皮、藿香、苡仁、山药、莱菔子、川连、川朴、苏梗。李老认为：湿浊内滞是导致疳积不可忽视的重要病理变化。因脾胃运化功能失常，水湿内停，影响脾升胃降之气机，使病情缠绵难愈。李老治疗疳证之所以疗效显著，就是注重化湿理滞。五味异功散和气健脾；藿香、苡仁、山药、苍术燥湿健脾；莱菔子、苏梗、川朴行气宽中，化湿导滞；川连燥湿清热。临证时注重化湿理滞，疗效比单纯用健脾法倍增。

清热养阴

适用于湿郁化热或脾病累及他脏，致阴液耗伤者。辨证要点为形体消瘦，口干舌燥，手足心热，潮热盗汗，烦躁吵夜，食后腹胀，倦怠乏力，大便秘结，舌红少苔，脉细数。方用四君子汤加知柏地黄丸，药用沙参、生地、熟地、山药、白术、茯苓、知母、川连、龟甲、灯心、地骨皮、槟榔、建曲。李老认为：湿浊久郁则化热，阻滞中焦气机；又因脾虚，五脏六腑失于滋养。李老在临证时教导我们：此时应抓住形体消瘦，五心烦热，舌红少苔，脉细数等特点。若湿热不除，有碍脾胃运化功能，阴液不养，脾虚难健，则疳症难消，故用黄连、知母、灯心、槟榔清热燥湿；沙参、生地、熟地、龟甲、地骨皮养阴清热；白术、茯苓、山药、建曲健脾助运。

和 胃 驱 虫

适用于脾虚虫积者。肠道寄生虫是导致小儿疳证难愈的一个不可忽视因素。辨证要点为面黄肌瘦，脐腹作痛，嗜食异物及焦香食物，面部白斑，巩膜蓝点，唇内侧有散在小颗粒丘疹，睡后龂齿露睛，多汗，神疲倦怠，方用四君子汤加使君子散，药用条参、白术、茯苓、川朴、川连、槟榔、使君子、榧子、莱菔子、建曲。李老认为，小儿体内虫积不驱则疳证难愈，临证时，大便化检若发现虫体或虫卵，则以驱虫为主，健脾为辅；若化检未发现虫卵而有上述症状者，可考虑在健脾的同时加入1~2味驱虫导滞药，实践结果证明，处方中加入驱虫药疗效比单纯健脾效果更佳。

此外，李老还明确指出：治疗小儿疳证除采用上述四法之外，还应注意如下几个方面：

1. 谨防巧处藏"奸"

在治疗小儿脾虚时，往往一派脾虚症状掩盖着不易被发觉的湿热征象，如烦躁、苔黄、脉细数。湿热不除，则脾虚难健，疳证难愈。因此，李老在以上方法中都加有少量的川连，以清热燥湿，意在除"奸"。

2. 谨防呆补滞气

由于脾虚是疳症的主要特点，医者容易只顾补脾一面，而忽略呆补易致滞气的另一面。因补脾益气之品都具有滋腻的作用，服药后往往出现胀气、腹痛、厌食、大便不调等症状，结果越补越滞，腹越胀满。李老注意在组方中加入川朴、苏梗、莱菔子、砂仁行气导滞之品，使补而不滞邪，行而不伤正，协同补脾药物更好地发挥作用。

3. 谨防滋养碍运

在治疗时还应谨防滋养之品阻碍脾胃的运化功能。特别是久病患儿，脾虚运化力弱，虚不受补，部分医者一见脾虚就用滋补品治疗，加之家长见患儿体弱就以"填鸭"方式给服营养滋补品，其结果反而出现腹胀、纳呆、便溏、困倦、淡漠等症状。李老认为，此时贵在助运，或在滋养的同时加入助运药物。

（李飞　整理）

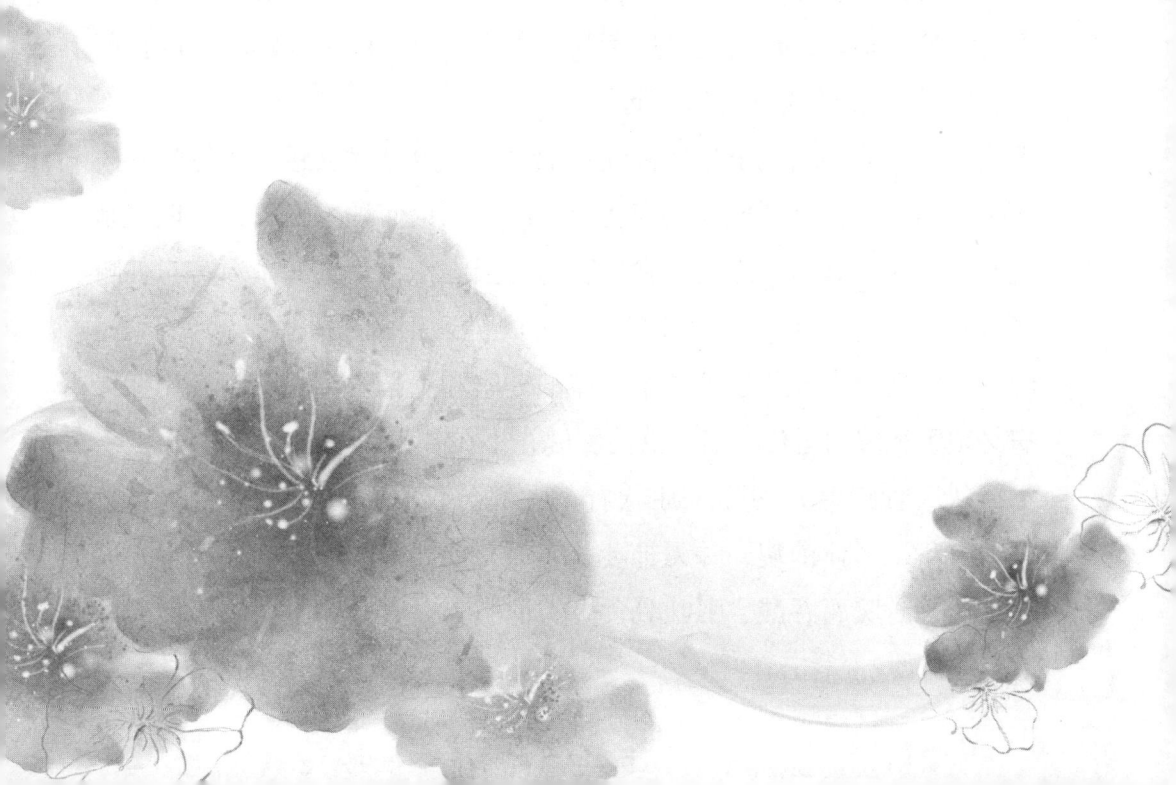

小儿厌食

江育仁

小儿厌食，运脾恒求

江育仁（1916~2003），南京中医药大学教授

厌食，是指小儿较长时间见食不贪，食欲不振，厌恶进食的病证，古代文献对本病无明确记载和系统论述，20世纪80年代以来国内陆续有本病的研究报道，取得不少经验。根据厌食症主要症状为不思饮食，纳谷不香，病变主要责之于脾。正如《灵枢·脉度篇》所云："脾气通于口，脾和则口能知五谷矣。"所以治疗厌食症主要从脾胃着手。目前厌食的主要病因为饮食失节，喂养不当，特别是部分家长缺乏科学喂养知识，片面追求所谓高营养，盲目投以肥甘厚味，过食煎炸黏腻及补品，"饮食自倍，肠胃乃伤"，致使中焦枢机转运失司，不喜受纳。有的小儿由于长期被强迫喂食，导致见食反感。其他尚有久病多病伤害脾胃及环境气候变化等原因。无论何种原因，其病理机制主要在于脾失健运，运化失常。脾为后天之本，化生气血，濡养脏腑四肢百骸，生机蓬勃，发育旺盛。脾失健运则食欲不振，饮食不香。脾的正常运化直接关系到整个机体的健康和生长发育。所以治疗脾胃病必须重视脾的运化功能，欲使脾健，不在补而在运。

从厌食症患儿的临床症状看，大部分仅有食欲不振之主症，伴面色欠华，形体消瘦，并无神萎、乏力、便溏等明显脾虚症状，亦无腹痛腹泻、嗳腐吞酸、呕吐乳食、大便腥臭、舌苔厚腻垢浊等食滞见

症，故治疗上补则易致脾胃呆滞，消则又会克伐生机，惟有运用调脾助运的方法才能切合病机，利于症状的改善，脾胃功能的恢复。

根据"脾健不在补，贵在运"的理论，江氏提出以苍术为主药，制成中成药"儿宝冲剂"，用以治疗脾运失健证之厌食症。该药性味微苦，芳香悦胃，功能醒脾助运，开郁宽中，疏化水湿，正合脾之习性。其中山楂消积开胃，六曲为经发酵加工的制成品，消运兼备，与苍术配伍，助运作用较强，再辅以陈皮、佩兰等化湿助运更增药效。苍术历来被认为辛味刚燥，久用有劫阴之弊，然脾为柔脏，惟刚药可以宣阳泄浊，而脾失健运患儿均无伤津之明征，临床观察服用上述药物制成的儿宝冲剂治疗 95 例脾运失健证厌食患儿 1 个月以上，均无伤阴耗液的流弊。同时设对照组服浓复合维生素 B 溶液，两组经 1 个月临床观察，儿宝冲剂组总有效率达 93.28%，而对照组总有效率为 47.47%，（$P<0.001$），两组疗效具有显著差异。药理实验表明，儿宝冲剂有增强肠道吸收和促进胰酶分泌作用。临床免疫学观察表明，运脾法治疗厌食症可提高患儿 T 淋巴细胞比值，并有提高胃肠道局部免疫作用。

为了阐明运脾法治疗厌食症的作用机理，为临床疗效提供实验室药理学依据，江氏还带领课题组成员对儿宝冲剂进行了动物药理学实验，结果表明：儿宝冲剂对家兔在体回肠的不同生理病理状态具有双相调节作用，能提高家兔十二指肠在离体状态下对葡萄糖、组氨酸、赖氨酸、蛋氨酸、缬氨酸、色氨酸和甘氨酸的吸收率。

陆渊雷在《伤寒论今释》中提出："脾者，古人以指小肠吸收功能。"脾主运化，运其精微，化其水谷，实质上主要指小肠消化吸收功能。结合临床，经儿宝冲剂治疗的厌食患儿食欲改善、体重增加确实是与小肠吸收功能的增强密切相关的，而动物实验为运脾法治疗厌食症从一个侧面提供了实验药理学依据。

　　江氏首创用运脾法治疗厌食症有其理论基础，它符合小儿脾常不足的生理病理特点要求，并切合厌食症的病因病机。通过医疗实践证明，运脾法治疗厌食症具有良好疗效，并有免疫学、动物实验数据的支持。

史方奇

虚实论治辨久暂，化滞健脾不杂糅

史方奇（1913~1994），重庆市中医院主任医师

小儿厌食症是幼儿时期的常见病，多因父母喂养不当，乳食未定时定量，饥饱无常，脾胃受损，不能正常运化，导致厌食纳呆，或由偏爱娇养，惟恐营养不足，滥用"高蛋白""高营养""高能"等饮食和药物，使营养过剩，超过肠胃消化与吸收功能，使摄入食物营养不能为机体正常利用和代谢，久之，脾胃之疾"传之余脏，而生五脏之疾"，出现厌食偏嗜，胃呆纳少，面黄肌瘦，头大颈小，肋骨外翻，脐突等全身营养不良和中毒的小儿疳疾证候，倘延误治疗和调养，定会严重影响小儿健康成长与智力发育，遗患终身。

小儿厌食应防重于治。预防要点是："平衡营养"的科学喂养。从婴儿时期开始，无论母乳或人工喂养，均须依据体重（日需热量100~110千卡）合理进行，切忌一哭即喂，或过量少量，饥饱不均。4~6月可加菜汤，7~9月可加蒸鸡蛋、肉末，同时考虑母乳断奶。断奶以后，更要按照"谷肉果菜，食尽养之"、饮食多样化的"平衡营养"准则来喂养，要粗细粮并用，肉菜水果都吃，切忌偏食单调，喜食过饱，厌食过少，导致营养不平衡，脾胃受损而厌食。

治疗小儿厌食的要点，是辨久暂虚实论治。厌食初起，乳食过多过饱，积滞肠胃不消，嗳气欲吐，腹胀不安，睡眠不宁，大便稀溏，

手心发热者为实证。治宜消食化滞，切忌补脾健胃，用验方消食化滞汤。

消食化滞汤（验方）

藿香 6g　半夏 6g　山楂 6g　神曲 6g　厚朴 6g　麦芽 6g　谷芽 6g　黄连 3g　砂仁 3g

此为 1 岁小儿量，水煎服，日 1 剂，连服 5~10 剂。

如厌食已久，脾胃积久致虚，厌食乏味，食后反胀，大便稀溏，夹不消化食物，继而面黄肌瘦，头大颈小，肋骨外翻，脐突，出现全身营养不良的疳积，治宜补脾运化，切忌消导，用验方党术汤。

党术汤（验方）

党参 6g　茯苓 6g　鸡内金 6g　山楂 6g　神曲 6g　鸡矢藤 6g　陈皮 6g　白术 3g　砂仁 3g　甘草 3g

日 1 剂，服 3~5 剂后病情稳定，改用验方补脾健化散。

补脾健化散（验方）

党参 30g　北沙参 30g　苡仁 30g　怀山药 30g　鸡内金 30g　麦芽 30g　谷芽 30g　榧子肉 30g　使君子 30g　砂仁 15g

2 剂，共研细末，每服 3g，糖水送下，或蒸鸡肝、瘦肉、丸子汤，拌糕点吃均可。3 个月为 1 疗程。

曾用以上方法治疗小儿厌食症 100 余例，有效率在 90% 以上。

王静安

审证辨虚实，论治别三期

王静安（1922~2007），成都市中医医院主任医师

小儿厌食证的主要症状是食欲不振，甚至不思乳食，日久精神疲惫，体重减轻，导致营养不良。临床宜辨虚实，审证求因，按因论治，我在临证时，常分为初期、中期、后期论治。

初　　期

此期特点是病程短，正气尚未受伤，厌食症状轻，仅见食欲减少，或不思饮食，在此阶段，我常采用饮食疗法，即嘱暂停喂养，仅给予米汤或开水中兑入葡萄糖或白糖，禁食 1 天后，一般大多数患儿都能恢复正常进食。如未恢复，则用鸡内金 10g，白蔻仁 6g，槟榔 3g，炒怀山药 1.5g 研末，加入细米粉 100g，熬成米羹喂养患儿，则可获效。

中　　期

此期因乳食停于胃中不化，或脾胃受损而痰湿滋生，或感染诸虫，影响了脾胃运化功能而不思饮食。在此阶段，既有痰湿、食积、

虫扰于胃中，又有脾胃受损的病机，但正气尚不虚馁，当急予攻邪，以攻为补，按因论治。

一、乳食壅滞证

见不欲吮乳，呕吐乳片，口中有乳酸味；腹胀不舒，大便酸臭。伤食则见不思饮食，呕吐酸臭食物残渣，腹部胀痛拒按，大便臭秽，舌苔厚腻，脉弦滑指纹紫滞。治法为消食导滞，方以保和丸加减。

保和丸加减方

苏梗 6g　半夏 9g　茯苓 9g　陈皮 3g　焦山楂 10g　焦白术 6g　神曲 6g　莱菔子 6g

腹胀痛者加木香 6g，厚朴 3g；呕吐加竹茹 9g。形体瘦弱者，当攻补兼施，保和丸去莱菔子，加白蔻 3g，炙甘草 6g。

二、痰湿壅中证

见形体虚胖或瘦弱，面黄白，常呕吐厌食，便溏，舌苔白腻，脉濡滑，指纹淡红。治法为健脾燥湿化痰，方以二陈汤加味。

二陈汤加味方

苍术 6g　陈皮 3g　半夏 6g　茯苓 10g　神曲 10g　谷芽炒, 10g

脾虚加党参 6g，炒白术 6g，砂仁 3g；虚烦不寐加竹茹 6g，枳壳 6g，连翘心 9g，木通 9g。

三、虫积证

见面色苍黄，肌肉消瘦，纳差，或嗜食异物，睡时磨牙，腹胀大，时腹痛，大便不调，面有白斑，唇口起白点，脉弦细。治法为健脾安蛔，方以乌梅丸加减。

乌梅丸加减方

乌梅 6g　细辛 1.5g　川椒炒, 3g　当归 6g　槟榔 3g　麦芽炒, 10g　谷芽炒, 10g　苏梗 6g　黄连 3g　白豆蔻 3g　木通 9g　川楝子炒, 9g

如呕吐加姜汁 2 滴于药中，俟虫安后，用五味异功散健胃。

后　　期

脾胃在此期中因积食、痰饮、虫积久久不去而伤，正气虚馁，气血生化不足，身体虚弱，易并发各种疾病。应以培补正气为主，佐以运脾和中、化虫，当分脾胃虚弱和脾肾虚弱为治。

一、脾胃虚弱证

面色㿠白，形体瘦弱，神倦乏力，不思饮食，舌黄苔白，脉细弱，指纹淡红。治法为健脾和中，以六君子汤加味。

六君子汤加味方

苏梗 6g　泡参 10g　白术炒, 10g　茯苓 10g　陈皮 3g　砂仁 3g　半夏 6g　甘草炙, 3g

若脾胃虚寒，手足冷，大便不化者，用参附理中汤。

参附理中汤

党参 10g　附片先熬 1 小时, 6g　高良姜 3g　白术炒, 6g　甘草炙, 3g

二、脾肾虚弱证

面色㿠白，形体虚弱，四肢不温，畏寒自汗，小便清长或遗尿，纳差，五更腹泻，舌淡苔白，脉沉细弱，指纹淡红。治法为双补脾肾，方以四君子汤合四神丸加减。

四君子汤合四神丸

党参 10g　白术 10g　茯苓 6g　白豆蔻 3g　补骨脂 6g　吴茱萸 3g　安桂 3g　菟丝子 10g　益智仁 3g　甘草炙，3g

阎田玉

厌食应识药物克伐

阎田玉（1921~　），北京友谊医院主任医师，教授

据个人临床实践，小儿疳证的常用治法太为复杂，分型也过细过多，实际往往达不到理想要求。从厌食就诊看，见到有以下几种类型。

一、药物攻伐太过

如易感儿反复患腹泄、呼吸道感染，过度服用抗生素、磺胺类等药物；因预防小儿佝偻病长期服用鱼肝油者（维生素 A、D 配方不合理）均致脾胃受损，乳食懒进，口干燥渴，午后潮热，肠鸣泄泻或津枯便结，腹胀，青筋暴露等症。

二、偏食肥甘

由于饮食不当，造成微量元素平衡失调，表现身乏无力，虚胖或消瘦，身长矮小。由于脾胃虚弱，脾阳不振，运化水谷之力薄弱，而影响小儿生长发育。

三、维生素缺乏性佝偻病

患此病的绝大多数小儿存在有纳呆、厌食之证。其主要原因由于

先天不足或后天失养。如父母精血亏损，后天营养失宜，少见阳光，造成脾肾两虚。本病的病理由于元阳不振，不能蒸蕴脾土、散发精微、气血两亏，筋骨肌肉不能正常成长，以至发育障碍。

四、久病

脾胃虚弱，以致食欲不振，重者厌食，影响体质的恢复，久久不愈。

上述原因不同，表现症状亦可多样。但病机不外小儿气血不足、脾肾虚弱。

曾治维生素 A 中毒 4 例。门诊患儿，年龄 6~10 个月，男女各 2 例，均大量服浓缩鱼肝油，有的连续 5 个月，每月 1 瓶（每瓶维生素 A 50 万单位），有的 2 个月服 3 瓶。在服鱼肝油后 1~3 个月均表现为厌食。家长趁小儿熟睡时把奶嘴放在口中吃奶，清醒时吃奶量很少，其他食物难以入口，表情淡漠，面色不华，有恶心、呕吐，喜饮水，尿量多。1 例长骨像摄片示骨皮质增厚。体重低于正常儿。4 例表现有佝偻病体征。因厌食服过西药开胃药，其中 1 例服用过硫酸锌，厌食未得到改善。服用我院自制益儿糖浆 1 号，有血虚者服用益儿糖浆 3 号。结果：1 周后吃奶有改善者例，2 周改善者 2 例，1 个月后食欲均有增加，体质改善。

某 男，8 个月。1984 年 3 月因厌食就诊。

2 个月服鱼肝油精 3 瓶。1 个月来必须熟睡后奶头塞在小儿口中吃奶，醒时不吃食物，饮水多，尿多，大便溏稀，日 2~3 次不定，有时 2~3 天不便，表情淡漠，嗜睡，面色不华，恶心，强迫吃食可吐。汗多，脾气急躁。

检查：营养欠佳，囟门平，未长牙，心率 120~140 次/分，两肺未见异常，腹软，肝脏右肋下、剑突下均 3cm，脾于左季肋触及边缘。

血尿便常规未见异常，血钙、磷、碱性磷酸酶正常范围。X线摄片长骨像示骨皮质增厚。

诊断为维生素 A 中毒。

方用益儿糖浆 1 号。每日 15ml，日分 3 次口服。

服药至第 5 天可少量进食，2 周食欲增加。服 1 个月恢复正常食欲，上述症状均有改善。共服药 3 个月。

半年恢复正常儿标准，追访 1 年 8 个月，小儿健康活泼。

维生素 D 缺乏性佝偻 30 例，应用益儿糖浆 1 号，疗效满意。

易感儿：反复患呼吸道感染、胃肠道疾病，服益儿糖浆 1 号或益儿糖浆 3 号。食欲有所增加，精神与体力明显改善，门诊广泛应用，颇受家长欢迎。

益儿糖浆 1 号　健脾益气暖肾。

黄芪　党参各 9g　丁香 1.5g

益儿糖浆 3 号　补益气血，温胃暖肾。

黄芪 12g　党参 9g　黄精 10g　丁香 1.5g

均制成糖浆，15ml 装，每次 5ml，日 3 次口服。

董国立

消导运脾，宣畅气机

董国立（1926~   ），天津中医学院第二附属医院主任医师，教授

小儿厌食，临床最为常见。我从临床中体会现今诸多小儿厌食病症与家长均有密切关系。最突出表现在乳儿喂养不当和对儿童娇生惯养方面。有的是给乳过多，有的是给冷食黏腻过多，有的是给油炸食物过多，有的是让儿童随便吃，因此造成乳食壅积，脾胃不和而厌食，或造成脾胃虚弱，功能失常而厌食。

在治疗上应该抓住消导健脾、运化脾胃、通畅气机这一治则。

初起厌食病浅者用二陈汤及大和中饮加减，药用：半夏、陈皮、白术、茯苓、木香、厚朴、枳壳、槟榔、砂仁、焦三仙、甘草。大便干燥者加大黄，大便溏泻者加熟大黄。

病久成疳，肚腹胀大，四肢瘦削，头大颈细者，用四君子汤及大和中饮合消疳理脾汤加减，药用：党参、白术、茯苓、甘草、木香、厚朴、枳壳、半夏、青陈皮、砂仁、焦三仙、槟榔、莱菔子、三棱、莪术、鸡内金、胡黄连、使君子。肝脾大者加鳖甲，大便秘结者加大黄，大便正常或溏泻者加熟大黄。

必须掌握消导运化应动而不守，此为气机运化的关键。对肝脾肿大、腹大青筋暴露已成疳疾者，可用少量的三棱、莪术和多量的鳖甲等，使积瘀除去，浊气不再上逆，方能达到开胃进食的作用。

李某　男，4岁。1985年夏季就诊。

一岁时家长为了使其健壮，加乳带食，每天除给1斤牛奶外，加鸡蛋2个，瘦肉30g，鱼1小块，虾米2个，米饭60g，另外尚有各种肉松、虾松、巧克力、果汁、鲜货水果等，最初吃得很多，以后经常大便干燥，干如棋子，四五天不解一次，整天恶心、欲吐，对食物全部厌烦不吃，只要求吃雪糕、冰淇淋。

方用：二陈汤及大和中饮加减。

4剂后，病情明显好转，以后继服散剂，并嘱每天改食大米及绿豆烂稀饭加少许白糖，每食给少许咸菜。共服药半年多，大便恢复正常，饮食增加。

1年后随访，体质健壮，体重增加。

董汉良

谷麦红枣汤在小儿厌食症中的应用

董汉良（1943~　），上海市闵行区中医医院主任中医师

某　男，6岁，入幼儿园。2011年6月10日初诊。

患儿近2年来，尤其进入幼儿园后饮食极不正常，最主要的症状是不爱吃东西，见食即厌，除三餐主食勉强吃一些，其他饮食其本上不想吃，如水果、糖果、糕点不愿意进口，有时在父母或长辈的劝说下吃一些，也是吃一半丢一半。由于厌食严重，身体日见消瘦，大便干结，3~4天1次，喜欢动但见疲惫，如跑步或玩耍后要父母抱他，或自己卧床休息，故前来就诊。

检查：生性活泼好动，好思、好问、好奇，语言表达老成，喜欢图书，手持儿童读物爱不释手。面色萎黄，头发枯黄，四肢瘦弱，脉细数，舌淡苔薄白。实验室检查：肝肾功能、血常规、肝胆B超，一切正常。证属脾虚气弱，健运失司。考虑到小儿服苦味中药不易接受，即予自订谷麦红枣汤（原方）。

炒谷芽 10g　炒麦芽 10g　山楂 15g　红枣 50g　炙甘草 3g　陈皮 10g
7剂。

复诊：由其奶奶代诉：吃饭比前认真，给予的饮食基本完成，但吃饭仍勉强、被动，需家人催促之下才能吃完饭。即予原方加太子参10g，湘莲 30g，建议做成饮料后饮用，每剂煎成 1000ml 代茶饮，不

拘时饮用，每次饮用 50~100ml。给予 10 剂。

三诊：小儿饮食比前有明显好转，食量增加了，也喜欢吃些水果、糕点之类，身体比前胖而壮实，面色白嫩，厌食症消除，吃饭已不再成为家人的负担。问是否还需要再服药，因诸症明显消除，故建议停服中药，给予喝红枣汤，即每天蒸饭时红枣 50g，加水 750ml 同蒸，取红枣汤（去红枣）服用 1 个月，以善后调养。

此方是药食兼优之剂，用于治病效果很好，用作饮料香甜可口，所以值得推广，尤其当前的社区卫生服务中心的医生，可以制成中药汤液给儿童、老人服用，有益气健脾、清暑开胃的作用。但主要用于治病。①小儿厌食症是其主治病证，无论虚实皆可用之，对于各种小儿慢性疾病，尤其脾胃虚弱者，或肝脾不和，或脾肾不足等均可应用，如小儿消化不良、疳积、夏秋季腹泻、慢性肝病、营养不良性贫血等；②用于老年性疾病，如慢性乙肝、老年性习惯性便秘或腹泻、老年性贫血、三高症（高血糖者需加山药、川连）也可应用；③一般青年人的疰夏，及夏季作为防暑开胃的饮料。总之，对于各类人群的厌食症一般都可用之。

对于厌食症的认识：它是脾胃同病之证，但以胃之受纳障碍为主，思虑伤脾，脾失健运为次；它也是脾虚胃实之证，脾虚失运，胃实阻食，故见食作厌，所以厌食症不能与其他食欲不振、消化不良、纳呆食滞等同。同时，它也是一种神志病，即脾主思，思虑过度，损伤脾气，也会出现厌食症，如青年男女的感情纠结，家庭纠纷、单位中的人际关系或事业的升迁等，都直接会出现思虑伤脾，胃纳受阻，见食不食的厌食症，这时给予本方加上花类药（如代代花、茉莉花、白梅花、玫瑰花）1~2 种即会有很好的效果。

本方谷芽、麦芽、红枣，既消食又健脾；山楂消导、化瘀，又酸甘化阴；陈皮健脾理气，炙甘草益气健脾，又调和诸药。所以，本方以泻实为主功，补益为次功。这是极其平稳的健脾方，在脾虚为主的病证中完全可以应用，也必须这样运用，因为"虚不受补"，主要针对脾胃虚而运化弱而言，所以不能妄用消导祛邪之法。在二诊时，为了加强健脾益气之功，加了太子参等。所以要随症分析，适当加减，如食滞胃脘，舌苔白腻者，还可加神曲、鸡内金、莱菔子、豆蔻、刘寄奴等，当以祛邪为先；若食滞大肠，腹痛腹胀者，加番泻叶、制军、广木香、槟榔等。这里可以提醒大家，没有单纯的健脾，也无单一的消导，往往两者兼顾，相辅相成，相得益彰，这样处方就灵动，不死板，有疗效。

我认为，红枣是一味健脾益气、消食开胃之品。用于健脾益气时红枣要打破入煎，其果肉偏于补气；用于消食开胃，红枣不要打破，整只红枣煎汤服，即俗称红枣汤。不知你有否注意在三诊时，嘱服红枣汤的医嘱。这是我的体会，可供参考。

董汉良

小儿疳火（便结）的中医证治

董汉良（1943～　），上海市闵行区中医医院主任中医师

某　男，5岁。2011年2月10日初诊。

患儿微胖，好动活泼，思维敏捷，喜食甜香松脆之物，因近数月便结难下，需7~8天用多种方法才能排便1次，给予蜂蜜水、蔬果、油类通便，肛门塞药或灌药亦不缓解。患儿面部青筋贯鼻梁，口唇燥结如涂浆糊，唇色红而绛，口气秽浊，腹尚柔软，稍有压痛，大便1周未解，与其对话心情急躁，不听家长的教导。脉弦细而数，舌红苔微腻。证属疳火，系久食甘腻之物所致。治宜清泄脾胃之火，佐以通腑泄浊。

芦根15g　淡竹叶10g　石膏15g　北沙参10g　生甘草3g　白茅根15g　番泻叶后下，2g

7剂，每日1剂。7天后，大便2天1次，一切正常。

复诊：颜面鼻梁青筋变淡，口唇清爽无黏腻之物，口无秽浊之气味，脉细数，舌红苔薄白。宜养胃阴、清脾火，以善后调治。药用：芦根15g，荸荠7g，鲜竹叶1把（小区竹林有采约30g），胖大海5g，梨半只（约50g，去心、取肉及皮），生甘草5g，番泻叶5片（1~2g）。每日1次，水煎代饮，15剂。嘱其除喝汤外，荸荠、梨、胖大海均可食用。

所谓疳证，是指小儿脾胃虚损，运化失职，以致气液耗损，出现一系列虚中夹实之象。这种病变有两种临床表现，一是以虚损羸弱为主的疳证，即传统所见到的疳证，也是过去我们所见到的一类疳证；二是当今饮食不节，或营养过剩，脾胃不胜负担，造成脾虚失运，胃肠积滞，湿热内生，脾胃阴伤，虚火兼夹实火，虚实夹杂，火邪内炽，故为虚中夹实之疳证。

因此，当今我们看到的疳证常夹内火，这种内火，非单纯的虚火，也常伴随着湿热蕴结日久化火的实火，本案小孩的病证就由此进行命名，即疳火证，其临床特点一是便结不下，二是内火炽盛。因是疳证，"疳"有二种含义，一即过食甘肥，伤害脾胃，形成积滞，日久成疳，即"疳"通"甘"，说明过食甘美之物易成疳证；二是气液干涸，身体羸瘦，形成干疳，即"疳"通"干"，说明其疳证的病因和典型症状。本案为过食甘肥所致的疳证，同时反映出一系列的内火之象，故诊断其为疳火，它是当今疳证中的一个常见的证候。由此可见，随着人们生活条件和方式的改变，中医的疾病谱也会发生变化，小儿疳证从过去的虚损羸弱为主，逐渐向虚实夹杂转变。

疳火证候的症状有：大便7天不下，口唇干结，口气秽浊，唇舌鲜红，心情急躁，鼻梁青筋显露等。这些都是邪实的表现，但其中还存在着阴液亏损、气液不足的病变，如大便不下的病机是肠燥少液，无水行舟，说明津液的不足；唇舌鲜红，为阴虚内热的表现；心情急躁，青筋绕鼻，为肝阴不足、肝火偏旺之明征，所以为虚实夹杂之证，在权衡虚实的侧重，则邪实为主，兼以补虚，祛邪以通腑泄浊为先，补虚以养阴生津为要，在用药上强调以清轻为主，适合小儿特点进行选方用药。

小儿便结不下，在疳火证中是一个主要症状，首先饮食调理，如多进含纤维素多的、性味寒凉的蔬菜水果，如青菜、竹笋、萝卜、青瓜、冬瓜、梨、火龙果、香蕉等，多饮开水或流质类食物，少食脂肪类食物；在饮食调理少效或无效的情况下，可体外按摩、揉搓腹部，先顺时针，后反时针各 30~60 次，再配合药物治疗，在药物治疗时一定要根据病因进行辨证论治，不能妄用泻下剂，或清热剂。

张介安

消食散治疗小儿厌食

张介安（1921~　），武汉市中医院儿科主任医师

食欲不振是小儿消化系统病变的主要症状，多由喂养不当、饥饱失常等造成，治疗用消食散。

消食散

厚朴 10g　茯苓 10g　陈皮 6g　广木香 6g　槟榔 10g　建曲 6g　谷芽 10g　麦芽 10g　石斛 10g　灯心草 3 支

方中厚朴、木香行气宽中；陈皮、茯苓健脾和胃；槟榔去陈荃以消宿积；建曲、谷芽、麦芽消食化滞；石斛养胃阴；灯心清心火，安神利小便。全方具有消食导滞，行气消积，安神清心热之效，使积滞去、腑气通，则脾胃受纳运化功能自复，食欲不振可愈矣。小儿不懂卫生常识，易感染寄生虫。若虫体繁殖过多，必然损伤脾胃，致使受纳运化功能失司，日久不愈，水谷之精微衰少，故面色萎黄，形体瘦弱，不思食，睡时磨牙，夜寐不安或肛门作痒，虫动则腹痛，巩膜有蓝斑点，面黄伴有白斑，下唇有细白点，均为虫积之征。治疗用使君子散加减，其中使君子、榧子、苦楝皮、槟榔为驱杀诸虫之药，建曲、麦芽、焦楂、鸡内金等为消积和胃之药，加厚朴、广木香宽肠理气，共奏消积杀虫、宽肠导滞之功。虫去积消，再予以调理脾胃。婴幼儿还有禀赋不足，脾胃虚弱或疾病日久，伤及脾胃致食欲不振，根

据虚者补之的原则，治以健脾和胃益气，常用参苓白术散化裁。

参苓白术散加减方

南北沙参各10g　白术10g　茯苓10g　山药10g　莲肉10g　薏苡仁10g　建曲6g　扁豆10g　陈皮6g　麦芽炒，10g

湿困脾阳不振，四肢不温，加炮姜少许。

临床上食欲不振还可导致发热、咳喘、大便干结如羊屎等症。积滞久而生热化火，可见夜热早凉，口干喜冷饮，临床可酌加生石膏、连翘，如阴虚发热可加地骨皮。乳食壅滞不化，聚湿生痰，肺为贮痰之器，痰阻于肺络，可导致咳嗽气喘诸症，可于方中加姜夏、苏叶、枳壳、桔梗。如见大便干结，状如羊屎者，可加当归、火麻仁等。

邱德锦

小儿厌食，白虎加味

邱德锦（1922~   ），牡丹江农垦局第二医院主任医师

胃主受纳，脾主运化，二者皆居中而属土。土即地也，在卦为坤。《易》曰："大哉坤元，万物资生"。故脾胃共为后天之本，气血生化之源。厌食纳呆者宜责之胃，运化无能者责之脾。纵观历代医家治小儿厌食者，概以脾虚论治，实似是而非也。

盖胃为戊土，属阳，故曰阳明，喜湿而恶燥，其气宜降。胃病多燥，燥则伤阴。故治厌食纳呆者，宜润其燥，滋其阴，少佐化积醒脾之药可也。脾为己土，属阴，故曰太阴，喜燥而恶湿，其气宜升。脾病多湿，湿则气壅，故治脾虚湿盛者，方宜健脾运湿，疏肝和胃为法。

小儿脏腑娇嫩，形气未充，为稚阴稚阳之体，易虚易实。所谓易虚易实，在中焦则为脾易虚而胃易实也。胃实者燥邪也，燥邪者胃之贼也。故余治小儿厌食一症，恒以润燥滋阴消积醒脾为法，方取白虎汤加味，无不应手取效。

白虎汤加味方

生石膏 10g　知母 9g　山药 15g　甘草炙, 5g　石斛 9g　焦山楂 12g　砂仁 3g　白豆蔻 2g

上为 5 岁小儿用量。水煎 1 次，成 150ml。1 日 3 次，1 次 50ml，

饭后半小时服。

白虎汤清热生津，为治阳明热盛之方。今移治胃热津伤之厌食，亦甚合拍。方中知母、石斛滋阴生津，山楂消积，砂仁、白豆蔻醒脾，药证相符，故效如桴鼓。

李浚川

厌食证治发微

李浚川（1929~   ），武汉市职工医学院教授，主任医师

厌食症，其发病机理复杂，多因喂养不当，脾胃虚弱，饮食失调，湿热阻滞和胃阴不足所致。临床上以长期不思饮食，甚至拒食为主症，是一种似疳非疳、似积非积的病症。笔者跟师临证，对该病的辨治整理如下。

乳贵有时，时责有节

小儿具有"脏腑娇嫩，发育迅速"的生理特点和"发病容易，易虚易实"的发病规律。这一特殊生理病理特点构成了小儿厌食症发生的内在因素。又由于家长缺乏育儿知识，不合理进食，长期偏食，或片面追求高营养、高能量补品，或在婴儿期未及时添加辅食，至断乳之时，食品种类骤然增加，脾胃功能不能适应外在条件，使脾胃受损，影响其升清降浊和运化功能，形成纳而不运，食而不化，日久致湿浊或湿热内蕴，阻滞中焦，升降失调，健运失常而发生本病。因此，李老教导我们说：治疗该病除调理脾胃运化功能之外，还应告诉家长，喂养小儿宜"乳贵有时，时贵有节"。

胡某　女，3 岁。1997 年 10 月 7 日初诊。

其母代诉，患儿平素偏炸焦脆之品，近 2 月来食量逐渐减少，伴有形体消瘦，脘腹胀满，五心烦热，口渴，鼻咽干燥，经常无其他原因而鼻衄，大便干结，小便黄少，舌质赤，苔黄厚，脉数，指纹青紫。李老认为：此系燥热互结，传导失司。治宜清热健脾，和胃理滞。

沙参15g　川连6g　赤芍15g　虎杖10g　白术10g　茯苓12g　苏梗6g　川朴6g　建曲6g　砂仁10g　茜草10g　甘草10g

7 剂。嘱其调节饮食，纠正偏食，常吃蔬菜、水果。

2 个月后随访，诸症悉除。

整体辨治，注意化湿

小儿厌食症，必须在整体辨治脾虚的基础上，注意化湿理滞。脾主运化水湿，脾失健运则水湿内停，湿阻中焦。李老认为：病虽在中焦，但与湿邪内阻，影响脾胃运化功能关系密切，有些患儿即使没有明显感受湿热之邪，或过食生冷内伤脾胃病史，但小儿存在"脏腑娇嫩""脾常不足"，生长发育过快，需要营养物质相对较多的矛盾，易使脾失健运、胃失和降而水谷湿浊不化，困阻中焦，因而又进一步影响脾胃的升降之能。因此，李老在治疗中十分重视健脾化湿这一环节，凡患儿胃脘满闷，颜面萎黄，大便溏薄，舌苔白腻，小便混浊不清，则用芳香化湿、健脾理滞之法，方用香砂六君子汤加藿香、苡仁、草蔻、川朴等芳香化湿之品。

陈某　女，18 个月。1998 年 2 月 26 日初诊。

其母代诉，患儿食欲不振 3 月，拒食 2 天。因 3 月前贪饮乐百氏饮料，而未给予节制，随即出现食欲不振。曾在某医院诊治，以健脾化饮、温中散寒、宣通阳气之法治疗，服药后病情未见好转，近 2

天来患儿见食则啼哭抗拒，强行进食则呕吐，就诊时颜面萎黄，形体消瘦，脘腹膨胀，大便不调，舌质淡红，苔中部黄厚腻，指纹紫滞。李老指出：患儿乃寒湿伤脾，湿浊中阻，久而化热，又因过服温燥之品，湿与热互结，留恋难除。治宜清热化湿，健脾理滞。

方用：香砂六君子汤化裁。

条参 15g　白术 10g　川连 6g　赤芍 15g　砂仁 10g　麦芽 10g　藿香 12g　茯苓 12g　内金 10g　建曲 6g　法夏 10g　苏梗 6g　甘草 6g

3 剂。每日一剂，日服 3 次，嘱其流汁饮食，忌生冷。

二诊：药后呕吐停止，脘腹胀满明显减轻，能进半流饮食，舌淡红，苔中部黄，指纹淡滞，拟原方去法夏，加槟榔 6g，4 剂。

三诊：服药后腹胀消失，食量增加，大便正常，但偶见汗出，舌淡红，苔薄黄，指纹淡滞，拟上方去赤芍，加黄芪 15g。3 剂。嘱其注意饮食调理，忌生冷食物。药后其母告之，患儿汗出已止，饮食如故，体重增加，精神状态良好。嘱其停药，随访未见复发。

从患儿脉证分析，前医以健脾化饮、温胃散寒、宣通阳气之法治疗，无可非议，其结果却越温越升，厌食愈甚。从李老的治疗特色不难看出，组方用药，注重清热化湿，这就是李老常说的治病谨防"巧处藏奸"。所谓"藏奸"，就是指不易被医家发觉的湿热体征。患儿一派脾胃虚寒之象中，隐藏着舌苔中部黄厚腻之实热症，前医往往只重视脾虚之本，而忽略湿热之标。李老还明确指出：治病必须整体辨治，必求标本。其本是脾虚，其标是湿热，去其标则顾其本。

抓住关键，寻求规律

1. 抓住关键

李老经常对我们说：治疗用药应抓住疾病之关键所在。本病的关键是脾虚，"脾常不足"是小儿在生长发育过程中的生理病理特点，亦是发生本病的根本原因，在治疗上除健脾助运贯穿于整个治疗过程外，还应根据不同的病因，分别予以益气、化湿、清热、和中、理气等治疗。

2. 寻求规律

李老常说：治疗应有规律性，疗效亦有重复性，实践证明有效性。在寻求本病的规律上，要从疾病性质及舌象变化上着手。如舌苔薄白或白腻，多为脾虚湿困，治宜健脾化湿助运，六君子汤加藿香、苡仁、苏梗、草蔻；舌体胖嫩，苔薄白为脾气虚弱，治宜健脾益气，上方加黄芪、白芍、建曲、内金；舌红少津，苔花剥为胃阴不足，治宜养阴和胃，加麦冬、石斛、花粉，党参换沙参；舌苔黄厚腻为湿热蕴结，治宜清热化湿，健脾理滞，加川连、赤芍、虎杖、苡仁、川朴等。

3. 辨析特征

我们在跟师临床时还发现，患病儿童不仅有厌食、消瘦、倦怠等脾胃虚弱症状，而且还有腹胀满闷、五心烦热、易惊啼哭等肝脾不和症状。因此，李老还认为：小儿厌食的病机不仅为脾胃虚弱，健运失常，还存在着肝脾不和，升降失调。治疗不仅着眼于脾胃，亦要顾及肝胆。因肝主疏泄，性喜条达，脾胃升降之枢全赖肝气调达疏畅完成，但与众不同的是，导师疏肝一般不用柴胡，谓其性偏凉，易于耗气伤阴，古人亦有柴胡耗气伤阴之说，李老多以苏梗、川朴、草蔻、砂仁、木香、陈皮代以柴胡。

（李飞　整理）

陈治恒

小儿厌食，治从瘀血

陈治恒（1929~　），成都中医药大学教授

郭某　男，6岁。

发育较差，面色青黄，毛发枯焦直立，饮食不香，其父母亦为中医学院职工，懂得医学，疑其为脾胃虚弱，曾自给调理脾胃药，但久治不愈，遂请陈氏诊治。患者二便通利，不发热，精神可，诊见舌淡红，舌尖有瘀点，脉沉细。经认真询问其父母，知患儿自幼喜欢蹦跳，常摔伤头部。病因脉证结合，陈氏辨证是瘀血为患，影响气血失荣，而非脾胃虚弱。通窍活血汤加减治疗。

桃仁10g　红花6g　当归10g　甲珠6g　川芎6g　赤芍10g　桂枝6g丹皮10g　生姜3片　青葱管3根　甘草3g

服药4剂后，饮食有增，面色好转；继服4剂，毛发枯焦亦有改善，不再直立，经继续用活血化瘀法调治月余而愈。

血是维持生命活动的最基本的物质之一，《金匮钩玄·血属阴难成易亏论》曰："血盛则形盛，血弱则形衰。"血液充盈，则机体健壮，面色红润。发为血之余，血盛则头发茂盛。气血瘀阻，瘀血不去，则新血难生，脏腑、经络失养，故临证可见面色青黄，甚则面色黧黑，肌肤甲错，头发焦枯。陈氏抓住患儿有经常摔伤头部史，验之舌有瘀点，面色青黄，头发焦枯直立，故以活血化瘀为法，瘀去则新血生。

跋

余有幸受教于经方家洪哲明先生，耳提面命，启迪良多。并常向陈玉峰、马志诸先生请益，始悟及古今临床家经验乃中医学术之精粹，舍此实难登堂入室。

自 1979 年滥竽编辑之职，一直致力于老中医经验之研究整理。以编纂出版《吉林省名老中医经验选编》为开端，继之编纂出版《当代名医临证精华》丛书，并对整理方法进行总结，撰写出版了《老中医经验整理方法的探讨》一书。1999 年编纂出版《古今名医临证金鉴》，寝馈于斯，孜孜以求，已 30 余年矣……登门请益，开我茅塞；鱼素往复，亦如亲炙，展阅名师佳构：一花一世界，千叶千如来；真知灼见，振聋发聩；灵机妙绪，启人心扉……确不乏枕中之秘，囊底之珍，快何如之！

《古今名医临证金鉴》出版后为诸多中医前辈所嘉许垂青，得到了临床界朋友们的肯定和关爱，一些朋友说：真的是与丛书相伴，步入临床的，对于提高临床功力，功莫大焉！其中的不少人已成为医坛翘楚，中流砥柱，得到他们的高度评价，于心甚慰！

《古今名医临证金鉴》出版已 16 年了，一直无暇修订。且古代医家经验之选辑，乃仓促之举，疏欠砥砺，故作重订以臻于完善，方不负同道之厚望。这次修订，由原来 22 卷重订至 36 卷，妇、儿、外、五官科等卷，重订均以病名为卷，新增之内容，以古代、近代医家经验为主。囿于篇幅之限，现代医家经验增补尚少。

蒙国内名宿鼎力支持，惠赐大作，直令丛书琳琅满目，美不胜收。重订之际，一些老先生已仙逝，音容宛在，手泽犹存，不尽萦思，心香一瓣，遥祭诸老。

感谢老先生的高足们，探蠡得珠，筚路蓝缕，传承衣钵，弘扬法乳，诸君奠基，于丛书篇成厥功伟矣！

著名中医学家国医大师朱良春先生为丛书作序，奖掖有加，惓惓于中医事业之振兴，意切情殷，余五内俱感！

《古今名医临证金鉴》丛书是1998年应余之挚友吴少祯先生之嘱编纂完成的，八年前少祯社长即要求我尽快修订，出版家之高屋建瓴，选题谋划，构架设计，功不可没。中国医药科技出版社范志霞主任，主持丛书之编辑加工，核正疏漏，指摘瑕疵，并鼓励我把自己对中医学术发展的一些思考，写成长序，于兹谨致谢忱！

我的夫人徐杰编审，抄校核勘，工作繁巨，感谢她帮助我完成重订工作！

尝见一联"徐灵胎目尽五千年，叶天士学经十七师"，与杜甫诗句"别裁伪体亲风雅，转益多师是汝师"异曲同工，指导中医治学切中肯綮。

文章千古事，得失寸心知。相信《重订古今名医临证金鉴》不会辜负朋友们的厚望。

单书健

二〇一六年孟夏于不悔书屋